国家出版基金项目
NATIONAL PUBLICATION FOUNDATION

叶心清

川派中医药名家系列丛书

江 花 主编

中国中医药出版社

·北 京·

图书在版编目（CIP）数据

川派中医药名家系列丛书．叶心清／江花主编．— 北京：中国中医药出版社，
2018.12

ISBN 978 - 7 - 5132 - 4989 - 8

Ⅰ．①川…　Ⅱ．①江…　Ⅲ．①叶心清—生平事迹　②中医临床—经验—
中国—现代　Ⅳ．① K826.2　② R249.7

中国版本图书馆 CIP 数据核字（2018）第 102052 号

中国中医药出版社出版

北京经济技术开发区科创十三街 31 号院二区 8 号楼

邮政编码　100176

传真　010-64405750

廊坊市祥丰印刷有限公司印刷

各地新华书店经销

开本 710×1000　1/16　印张 13.5　彩插 0.75　字数 223 千字

2018 年 12 月第 1 版　2018 年 12 月第 1 次印刷

书号　ISBN 978 - 7 - 5132 - 4989 - 8

定价　59.00 元

网址　www.cptcm.com

社 长 热 线　010-64405720
购 书 热 线　010-89535836
维 权 打 假　010-64405753

微信服务号　zgzyycbs
微商城网址　https://kdt.im/LIdUGr
官 方 微 博　http://e.weibo.com/cptcm
天猫旗舰店网址　https://zgzyycbs.tmall.com

如有印装质量问题请与本社出版部联系（010-64405510）

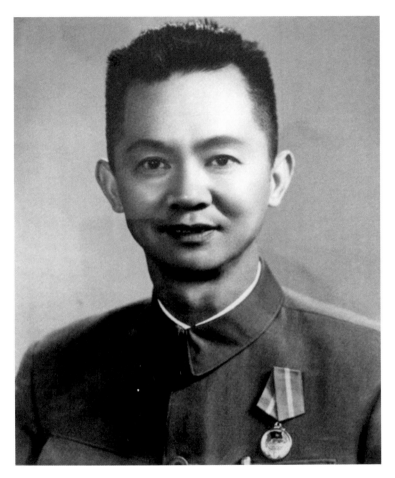

著名中医临床家——叶心清先生（1908—1969年）

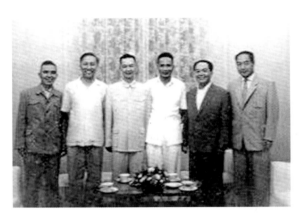

越南总理范文同（右三）会见叶心清先生（左三）

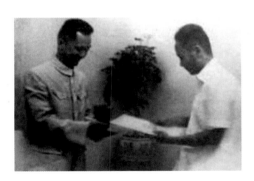

越南总理范文同向叶心清授金质勋章

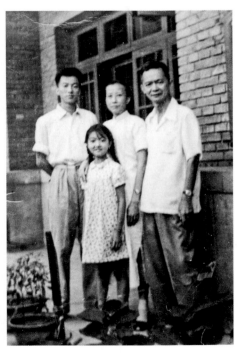

叶心清先生（右一）与夫人、次子、
小女儿合影

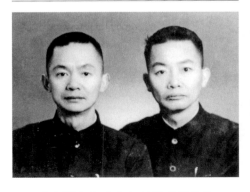

叶心清先生（左）与胞弟兼学生
叶德明先生（右）合影

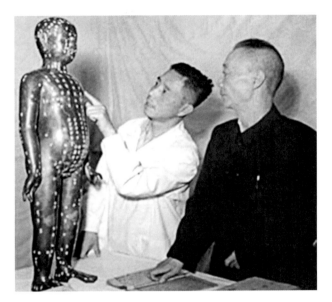

叶心清先生（右）指导学生（左）

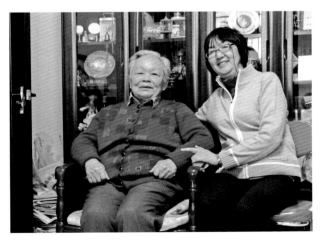

叶心清先生弟子徐承秋（左）与女儿叶成源（右）合影

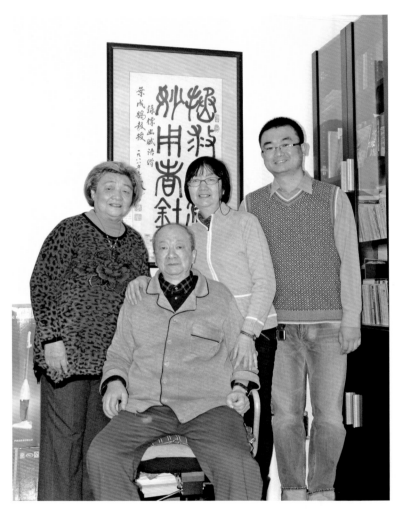

叶老之次子叶成鹄（中）及儿媳韩碧英（左一）

小女儿叶成源（右一）外孙徐晓径（右二）

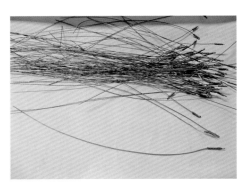

各种规格的金针（90%的赤金+10%的赤铜）

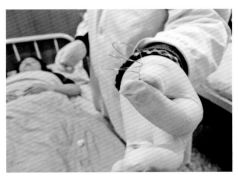

金针柄短，针身柔软，可绕成圈

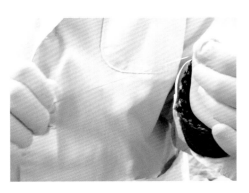

进针前用消毒棉球捋针、验针

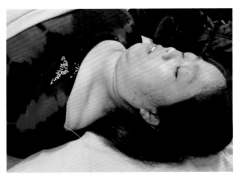

肩部穴位进针之后

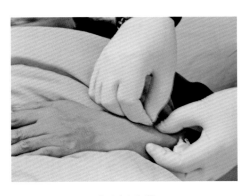

进针操作①

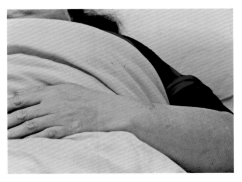

进针之后①

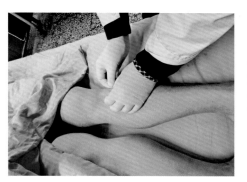

进针操作②

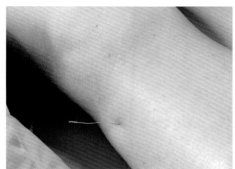

进针之后②

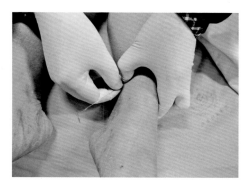

进针操作③

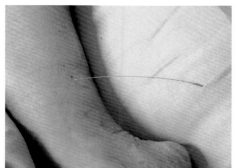

进针之后③

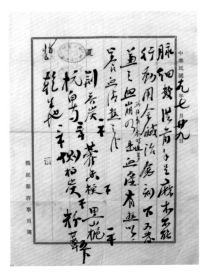

魏庭兰处方

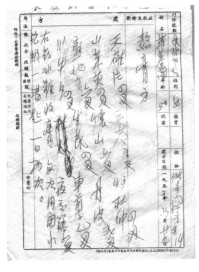

熬膏方

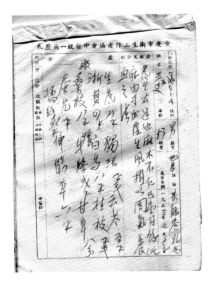

1953 年，固气养血方

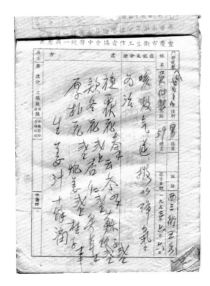

1953 年，降气方

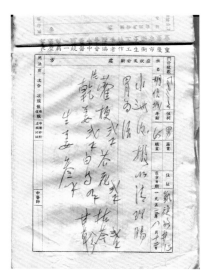

1953 年，清理肠胃方

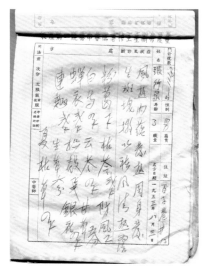

1953 年，祛风清热方

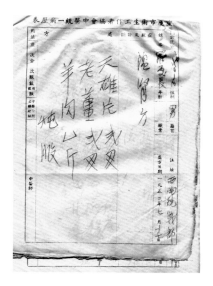

1953 年，温肾方

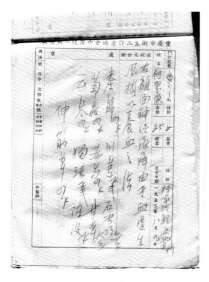

1953 年，养血方

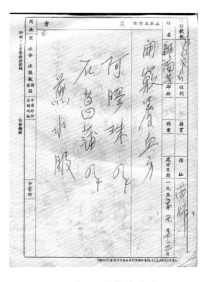

1955 年，开窍养血方

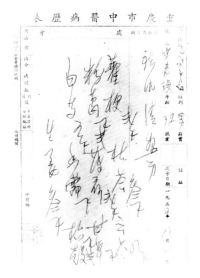

1955 年，祛风清热方

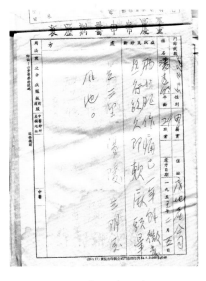

1955 年，痿证方

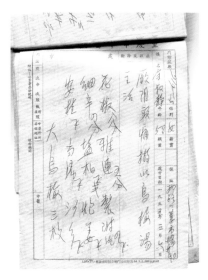

1955 年，乌梅汤

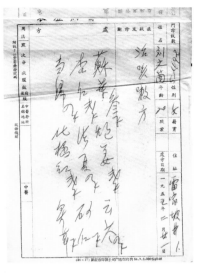

1955 年，治咳嗽方

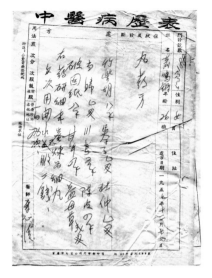

1957 年，丸药方

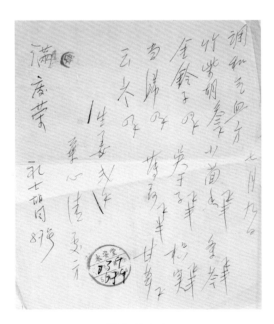

调和气血方

总序——————加强文化建设，唱响川派中医

四川，雄居我国西南，古称巴蜀，成都平原自古就有天府之国的美誉，天府之土，沃野千里，物华天宝，人杰地灵。

四川号称"中医之乡、中药之库"，巴蜀自古出名医、产中药，据历史文献记载，自汉代至明清，见诸文献记载的四川医家有 1000 余人，川派中医药影响医坛 2000 多年，历久弥新；川产道地药材享誉国内外，业内素有"无川（药）不成方"的赞誉。

医派纷呈　源远流长

经过特殊的自然、社会、文化的长期浸润和积淀，四川历朝历代名医辈出，学术繁荣，医派纷呈，源远流长。

汉代以涪翁、程高、郭玉为代表的四川医家，奠定了古蜀针灸学派。郭玉为涪翁弟子，曾任汉代太医丞。涪翁为四川绵阳人，曾撰著《针经》，开巴蜀针灸先河，影响深远。1993 年，在四川绵阳双包山汉墓出土了最早的汉代针灸经脉漆人；2013 年，在成都老官山再次出土了汉代针灸漆人和 920 支医简，带有"心""肺"等线刻小字的人体经穴髹漆人像是我国考古史上首次发现，应是迄今

我国发现的最早、最完整的经穴人体医学模型，其精美程度令人咋舌！又一次证明了针灸学派在巴蜀的渊源和影响。

四川山清水秀，名山大川遍布。道教的发祥地青城山、鹤鸣山就坐落在成都市。青城山、鹤鸣山是中国的道教名山，是中国道教的发源地之一，自东汉以来历经 2000 多年，不仅传授道家的思想，道医的学术思想也因此启蒙产生。道家注重炼丹和养生，历代蜀医多受其影响，一些道家也兼行医术，如晋代蜀医李常在、李八百，宋代皇甫坦，以及明代著名医家韩懋（号飞霞道人）等，可见丹道医学在四川影响深远。

川人好美食，以麻、辣、鲜、香为特色的川菜享誉国内外。川人性喜自在休闲，养生学派也因此产生。长寿之神——彭祖，号称活了 800 岁，相传他经历了尧舜夏商诸朝，据《华阳国志》载，"彭祖本生蜀"，"彭祖家其彭蒙"，由此推断，彭祖不但家在彭山，而且他晚年也落叶归根于此，死后葬于彭祖山。彭祖山坐落在成都彭山县，彭祖的长寿经验在于注意养生锻炼，他是我国气功的最早创始人，他的健身法被后人写成《彭祖引导法》；他善烹饪之术，创制的"雉羹之道"被誉为"天下第一羹"，屈原在《楚辞·天问》中写道："彭铿斟雉，帝何飨？受寿永多，夫何久长？"反映了彭祖在推动我国饮食养生方面所做出的贡献。五代、北宋初年，著名的道教学者陈希夷，是四川安岳人，著有《指玄篇》《胎息诀》《观空篇》《阴真君还丹歌注》等。他注重养生，强调内丹修炼法，将黄老的清静无为思想、道教修炼方术和儒家修养、佛教禅观会归一流，被后世尊称为"睡仙""陈抟老祖"。现安岳县有保存完整的明代陈抟墓，有陈抟的《自赞铭》，这是全国独有的实物。

四川医家自古就重视中医脉学，成都老官山出土的汉代医简中就有《五色脉诊》（原有书名）一书，其余几部医简经初步整理暂定名为《敝昔医论》《脉死候》《六十病方》《病源》《经脉书》《诸病症候》《脉数》等。学者经初步考证推断极有可能为扁鹊学派已经亡佚的经典书籍。扁鹊是脉学的倡导者，而此次出土的医书中脉学内容占有重要地位，一起出土的还有用于经脉教学的人体模型。唐代杜光庭著有脉学专著《玉函经》3卷，后来王鸿骥的《脉诀采真》、廖平的《脉学辑要评》、许宗正的《脉学启蒙》、张骥的《三世脉法》等，均为脉诊的发展做出了贡献。

咎殷，唐代四川成都人。咎氏精通医理，通晓药物学，擅长妇产科。唐大中年间，他将前人有关经、带、胎、产及产后诸症的经验效方及自己临证验方共378首，编成《经效产宝》3卷，是我国最早的妇产科专著。加之北宋时期的著名妇产科专家杨子建（四川青神县人）编著的《十产论》等一批妇产科专论，奠定了巴蜀妇产学派的基石。

宋代，以四川成都人唐慎微为代表撰著的《经史证类备急本草》，集宋代本草之大成，促进了本草学派的发展。宋代是巴蜀本草学派的繁荣发展时期，陈承的《重广补注神农本草并图经》，孟昶、韩保昇的《蜀本草》等，丰富、发展了本草学说，明代李时珍的《本草纲目》正是在此基础上产生的。

宋代也是巴蜀医家学术发展最活跃的时期。四川成都人、著名医家史崧献出了家藏的《灵枢》，校正并音释，名为《黄帝素问灵枢经》，由朝廷刊印颁行，为中医学发展做出了不可估量的贡献，可以说，没有史崧的奉献就没有完整的《黄帝内经》。虞庶撰著的《难经注》、杨康侯的《难经续演》，为医经学派的发展奠定了基础。

史堪，四川眉山人，为宋代政和年间进士，官至郡守，是宋代士人而医的代表人物之一，与当时的名医许叔微齐名，其著作《史载之方》为宋代重要的名家方书之一。同为四川眉山人的宋代大文豪苏东坡，也有《苏沈内翰良方》（又名《苏沈良方》）传世，是宋人根据苏轼所撰《苏学士方》和沈括所撰《良方》合编而成的中医方书。加之明代韩懋的《韩氏医通》等方书，一起成为巴蜀医方学派的代表。

四川盛产中药，川产道地药材久负盛名，以回阳救逆、破阴除寒的附子为代表的川产道地药材，既为中医治病提供了优良的药材，也孕育了以附子温阳为大法的扶阳学派。清末四川邛崃人郑钦安提出了中医扶阳理论，他的《医理真传》

《医法圆通》《伤寒恒论》为奠基之作，开创了以运用附、姜、桂为重点药物的温阳学派。

清代西学东进，受西学影响，中西汇通学说开始萌芽，四川成都人唐宗海以敏锐的目光捕捉西学之长，融汇中西，撰著了《血证论》《医经精义》《本草问答》《金匮要略浅注补正》《伤寒论浅注补正》，后人汇为《中西汇通医书五种》，成为"中西汇通"的第一种著作，也是后来人们将主张中西医兼容思想的医家称为"中西医汇通派"的由来。

名医辈出　学术繁荣

中华人民共和国成立后，历经沧桑的中医药，受到党和国家的高度重视，在教育、医疗、科研等方面齐头并进，一大批中医药大家焕发青春，在各自的领域里大显神通，中医药事业欣欣向荣。

四川中医教育的奠基人——李斯炽先生，在 1936 年创立了"中央国医馆四川分馆医学院"，简称"四川国医学院"。该院为国家批准的办学机构，虽属民办但带有官方性质。四川国医学院也是成都中医学院（现成都中医药大学）的前身，当时汇集了一大批中医药的仁人志士，如内科专家李斯炽、伤寒专家邓绍先、中药专家凌一揆等，还有何伯勋、杨白鹿、易上达、王景虞、周禹锡、肖达因等一批蜀中名医，可谓群贤毕集，盛极一时。共招生 13 期，培养高等中医药人才 1000 余人，这些人后来大多数都成为中华人民共和国成立后的中医药领军人物，成为四川中医药发展的功臣。

1955 年国家在北京成立了中医研究院，1956 年在全国西、北、东、南各建立了一所中医学院，即成都、北京、上海、广州中医学院。成都中医学院第一任院长由周恩来总理亲自任命。李斯炽先生继创办四川国医学院之后又成为成都中医学院的第一任院长。成都中医学院成立后，在原国医学院的基础上，又汇集了一大批有造诣的专家学者，如内科专家彭履祥、冉品珍、彭宪章、傅灿冰、陆干甫；伤寒专家戴佛延；医经专家吴棹仙、李克光、郭仲夫；中药专家雷载权、徐楚江；妇科专家卓雨农、曾敬光、唐伯渊、王祚久、王渭川；温病专家宋鹭冰；外科专家文琢之；骨、外科专家罗禹田；眼科专家陈达夫、刘松元；方剂专家陈潮祖；医古文专家郑孝昌；儿科专家胡伯安、曾应台、肖正安、吴康衡；针灸专家余仲权、薛鉴明、李仲愚、蒲湘澄、关吉多、杨介宾；医史专家孔健民、李介民；中医发展战略专家侯占元等。真可谓人才济济，群星灿烂。

北京成立中医高等院校、科研院所后，为了充实首都中医药人才的力量，四川一大批中医名家进驻北京，为国家中医药的发展做出了巨大贡献，也展现了四川中医的风采！如蒲辅周、任应秋、王文鼎、王朴城、王伯岳、冉雪峰、杜自明、李重人、叶心清、龚志贤、方药中、沈仲圭等，各有精专，影响广泛，功勋卓著。

北京四大名医之首的萧龙友先生，为四川三台人，是中医界最早的学部委员（院士，1955年）、中央文史馆馆员（1951年），集医道、文史、书法、收藏等于一身，是中医界难得的全才！其厚重的人文功底、精湛的医术、精美的书法、高尚的品德，可谓"厚德载物"的典范。2010年9月9日，故宫博物院在北京为萧龙友先生诞辰140周年、逝世50周年，隆重举办了"萧龙友先生捐赠文物精品展"，以缅怀和表彰先生的收藏鉴赏水平和拳拳爱国情怀。萧龙友先生是一代举子、一代儒医，精通文史，书法绝伦，是中国近代史上中医界的泰斗、国学家、教育家、临床大家，是四川的骄傲，也是我辈的楷模！

追源溯流　振兴川派

时间飞转，掐指一算，我自1974年赤脚医生的"红医班"始，到1977年大学学习、留校任教、临床实践、跟师学习、中医管理，入中医医道已40年，真可谓弹指一挥间。俗曰：四十而不惑，在中医医道的学习、实践、历练、管理、推进中，我常常心怀感激，心存敬仰，常有激情冲动，其中最想做的一件事就是将这些中医药实践的伟大先驱者，用笔记录下来，为他们树碑立传、歌功颂德！缅怀中医先辈的丰功伟绩，分享他们的学术成果，继承不泥古，发扬不离宗，认祖归宗，又学有源头，师古不泥，薪火相传，使中医药源远流长，代代相传，永续发展。

今天，时机已经成熟，四川省中医药管理局组织专家学者，编著了大型中医专著《川派中医药源流与发展》，横跨两千年的历史，梳理中医药历史人物、著作，以四川籍（或主要在四川业医）有影响的历史医家和著作为线索，理清历史源流和传承脉络，突出地方中医药学术特点，认祖归宗，发扬传统，正本清源，继承创新，唱响川派中医药。其中，"医道溯源"是以民国以前的川籍或在川行医的中医药历史人物为线索，介绍医家的医学成就和学术精华，作为各学科发展的学术源头。"医派医家"是以近现代著名医家为代表，重在学术流派的传承与发展，厘清流派源流，一脉相承，代代相传，源远流长。《川派中医药源流与发展》一书，填补了川派中医药发展整理的空白，是集四川中医药文化历史和发展现状之大成，理清了川派学术源流，为后世川派的研究和发展奠定了坚实的基础。

我们在此基础上，还编著了《川派中医药名家系列丛书》，汇集了一大批近现代四川中医药名家，遴选他们的后人、学生等整理其临床经验、学术思想编辑成册。预计编著一百人，这是一批四川中医药的代表人物，也是难得的宝贵文化遗产，今天，经过大家的齐心努力终于得以付梓。在此，对为本系列书籍付出心血的各位作者、出版社编辑人员一并致谢！

由于历史久远，加之编撰者学识水平有限，书中罅、漏、舛、谬在所难免，敬望各位同仁、学者提出宝贵意见，以便再版时修订提高。

中华中医药学会　副会长

四川省中医药学会　会　长

四川省中医药管理局　原局长

成都中医药大学　教授、博士生导师

2015 年春于蓉城雅兴轩

孙 序 ——————————————————————————————

当江花副教授和叶成炳教授把《川派中医药名家系列丛书——叶心清》展示在我面前时，我的感觉第一是惊喜，第二是肯定，惊喜叶老的处方真迹经过 60年的风风雨雨还能保存完好，这是何等神奇，何等宝贵。整理名家医案供后世研读是千秋伟业，意义深远。

叶心清老先生是我国近代顶尖级中医大师，誉满全球，高山仰止。我曾于1958 年到北京参加学习，到叶老工作的广安门医院针灸科见习过两个月，蒙叶老亲训指导。叶老的师承弟子叶德明先生是四川省中医老前辈，他的针灸技术是四川一绝，我曾多次聆听他的教导，受益匪浅。叶老的嫡侄叶成炳老师是四川省泸州医学院（现更名为"西南医科大学"）的金匮学教授，也是针灸专家，我们相处甚好，共事数十载，自青年至老年，共同研习中医教学、临床和科研。本书主编江花是泸州医学院的后起之秀，她勇于挑重担，这是她，更是泸州医学院的荣誉。面对有关叶老的著作，我等平庸后辈本是不该品头论足的，但我作为泸州医学院的一个老人理当鼎力支持，故不揣浅薄，欣然写下一点读后感想。

阅读有关叶老的著作，无疑是一次重要的学习机会。附录中的回忆及逸闻趣事篇，记述了叶老的子女、亲友对叶老的深情怀念，重现了叶老的人格风范。叶老生活严谨，按时作息，每晨坚持练习气功，饮食清淡，不吸烟，喝少量酒，仪表整洁，精力充沛，待人宽厚，每天步行3站路去上班。叶老教育子女严慈结合，要求吃饭、夹菜、坐姿均要有规矩，接听电话必须用礼貌语。教育学生循循善诱，要求读书要读深读透，多做记录。叶老活到老学到老，时常读经典，温故而知新，阅读现代著作，学习西医知识，接受新知。叶老一生专注中医事业的发展，全心全意工作。他做针灸时全神贯注，不说话也不允许其他人说话，以求获得最佳效果。对待患者不分亲疏贵贱，一视同仁。尽管被任命为中央首长的保健医生，但对工人、农民、老乡等也是有求必应。对十分贫穷的患者除免费施药外，还会供给饭食、零用钱，甚至换季衣服……我在阅读间豁然理解，这就是名医成才之路。

叶老治病针药兼施，辨证施治，针药疗效互补，在他面前似乎没有难治之症。在叶老遗留下来的六千多张处方中，大都标注有患者的主要病症和治疗大法，有些还标注有针灸穴位及手法。叶老的治法细腻灵活，有数十种之多，如祛风清热法、利湿清热法、调气养血法、调肝气法、调小肠气法、温肾法、健脾法、消滞法、分利水谷法等。叶老重视疏通气机，调养气血，顾护正气，疏肝健脾滋肾。叶老常用的经典方有乌梅丸、肾气丸、六味地黄丸等，随症灵活加减化裁，并创制了许多新方，如治咳喘方、温化方、健脾方、分利水谷方等。叶老用药一般轻清灵动，常用扁豆衣、厚朴花、蝉蜕、菊花、浙贝母、薏苡仁、栀子、冬瓜皮等，但在辨证需要时也不惜用天雄、附片、安桂、细辛、蜀椒甚至巴豆等，叶老较少用质重滋腻的药物，以免碍胃，也很谨慎用虫类药，以防耗伤正气。叶老常用鸡内金调和脾胃，夏枯草清肝热，蒲公英清胃热，益母草治女患者气血不调。叶老对不少药的使用很神奇，如浙贝母，在疏风清热方、养血开窍方、利湿清热方、健脾利湿方等中均有应用，远远超出我们平时对浙贝母功效的理解。叶老是金针专家，针法神奇，疗效卓著，讲究辨证选穴，选穴分君臣佐使，有主经主穴、辅经辅穴，取穴少而精，善于浅刺、点刺和透针，常本经透刺或异经透刺，手法很轻，使患者无痛感、无畏惧，自然轻松。叶老十分重视进针时的指力和运气，通过运气引动患者经络之气，以恢复患者经络的功能。我想，这可能是他一生坚持练功和锻炼指力的缘故！在书中还介绍了叶老徐疾进出、轻重提捏等许多针灸补泻经验，以及一些常见病的选穴方法，这些都是我们需要终身学习的呀！

叶老似高山，似大海，面对叶老留下的珍宝，我辈是不可能浅读即理解的。我所写的十分肤浅而且难免有误，敬请业内朋友指正。我愿与业内朋友共同多读之，多研之，实践之，宝藏之。

孙同郊　于泸州医学院（今西南医科大学）

2014 年 4 月

江 序 ————————————————————————————

对于总结金针名家叶心清先生的学术思想和临床经验这个任务，虽历 5 个春秋，我仍时时有惴惴不安、如履薄冰之感。因为无论作为学中医的人，或者刚刚步入人生的青年，对于叶老的医学经验或者传奇人生，我都只能以新奇或者稚拙的眼光去看待与揣摩。

有关叶老的子女、弟子、邻居对于叶老的回忆，我尽力做一个忠实的笔录者，这些回忆本身就是一段段动听的历史和传奇。

人间最美四月天，我在 2013 年的四月奔赴北京，踏上追寻叶老足迹的旅程。且不说我的收获与见闻，单是采访本身的安排，我就得感谢叶老的家人及其朋友、弟子、患者和邻居等。为了让采访的日程更显紧凑，被采访者都按时等候。负责随行拍摄的孙先生是一位摄影爱好者，患有高血压，总是揣着药瓶一路紧紧跟随，这些都让我非常感激！叶老辞世已经四十载，隔着四十多年历史的风云和尘沙，是什么力量让他们依然这样执着地来帮助我这样一个无名的后辈去完成这份工作？除了对叶老的敬仰和爱，以及想要真实记录中医人的历史以启迪后学之外，我几乎找不到其他任何理由。

著名国学大师姚奠中先生曾说："学问艺术是一种生命力，这种生命力留在自己身上，就会成就自己，作为一种营养，它可以使自己身心健康，获得长寿。如果做学问不把学术与人生修养联系起来，一味把学术外化，拿它去换名利，他的人生境界永远不会高。"

名医是如何练成的？叶老是怎样的一位医者？若纯粹以医论医，我们可能没有办法找到真正的答案。从众人的叙述中得知，叶老精力充沛，思维活跃，态度和蔼可亲，话语不多。与同时代的名医相比，他本人的著述不多，有的只是后来学生整理的医案。难道他真的是一个水一样的智者，只是述而不著？

一个学生在交上来的作业中问到："李杲执千金以师事张元素，为何我等亦可谓执万金学中医，师事数十人，然竟无所成？"此番童蒙之语如同棒喝，直指当今中医教育之弊。虽业界认为中医成才有诸多法门，但比较公认的则是"跟名师，读经典，做临床，有悟性"等要诀。能否成为中医之大才，只在这几点上琢磨，便可知一二。

吴鞠通的《医医病书》中云："病人之病，赖医人之医。医人之病，层出不穷。"正如《景岳全书》目录暗含的七绝藏头诗所云："入道须从性理，明心必贯天人。谟烈圣贤大德，图书宇宙长春。"现在的中医学者多有将中医作为一种技术来传授与讨论，研习者缺乏内在的对自身性命的充分认知和把握，对中医之道缺乏足够的敬畏，不去敬仰和珍惜，不能耐着性子，修习自己秉性的缺陷，一以贯之地对天理、地理、人理和医药之理进行揣摩、顺应和实践，这也许是产生中医西化或改从他业的尴尬局面的原因。

叶老年少之时，伺祖母起重疾于魏庭兰，遂矢志学医，刻苦攻读，针药并施，终生不辍。起意于至孝，行医于至诚，熙熙之后学，敢不汗颜，刻苦传习医道乎？

如果信中医、爱中医是一种生活的智慧，一种生命的态度，也许行中医、历中医就是一种坚韧，一种永不歇止的进行时！

江　花　于西南医科大学
2016 年 10 月 5 日

编写说明 ————————————————————————————

本书中有关叶心清先生的生平介绍和学术传承脉络，主要根据作者到北京、成都、泸州等地实地采访叶老家人、学生、亲友、患者及邻居的记录，并参照了其弟子沈绍功等的著作，同时参考了中国中医药出版社出版的《百年百名中医临床家——叶心清》一书中相关内容，重点展现了叶心清先生的为人处世、为师导学、为父治家等风范。

本书重点以叶老遗留的 1953—1955 年的大量处方手稿为基础，并结合已经出版的叶老医案，对叶心清先生的遗留处方进行了数据挖掘研究和治法与方剂的分析研究。本着充分尊重叶心清先生原始处方用意的编写愿望，尽可能还原先生遣方用药的初衷。在治法与方剂分析一节中，叶案原文实录部分收录了叶心清先生在遗留处方上有关患者的主症、治法、方剂的原始记载；常用方剂部分和加减部分，是编者通过数据挖掘及分析，整理出的叶心清先生的核心治法和处方思路，以及随证加减的变化；按语部分是编者对叶心清先生诊疗思路之"常"与"变"规律的剖析和探索。

由于本书此次整理的遗留处方所用剂量均为旧制的钱、两、分，为便于阅读，本书将其换算为现代剂量，折合关系约为"1 斤 =16 两，换算为 500g；1 两 =10 钱，换算为 30g；1 钱 =10 分，换算为 3g；1 分换算为 0.3g"。本书所引用的其他论著中用"g"表示药物剂量者，不再折算为旧制。

为使书中病机或治法都有据可考，征引《黄帝内经》《伤寒杂病论》《神农本草经》《温热论》等原文较多；为了较为透彻地阐明病机、治法、方义、选穴，有些内容作了必要的重复。因主编本人未能亲聆叶心清先生教诲，撰著过程中难免有臆测之嫌，且因时间仓促，谬误之处，恳望指正。

要特别感谢的是叶心清先生之胞弟叶德明先生，他在弥留之际传下了叶心清先生当年所授之珍贵行医手稿（1953~1955年叶心清先生在重庆行医时的处方），其中包含有患者初诊和复诊的资料，按时间顺序分册装订，字迹清晰可辨。叶德明先生历经四十多年的风风雨雨，将这批文物保存下来，并提交给本编写组整理总结，使后人得窥叶心清先生学术之真貌，悟中医针灸之真谛，实在是功不可没！

最后，在此诚挚感谢四川省中医药管理局为本书的调研与编写提供经费和学术上的支持！感谢叶心清先生的家人、弟子们及老患者们所给予的真情支持！感谢四川省政府表彰的十大名中医孙同郊老先生倾情为本书作序！感谢全国名老中医专家王明杰教授审阅本书！感谢第五批全国老中医药专家、师承导师、针灸专家王鸿度教授审阅本书！感谢本课题组成员的精诚合作！感谢成都中医药大学和中浚教授给予的热情指导和无私帮助！

目　录

川派中医药名家系列丛书

叶心清

生平简介

一、为孝入医门

叶心清（1908—1969），字枝富，生于四川省大邑县韩场镇的一户农舍，其父名醴泉，家清贫。心清在大邑上私学后，由其叔父叶耀秋接至汉口市读书。

心清先生 12 岁时陪祖母去汉口找名医魏庭兰先生看病，经魏老先生针药并用后，祖母很快痊愈。心清先生于是决意拜师于魏庭兰门下，虽屡遭拒绝而不辍习医之志，魏老终因其情诚志坚而收为徒。

魏老笃信佛教，而心清先生亦好佛性静，敏而好学，寡言苦钻，师徒白日一道临证实践，夜晚研习经典，历经十余载，彼此信任、默契，故魏老之医术唯有心清先生悉数继承。心清先生既得金针度人的精髓，又有自己的发挥和创新，终成针药并用的杏林高手。

二、仁术传巴蜀

先生术成之后，于 1933 年回到重庆大梁子民国路开设"国粹医馆"，与医界同仁龚志贤、吴棹仙、唐阳春、张乐天等人合作，集中医内科、妇科、针灸科、骨科之长，门诊病房合一，兼收学员，融医疗、保健、教育于一体，在重庆颇有建树，医名甚广。

1936 年抗战前夕，先生移居成都包家巷 54 号设诊，医寓两用，此时是先生医疗事业的发展时期。先生因医术精湛，医德高尚，名噪一时，曾得抗日名将李家钰亲题"立起沉疴"之匾。当时国民党的要员，如于右任、胡宗南、刘文辉、蒋鼎文、宋希濂、宋哲元、吴允周等都曾邀先生诊治，疗效卓著，堪称巴蜀少见的年轻有为的名医。

三、兴医走天涯

1950 年，先生去重庆新生市场 26 号行医，并积极参加社会活动，成为重庆市中医学会会员，中西医学术交流委员会会员，还被选为重庆市第一届人民代表大会代表。

1955 年 12 月，中国中医研究院成立，中央卫生部从全国各地调集名老中医来院任职。年仅 47 岁的心清先生即在其列。为了振兴中医事业，传医门薪火，先生放弃了重庆如火如荼的事业和优裕的生活，毅然携家北上。

先生进京后，在中国中医研究院广安门医院高干病房外宾治疗室任职，每周一、三、五为高干外宾治疗，二、四、六到普通门诊为群众服务。先生为众多党和国家领导人做过医疗和保健工作，还经常参加会诊工作，使许多患者转危为安。因先生工作勤奋，成绩突出，1960 年被评为中央卫生部先进工作者，并当选为第四届政协委员。

1965 年初，年近花甲的心清先生响应党的号召，第一批参加农村巡回医疗队。他担任中国中医研究院巡回医疗队队长，到北京顺义县南法信公社为社员服务，深受农民爱戴。中央电视台对他进行了专访，并向全国播放。

心清先生十分关注中医事业的发展，积极培养后继人才，先后正式收徒七人，其弟子陈绍武、陈克彦、徐承秋、张大荣、沈绍功、叶成亮、叶成鹄均成为当代知名中医专家。先生对家人及亲属中倾心于中医学习者亦耐心指导，如叶德明、韩碧英等亦成为当代著名中医专家。正是这些弟子、亲人让先生及先辈们的学术思想和临床经验得以代代薪火相传。

四、赤胆耀国名

1957 年，苏联主管原子能生产的部长会议副主席患急性白血病，心清先生与秦伯未大夫奉派一同前往莫斯科，开创了中华人民共和国成立以来我国派遣中医专家出国治病之先河。

1958 年，应也门王太子巴德尔访华时的请求，中国政府派心清先生与其他几位中国的西医专家共赴也门首都萨那，为时年 66 岁的也门国王艾哈迈德诊治风湿病。当时意、美、苏等国的医疗队也云集该处，各项医疗尝试均告失败。中国医疗队经集体研究后确定了以针灸开路、中医为主、西医护航的治疗方针。第一周，叶先生仅用按摩的手法，隔日一次，以使国王容易接受；从第二周起，以按摩加上独特的叶氏金针治疗。后期因治疗有效，艾哈迈德国王又欣然接受了加服中药的治疗方案。经过三个多月的精心治疗，针药并施，艾哈迈德国王的多年顽疾痊愈了，他盛赞心清先生是"东方神医"，当地和国内报刊也对此做了专门报道。临别时国王赠送给心清先生一只瑞士特制金表，上面印有国王头像和也门地图，以表达也门国王和人民对中华民族的深情厚谊。

20世纪60年代，尽管越南战火纷飞，但心清先生仍奉命多次冒险赴河内为胡志明主席、范文同总理等越南领导人治病，屡获奇效。1962年，胡志明主席赠亲笔签名照片给叶老；1964年，越南政府举行隆重的授勋仪式，由范文同总理亲自授予叶老金质"友谊勋章"。

五、丹心照汗青

心清先生旧时挚友、著名中医学家任应秋先生称其"讷于言而敏于行"，这是对心清先生性格的真实写照。然内忧外劳，1969年9月12日，一代名医叶心清先生终因癌症溘然长逝。

心清先生以医言，为大医；以人言，当益友；以师言，为良师；以家言，为严父；以国言，勘功民！愿先生九泉含笑，安息不朽！

临床经验

川派中医药名家系列丛书

叶心清

一、医案

心清先生所治疾病不少，其中常见的病种有咳嗽、哮喘、眩晕、耳鸣、耳聋、胃脘痛、久泄、失眠、虚劳、痹证、麻木、血证、崩漏、癥瘕等，以内科为主，兼及五官科、妇科等。现择取先生临床经典医案分类介绍如下。

（一）内科医案

1. 咳嗽（慢性支气管炎）（选自《叶心清医案选》）

万某，女，25 岁，巴西外宾。病历号：2309。咳嗽 2 年余，近 3 个月加重，于 1963 年 4 月 13 日来院诊治。

患者两年来常有咳嗽，3 个月前来华工作，病情较前加剧。干咳无痰，晨起尤甚，时有鼻衄，气短乏力，口干，午后头痛，手足心热，夜间盗汗。既往无结核病史。检查：心肺正常，脉弦细数，苔黄燥，胸透未见异常。化验：白细胞 10.5×10^9/L，淋巴细胞 30%，分叶 64%，杆状 1%，单核 5%；红细胞 4.57×10^{12}/L；血沉 37mm/ 第 1 小时。辨证为阴虚咳嗽，治以养阴清热、润肺止咳。

处方：沙参 9g，麦冬 9g，天冬 9g，生地黄 18g，知母 6g，银柴胡 4.5g，青蒿 6g，地骨皮 6g，浙贝母 12g，紫菀 6g，杏仁泥 6g，百部 6g，桑叶 6g，青皮 4.5g，炒麦芽 6g，炙甘草 2.4g，每日 1 剂。

服 7 剂后，咳嗽、盗汗及手足心热大减，仍有头痛。原方去知母、青蒿、地骨皮，加菊花 9g，百合 15g，继服 7 剂，咳嗽停止，精神好转，疲乏、头痛均减轻。原方再进 7 剂，隔日 1 剂，药后诸症均除，唯下午偶感轻微头痛。改服杞菊地黄丸，1 日 2 次，每次 6g。1 个月后，头痛解除。追踪观察 1 年情况良好。

按语：心清先生常教导其学生，临证治病，单一者少，繁杂者多，故辨证至关重要。分清主次，有所侧重，方能提纲挈领，准确用药，虽疑难之证，亦能迎刃而解。方中用生地黄、天冬、麦冬为君，佐银柴胡、地骨皮清降止咳，是治病之本，使 3 年之痼疾调治月余而收速效。

此患者除有气阴两虚、虚热上扰之证外，午后头痛是一个比较奇特的症状。此头痛不属于咳嗽所引起的因震动而头痛，患者干咳在早晨较剧，却在午后头痛加剧，应考虑是阴分疾病，或阴分有邪，或阴分有虚。本案中的午后头痛是阴虚而致髓海失养及虚火上扰的结果，在服用滋阴清热药后，头痛逐渐缓解。

2. 感冒

张某，男，36 岁，1953 年 7 月 8 日来诊。外感风邪流涕，拟以解表。

处方：藿香梗 6g，紫苏梗 6g，白芍 12g，薄荷 6g，黄芩 6g，葛根 3g，香薷 3g，云茯苓 12g，甘草 1.8g，生姜 9g。

7 月 11 日复诊，外感风邪已化热，拟以清热为治。

处方：薄荷 6g，枯黄芩 6g，金银花 12g，白芍 12g，连翘 6g，枳壳 4.5g，生栀子 9g，浙贝母 12g，生甘草 2.4g，天花粉 2.1g，夏枯草 18g，蒲公英 24g。

7 月 21 日三诊。

处方：蝉蜕 6g，苍术 15g，云茯苓 12g，薏苡仁 24g，泽泻 4.5g，厚朴 6g，陈皮 4.5g，白芍 12g，甘草 1.8g，炒鸡内金 9g，生姜 12g。

按语： 此乃一感冒病例。暑月感受风邪初起，尚有流涕之症，初诊先生用疏风解表、芳香解暑之品以驱邪外出。质轻味薄之品藿香梗、紫苏梗、薄荷、葛根、香薷用 3 ~ 6g，于青年男子而言，剂量可谓小矣！重用白芍、云茯苓，以防暑湿盘踞。先利二便，使湿邪先消，防暑湿与暑热相合。

然病情变化迅速，仅三日之隔，先生断言之外感风邪在二诊时已化成热，治法转向清热为主。患者热象已尽显无遗，故除稍保留薄荷外，重用金银花、夏枯草、浙贝母、蒲公英，并配伍连翘、栀子等以加强清热之效，先生果断重用清热，绝无丝毫犹豫，并少佐天花粉，防热甚伤津之变。

又十日后复诊，先生以平胃散行气、和胃、燥湿，重用薏苡仁，伍以泽泻渗利水湿。病情似热象已退，湿碍三焦而满胀纳呆之象突出，故用鸡内金、生姜等品以开胃消食，然先生依然不忘用蝉蜕以疏风宣散，以开表腠，给邪气多一条消散的途径。

感冒为常见之病，然欲治却非易事，四时各不同，人秉习性各相异，医道之难可见一斑。然分清邪性，知其传变，按步治疗，有条不紊，医道却又易乎？

3. 黄疸

陆某，男，24 岁，1953 年 8 月 17 日来诊，住市府招待所。心烦作呕已半月，周身发黄，拟以治黄疸为法。

处方：茵陈 9g，云茯苓 12g，冬瓜皮 12g，防己 9g，白芍 12g，干姜片 6g，生栀子 6g，雅黄连 1.8g，生甘草 1.5g，金银花 12g，生姜 6g，厚朴花 6g。

1953 年 8 月 18 日复诊。

处方：茵陈 9g，云茯苓 12g，冬瓜皮 12g，防己 9g，白芍 12g，干姜片 6g，生栀子仁 6g，雅黄连 1.8g，生甘草 1.5g，金银花 12g，厚朴花 6g，生姜 6g。

1953 年 8 月 30 日三诊。

处方：防风 6g，生苍术 15g，盐黄柏 4.5g，泽泻 4.5g，大腹皮 4.5g，干姜片 6g，茯苓皮 15g，厚朴花 4.5g，甘草 1.5g，藿香梗 4.5g，黄芩 4.5g。

按语：本案中有两个主症，一个是"烦呕"，一个是"黄疸"。先生以治黄疸入手，重点调节"瘀热在里，热不得越，故而发黄"，化用了茵陈蒿汤。且患者烦呕重而久，《黄帝内经》（简称《内经》）有云："土位之主，其泻以苦。"又云："脾恶湿，急食苦以燥之。"故用茵陈、黄连之苦寒以除湿热为君，去大黄防其伐脾土；湿热成烦，以苦泻之，故以黄芩、栀子之苦寒，止烦除热为佐；湿淫于内，以淡泄之，故以云茯苓、冬瓜皮、大腹皮、防己等甘淡渗利小便，导湿热为使也；妙在以干姜、生姜各 6g 温中健脾，复其运化，降其呕哕；厚朴花以行气宽中，开郁化湿，解决烦呕而纳谷不香的问题，使中焦不致败落而有斡旋之力。到三诊之时，诸药用量皆减轻，唯苍术、茯苓皮用量尚重，可知热已解，烦已除，唯缓缓消散祛湿以收功。

4. 膀胱湿热（整理者：陈克彦）

刘某，男，58 岁，因 1 周来全身不适、乏力，兼尿频、尿血，于 1958 年 2 月 8 日入隆福医院就医，当时肾功能极度衰竭。酚红试验：第 1 小时排尿 90mL，没有酚红排出；第 2 小时排尿 95mL，酚红仅占微量，少于 5%，尿呈红色。正常值，第 2 小时酚红排泄总量应为 60% 以上，并有蛋白。血中非蛋白氮增高至 154mg%，正常值 1.5～3.5mg%，这说明有尿中毒的情况，医院诊断为：①慢性肾炎；②肾衰竭；③氮血症。病情不断恶化，入院当日就被下了重病通知，于是患者家属找到心清先生为其诊治。

2 月 14 日一诊：自觉口干，苔燥，脉细数，乃为膀胱湿热重，以化湿热为治。

处方：车前子 9g（布包），生栀子 6g，云茯苓 15g，牡丹皮 6g，生地黄 18g，泽泻 4.5g，赤小豆 30g，冬瓜皮 12g，黄柏 3g，山茱萸 6g（3 剂）。

2 月 19 日二诊：服药后尿色变黄，小便次数减少，睡眠时间延长，已无反胃现象，肾功能好转。酚红试验，第 1 小时排尿 55mL，酚红排出 10%；第 2 小时尿量 18mL，排出酚红 2.5%。血中非蛋白氮已减少到 56.6mg%，接近正常数值。脉数，苔白稍有血丝。

处方：生地黄 18g，山茱萸 9g，车前子 9g，冬瓜皮 12g，赤小豆 30g，薏苡仁 24g，天花粉 21g，茯苓皮 15g，黄柏（盐水炒）6g，知母 4.5g，泽泻 4.5g，金银花 12g（4 剂）。

2 月 28 日三诊：胃口大开，精神及睡眠好转，又以养血健脾胃为治。

处方：山茱萸 9g，云茯苓 12g，生地黄 15g，车前子 6g，冬瓜皮 12g，丹参 6g，潞党参 12g，橘络 9g，川贝母 6g，炒麦芽 12g，杜仲 12g，炒鸡内金 9g（6 剂）。

患者服 16 剂中药，肾功能显著好转，尿中毒症状已解除，自觉症状全部消失乃出院。

按语： 先生在判断为膀胱湿热后，用知柏地黄丸为主进行加减化裁。以车前子、云茯苓、冬瓜皮加强清热利湿、分消湿热的作用，且用天花粉以免除利湿阴伤之虞，最后养血健脾以全其功。整个治疗思路清晰，可为纠正今日动辄用八正散治疗淋证的习气立一辨证论治的好示范。

5. 肺结核

林某，男，24 岁，1953 年 6 月 14 日来诊。肺结核，午后潮热失眠，由于肝旺血虚，拟治以养血清热。

处方：银柴胡 6g，牡丹皮 6g，生地黄 12g，嫩白薇 6g，盐黄柏 4.5g，云茯苓 12g，知母 4.5g，浙贝母 12g，厚朴花 6g，山茱萸 6g，夏枯草 12g。

按语： 心清先生认为肺痨大多属于肺阴亏损，虚热内盛。肺为娇脏，痨虫已伤，木旺血虚，则必然木火刑金，致肺疾缠绵。单纯养阴，或者单纯补脾，力量均显薄弱，宜养肝血兼清虚热，滋清结合，祛邪扶正并举，方能奏效。例如方中用生地黄、山茱萸等凉血生血滋阴，壮水之主以制阳光；同时再用银柴胡、牡丹皮、嫩白薇、知母、盐黄柏等直清阴分虚热；浙贝母清热以散结热；夏枯草清肝经之热；厚朴花，味苦，性微寒，具有理气、化湿之功效，合茯苓健脾化湿，以达培土生金之效。

此外，先生运用浙贝母和白及，按照 1∶4 的比例，配合异烟肼治疗肺结核，平时则以藕汁加蜂蜜当饮料服用，亦获较满意的疗效。

6. 痢疾

尹某，男，37 岁，1953 年 7 月 19 日来诊。受暑，伤食，发生痢疾，拟以清利为法。

处方：藿香梗 6g，干姜 12g，黄芩 6g，防风 6g，雅黄连 1.8g，薄荷 6g，纹党参 12g，生姜 9g。

按语： 本案中外有暑邪侵扰，内有食物积滞，以致湿热蕴结，当以黄芩、雅黄连等品予以清利；更妙的是，先生认为湿为阴邪，非温不化，故伍以干姜、生姜，以辛味之品温化辛散湿气；更以防风、藿香梗、薄荷等风药轻清宣上、升提中阳，以获清能升而浊自降之功；更以党参 12g 坐镇中州，俟中焦气足，而成斡旋之功。

（二）皮肤科医案

1. 陶某，男，45 岁，住回水沟 74 号。1953 年 6 月 6 日来诊，背右部作痛，又发风丹，拟以祛风之法。处方：浙贝母 18g，旋覆花 9g，白芍 12g，牡丹皮 6g，蝉蜕 6g，防风 6g，金银花 12g，地肤子 18g，甘草 2.4g，连翘 9g，夏枯草 18g。

按语： 先生遇此病例，起手即重用浙贝母 18g，其用意颇深。浙贝母一药《本草正》谓之"味大苦，性寒"，认为其归入手太阴、少阳，足阳明、厥阴诸经。其功大治肺痈肺痿，咳喘，吐血，衄血，最降痰气，善开郁结，止疼痛，消胀满，清肝火，明耳目，除时气烦热……瘰疬，乳痈，发背，一切痈疡肿毒，湿热恶疮，痔漏，金疮出血，火疮疼痛，较之川贝母，清降之功，不啻数倍。而本病患者背右部作痛，又发风丹，痛痒交作，痛苦之状可以想见。肝升肺降，肝火过旺，兼肺之肃降不及，且因肺合皮毛，故风热火毒外应皮毛，故当急清肝火，祛风以解毒。方用浙贝母、夏枯草重剂配旋覆花以镇肝肺之郁逆，白芍、牡丹皮凉血活血以除血中热毒，更以蝉蜕、防风、金银花、连翘诸品祛风解毒止痒痛，甘草解毒并调和诸药为使。

2. 宋某，女，26 岁，铁路局工作。1953 年 5 月 14 日来诊。9 个月以来发风丹奇痒，诊断为血虚生热，拟以养血为法。

处方：竹柴胡 6g，薄荷 6g，牡丹皮 6g，干地黄 15g，雅黄连 2.4g，蝉蜕 6g，阿胶（水蒸兑服）6g，厚朴 6g，浙贝母 15g，夏枯草 18g，蒲公英 24g。

1953 年 6 月 8 日复诊。

处方：蝉蜕 6g，厚朴花 6g，枯黄芩 6g，白芍 15g，浙贝母 12g，牡丹皮 6g，云茯苓 12g，生姜 9g，夏枯草 18g。

1953 年 6 月 12 日三诊。

处方：阿胶（水蒸兑服）6g，竹柴胡 6g，金银花 12g，云茯苓 12g，地肤子 12g，牡丹皮 6g，薄荷 6g，干地黄 15g，陈皮 3g，蒲公英 30g，蝉蜕 6g。

按语： 刘河间谓痒为美疾，以其搔爬有趣，且于身命无伤也。世有屡治不愈者，以其不细究其病因病机为治故也。本例患者发风丹奇痒而迁延达九月之久，先生以其病机为血虚而生热生风，故以养血为法。用阿胶、干地黄、白芍养血息风，雅黄连、浙贝母、蒲公英以折其热，另肝为藏血之脏，故用柴胡、薄荷、夏枯草、厚朴等品轻疏肝郁而降其逆，以复其藏血之职。

3. 戴某，男，24 岁，住重庆日报院内，1953 年 7 月 2 日来诊。周身发现风丹，拟以养血清热为法。

处方：竹柴胡 6g，白芍 12g，云茯苓 12g，地肤子 12g，生栀子仁 9g，薄荷 6g，蝉蜕 6g，阿胶 6g，甘草 2.4g，浙贝母 15g，夏枯草 18g。

按语： 此案与前案如出一辙，亦以养血清热为法。前者为久病，此则为新病，然血虚生风生热之病机相同，故治疗谋略亦相合。

（三）妇科医案

1. 赵某，28 岁，病历号：21182（摘自《中国百年百名中医临床家——叶心清》）。患者因"不规则阴道流血 4 年"，于 1959 年 5 月 25 日来院诊治。患者 15 岁月经初潮，经期一向不规则，1～2 月行经 1 次，每次 3～5 天而净，经量中等，但经后常腰酸腹痛。23 岁结婚，婚后当年妊娠，两个月后流产，近 4 年来周期更加紊乱，10 天左右方止，有时淋漓不断，一直持续至下次经期，精神紧张及劳累时血量增多，曾注射黄体酮 6 个月，治疗期间月经正常，停止注射后又恢复原状。4 年来经数位老中医治疗，共服中药 300 余剂，均无明显效果。平日白带较多，常感心悸、头晕、腰酸、小腹胀痛，纳便通调，末次月经 5 月 20 日来潮，尚未净。

检查：体胖而白，其余检查无阳性发现。苔薄黄，脉沉细数。诊断为功能失调性子宫出血。辨证为肝肾阴虚，冲任不固。治法：滋阴清血，固摄冲任。

处方：生地黄 18g，白芍 12g，杜仲 12g，潞党参 18g，茯苓 12g，银柴胡 3g，黄柏 4.5g，夏枯草 12g，青皮 4.5g，甘草 3g。

针灸：带脉、足三里、三阴交、肾俞（以上均取双侧穴位）、关元，上述穴位每次针刺 1～2 穴，留针 30 分钟。

上方每日 1 剂，水煎，分 2 次服，连服 13 剂，每周针刺 1～2 次。经事早净，小腹胀痛消失。6 月 25 日月经来潮，腰腹均痛，并有下坠感，脉沉细数，舌上无苔，治以养血调经。

二诊处方：潞党参 15g，白芍 12g，阿胶珠 9g，天冬 12g，益母草 18g，茯苓 12g，杜仲 12g，延胡索 9g，青皮 4.5g，甘草 3g。

上方每日 1 剂，水煎，分 2 次服，4 剂后经止，此次量不多，有少许血块，经后小腹仍感胀痛。再以滋阴清血，固摄冲任之剂续进，在初诊处方中加入天冬 12g，阿胶珠 9g，丹参 12g。

上方隔日 1 剂，水煎服，7 月 16 日月经提前来潮，量少色淡，淋漓不断，疲乏无力，腹痛绵绵。治疗重在养血止血。

三诊处方：潞党参 15g，白芍 12g，阿胶珠 9g，益母草 12g，茜草 3g，炒栀子 6g，地榆炭 6g，牡丹皮炭 6g，荆芥炭 4.5g，甘草 3g。

上方每日 1 剂，水煎，分 2 次服，服 2 天后经血即止，此后平时服滋阴清血，调摄冲任方，每 2 天 1 剂。经期服养血止血，调经和营方，每日 1 剂。2 个月后，月经基本正常，每月行经 1 次，经期略感腰腹胀痛，改服六味地黄丸，1 日 2 次，每次 6g，至当年 12 月经事过期未至，妊娠试验阳性，1960 年 8 月足月顺产一女孩，母婴健康。

按语： 本例经事淋漓，平时带多，经后腰酸，小腹胀痛，心悸头晕，苔薄黄，脉沉细数，皆系肝肾阴虚有热，冲任不固之象。心清先生采用的治疗方案为：平时滋阴清血，经期养血调经；止崩漏配以针刺，选穴之道以脾肾为主并调冲任带脉，常用足三里、三阴交、关元、肾俞、带脉等；最后以六味地黄丸收功。在止血药的选用中，心清先生特地以肉桂炭、牡丹皮炭、荆芥炭、地榆炭以及栀子、等，如无炭品则可以用量增倍，自炒成炭用。

2. 杨某，女，22 岁，住裕新纱厂，1953 年 7 月 18 日来诊。素有脊腰疼痛，月经来潮痛更剧，拟治以理气之法。

处方：竹柴胡 6g，乌药 4.5g，当归 12g，安桂 4.5g，川芎 4.5g，白芍 12g，旋覆花 9g，紫苏子 6g，紫苏梗 3g，炙甘草 2.4g，益母草 18g。

按语： 痛经是成年女子之一大困扰。此人系纱厂女工，素有脊腰疼痛，可能与长期固定姿势，腰肌劳损有关，然月经来时加剧，说明气机阻滞不通更重，故以理气止痛法治之。女子以血为先天，正逢月经来潮之际，血分气滞当以四物汤活血行气以止痛，另以柴胡、乌药疏肝解郁止痛；紫苏子、紫苏梗、旋覆花助理气止痛之功；益母草苦辛微寒，合安桂温经散寒，共奏活血调经、行血散瘀以止痛之效。

3. 崔某，女，45 岁，1953 年 5 月 16 日来诊。湿热内蕴，白带多，拟以利湿之法治之。

处方：浙贝母 15g，车前子 6g，萆薢 6g，云茯苓 12g，茯苓皮 15g，薏苡仁 24g，泽泻 4.5g，金银花 12g，盐黄柏 3g，怀山药 12g，蒲公英 30g。

按语： 湿热蕴结，白带多，以祛湿，利湿为法治之。众药皆集中兵力渗利分消湿热之邪，但仍不忘用山药 12g 以顾阴气，重视正气之心由此可见一斑。

4. 姚某，女，32 岁，住水货街 42 号，1953 年 4 月来诊。月经来时，小腹痛及左腿，拟以调气养血之法治之。

处方：竹柴胡 6g，白芍 12g，川芎 3g，香附片 6g，酒黄芩 3g，枳壳 3g，吴茱萸 4.5g，乌药 3g，甘草 2.4g，益母草 15g。

按语： 此案与前一痛经案有异曲同工之妙，虽气滞作痛表现不同，彼在腰脊，而此在小腹及左腿，然调气养血之思路则一。

（四）儿科医案

1. 李某，男，2 岁，住正阳街 6 号，1953 年 8 月 17 日来诊。发热七日未退，拟以退热为法。

处方：银柴胡 6g，嫩白薇 6g，白芍 12g，薄荷 4.5g，枯黄芩 4.5g，云茯苓 12g，蝉蜕 4.5g，厚朴花 6g，雅黄连 1.2g，葛根 2.4g，生姜 6g。

1953 年 8 月 18 日复诊。

处方：泽泻 3g，银柴胡 6g，白薇 3g，金银花 12g，牡丹皮 6g，青蒿 6g，枳壳 4.5g，枯黄芩 4.5g，连翘 6g，葛根 2.4g，生地黄 12g，菊花 6g。

1953 年 8 月 19 日三诊。

处方：沙参 9g，广陈皮 4.5g，浙贝母 12g，藿香梗 3g，菊花 6g，紫苏梗 3g，薏苡仁 18g，青蒿 3g，栀子仁 4.5g，金银花 12g，炒鸡内金 6g。

按语： 本例患者发热七日未退，来先生处求诊。从先生每日开一剂药的做法来看，充分体现了对儿科纯阳之体，传变迅速的认知。先生紧紧跟踪病情变化，谨慎遣药。先生初诊方中用银柴胡、嫩白薇直接清虚热以退热，并用黄芩、雅黄连清热燥湿，与葛根相合，则成葛根芩连汤。有表热入里之势，然表热未尽解之时，用薄荷、蝉蜕辛散，以祛风散邪；生姜、厚朴花畅利中气；在方中白芍、云茯苓均重用，先生似欲酸苦涌泄与淡渗利湿并举以"洁净腑"，即通利二便给邪以出路，而白芍亦可缓急，防止热厥风动。从发病时间为 8 月 10 日倒推，即于 1953 年立秋后三日患病，正是季节交替，气温变化之时，故先生判断小儿感邪，表邪入里化热，以解表退热为大法。在次日复诊时，先生从表里并重而举双解之法，过渡到以重点清热解毒凉血为主，故用金银花、牡丹皮、连翘、生地黄等品，将茯苓改成了泽泻，薄荷改为了菊花，白薇减量，加用青蒿 6g，并为了防止诸凉药有碍气机运行，特加枳壳以行气。三诊方中，将柴胡、白薇、牡丹皮、生地黄等清热之品撤出，可知热邪已退。重用薏苡仁，并用紫苏梗、藿香梗、陈皮等芳香化浊醒脾之品，可晓热病后期，中焦湿阻气滞，运化不利，同时用鸡内金以消食导滞化浊，增进脾胃功能的恢复。用沙参以养阴，使被热伤之津液来复，小量青蒿、栀子仁，配上质轻味薄之品金银花，则防死灰复燃。从本例，我们可体会到先生心思精微，步步为营，法度井然。温病的"在卫汗之可也，到气才可清气"的治疗精神跃然纸上。

2. 萧某，男，3 岁，住西南公安分局院内，1953 年 8 月 30 日来诊。发热三日未退，小便赤，拟以祛暑热为法治之。

处方：藿香梗 3g，香薷 3g，云茯苓 12g，薄荷 4.5g，白芍 9g，蝉蜕 3g，葛根 2.4g，雅黄连 1.5g，生甘草 1.2g，枯黄芩 4.5g，金银花 12g，生姜 6g。

1953 年 8 月 31 日复诊。

处方：藿香梗 3g，浙贝母 12g，炒谷芽 12g，荆芥花 6g，云茯苓 12g，菊花 12g，蝉蜕 4.5g，枳壳 4.5g，桑叶 3g，金银花 12g，连翘 6g，枯黄芩 3g。

按语：本案中小儿因发热三日，尿赤就诊。正当暑热之时得病，暑气通于心，故以祛暑热为法治之。先生以质轻味薄之花叶轻清、宣上、畅中、渗下；以藿香梗、香薷祛暑化浊；以薄荷、蝉蜕、葛根、金银花辛凉、宣上以透散暑邪；以云茯苓、白芍从二便导热外出；雅黄连、枯黄芩则直清心肺之热；以生姜、生甘草理中焦调脾胃。次日复诊，则更是用炒谷芽以健运脾气，促其康复。

3. 黄某，男，10岁，住来龙巷175号。1953年6月23日来诊，两肩背抽动，头部动摇，乃是内风波动，拟以养血之法治之。

处方：秦艽4.5g，浙贝母12g，菊花12g，蝉蜕6g，独活3g，白芍12g，云茯苓12g，陈皮4.5g，甘草2.4g，石决明18g，酥地龙6g。

按语："两肩背抽动，头部动摇"乃是内风波动，先生以养血之法治之。观其处方颇合大秦艽汤方之义，以养血为的，以治风、息风为矢，强调治风先治血，血行风自灭。诸风掉眩，皆属于肝，方中以白芍养血柔肝，浙贝母清降，决明重镇降肝之亢阳，另用蝉蜕、地龙等虫药疏风息风止痉，秦艽、菊花、独活等风药祛风舒筋，云茯苓、甘草调护中焦脾胃。喻嘉言曾质疑大秦艽汤曰："此方既云养血，而筋自柔，何得多用风燥药，既云静以养血，何复用风药以动之，是言与方悖矣，偶论三化汤，愈风汤，及大秦艽汤，皆似是而非者。"而汪昂则评之曰："此方用之颇众，获效亦多，未可与愈风三化同日语也，此盖初中之时，外夹表邪，故用风药以解表，而用血药气药以调里，非专于燥散者也，治风有解表攻里行中道三法，内外证俱有者，先解表而后攻里是也。"可谓甚得其理。刘河间认为人身上下内外，天地万物间皆有玄府，故非常注重开通玄府以宣行气液、精神。筋脉不舒，痉挛震摇，似内在玄府挛急而气血津液神不得宣通而失濡养所致，故用大量风药、虫药打开微细通道，而诸气血津液神得以宣通敷布，筋脉得濡而内风得止。则养血非为集中滋阴养血滋填为事了。

二、医话

（一）第一部分

详见后"常用治法与方剂分析"部分的【叶案原文实录】。

1. 单纯表证或表里同病，当先解表，旨在治未病

心清先生极为重视仲景学说，曾教导其弟子们一定要将《伤寒杂病论》烂熟于心，临床才会先后次第分明，不生忙乱困惑之苦。在《金匮要略》中数次论及表里同病治则，如"问曰：病有急当救里救表者，何谓也？师曰：病，医下之，续得下利清谷不止，身体疼痛者，急当救里；后身体疼痛，清便自调者，急当救表也。"可见，在临床上分清先后缓急是第一要务。

先生在单纯表证或者素有沉疴而新加外感时，治先解表，以辛味祛解为法。出现发热、头昏、头痛、流涕、微微发热、微畏寒、周身痛、咳嗽，或周身作痛，或心悸、面痛，或胃部发热时，均以解表为先法。如其在处方上录云："微畏寒，发热，乃是外感风邪，拟以解表。""头痛，畏寒，胃部发热，乃是感受风邪，拟以解表。""3 天来时发热，头痛，咳嗽，乃外感受风邪，拟以解表。""素有心悸病，感受风邪，周身作痛，拟以解表。""周身作痛已三年，近日外感，拟以疏解之法。"

然患者因内在正气不足，而感外邪则易出现正邪纷争、寒热往来之情形，心清先生就以和解法为主，如"发热，发冷，口苦，拟以和解法。""发冷，发热，周身酸痛，口渴，拟以和解之法。""头痛，每夜发热，乃是外感，拟以和解之法。""发生寒热，隔日一次，拟以和解之法。""寒热往来，小腹作痛，拟以和解法。"

2. 邪各有性，分邪论治

所谓"五邪中人，各有法度"，仲景早有明训，"清邪居上，浊邪居下，大邪中表，小邪中里，谷饪之邪，从口入者，宿食也。五邪中人，各有法度，风中于前，寒中于暮，湿伤于下，雾伤于上，风令脉浮，寒令脉急，雾伤皮肤，湿流关节，食伤脾胃，极寒伤经，极热伤络。"心清先生根据诸邪性质，以及邪气单袭或者兼夹为病的具体情况，灵活处之。

（1）风为百病之长，祛风以断其由：祛风法专对风邪为患之疾病，且此风邪可为外风袭扰肺系出现咳嗽、气紧、咽喉瘙痒、流涕，亦可出现风伤肌表营卫而出现风丹、发热、畏寒，或风袭胃肠而出现腹泻，或风袭经络而致口眼㖞斜等症，风邪上攻清窍则出现头昏、头痛、流泪等症，所治皆用祛风之法。解表法则主要针对外邪束郁肌表。外邪不单为风邪，亦可为风寒、风热、暑湿之邪等，治疗则有温解、清解、疏解之不同。叶老云："咳嗽、气紧，由于感受风邪，拟以祛

风为治。""流涕、水泻，乃是感受风邪，拟以祛风之法。""右嘴㖞斜，乃是风邪所致，拟以祛风之法。""背右部作痛，又发风丹，拟以祛风之法。"

祛风清热法则在祛风的基础上加以清热，针对于风热之邪外犯，或者夹有肝风内动、湿热为患而出现热象偏重，热伤津液而口渴、痰黄，热聚成毒而扁桃体肿大、咽痛、牙痛、腮痛，热扰心神而失眠者。如先生云："脉浮，外感风热，拟以祛风热为治。""肝风上升，以致发生右偏头痛，拟以祛风清热方。""咳嗽、头痛、黄痰，拟以祛风清热为治。""肝火上升，牙痛，拟以祛风清热为治。""外感风邪，口渴，味苦，周身发强，拟以祛风清热为治。"

（2）寒分内外，祛寒安正：寒邪，其性收引凝滞，可因新感而发，亦可因沉伏而为疾，易在阴盛之时作祟；易致肺系拘急不舒而宣降失度，引起夜间咳嗽；或者使肩部经脉、经筋、皮部挛急作痛；或者胸阳痹阻不通而气滞疼痛；或致中焦寒甚，温运不及而腹痛作泻。治疗应以祛寒为主，如先生云："感寒，夜间咳嗽，拟以祛寒之法。""感寒，腹痛作泻，拟以祛寒理气为治。""肩痛两年，感寒即发，拟以祛寒为治。""咳嗽两月，由于寒气侵入，拟以祛寒为治。""感寒胸痛，拟以祛寒之法。"先生喜好干姜或炮姜与生姜同用，则可温散并行，使沉寒可得温透而化，外寒可得温散而祛。

（3）暑令时邪，祛暑无疑：重庆被称为"火城"，酷暑之时，暑热炎炎，受炙烤之人甚众，故祛暑清热乃夏季之常用治法。故先生云："受暑热，拟以祛暑清热为治。""感受暑热，头昏痛，拟以清暑热为治。""发热头痛乃是感受暑热，拟以祛暑热为治。""水泻、口苦，乃是感受暑热，拟以祛暑热为治。"

（4）湿性下趋，利湿最捷：湿乃巴蜀之地最常见的致病邪气，或因新感，或因久蕴，由于湿性趋下，重浊黏滞，易袭阴位而伤关节等。治疗以就近祛邪、利湿为其大法。故先生云："风湿内蕴，七天来两小腿发肿，素有头昏心悸病，拟以利湿为治。""感受风湿，右大腿一带作痛，行动困难已一月余，拟以理气祛湿为治。""风湿内蕴，每遇气候变即发疼痛，拟以祛风湿为治。"然其法则有常法与变法。以茵陈、薏苡仁、云茯苓、冬瓜皮、泽泻、车前子直利其水，秦艽、蝉蜕、菊花等风药胜湿，再据其夹热则加浙贝母、天花粉等以清热，防与湿邪胶结之变；或据其蕴寒而加吴茱萸、桂枝等以温散寒邪，防与湿邪凝结之虞。更有奇特之法在于，先生敢用巴豆攻坚破积，以猪肉或猪脚炖服之，则可缓其峻毒之性，使得巴豆无坚不摧之"霸"性可疗顽难之痼疾，且使其不致过下，伤人正气。"两小腿发麻，腰背作痛，乃是风湿所致，拟以祛风湿为治。""风湿内蕴，每遇气候变即发疼痛，拟以祛风湿为治。""两腿酸痛，如虫在肌肉内行走，由于风湿所致，拟以祛风湿为治。""右肩作痛已半年，周身发痒，拟以祛风湿为治。""四肢发生麻木冷痛，拟以祛风湿为治。""头痛，胃部六时作痛，拟以调和胃气，并清利湿热为治。""湿热内蕴，小便频数，拟以清利湿热为治。"故清热、利湿、健脾胃是先生治湿的三大法宝。

（5）诸邪合并，逆势而治：祛风清热法，当将祛风法与清热法合看。如先生处方载："大便结，口渴，睡眠不好，拟以清热为治。""咳嗽，口渴，痰中带血丝，拟以清热之法。""肝火上升，喉间微痛，拟以清热为治。""牙痛，由于肝火上升，拟以清热为治。""寒热时作，扁桃发炎，拟以清热为治。"

湿热为患，须辨其所处三焦位置，宜因势利导而显药力。湿性重浊黏滞而趋下，热性升扬易袭上，湿热蕴结则可上升、下注或滞中。故专设利湿清热法、化湿清热法，可下病下治、上病下治，或者中病畅中。故先生云："右膝以下肿痛，乃是湿热所致，拟以利湿清热为治。""湿热下注，发生大腿作痛，拟以利湿清热为治。""右大腿缝侧肿大乃是湿热内蕴，拟以利湿清热为治。""湿热上升，舌下肿痛，拟以利湿清热为治。""湿热上升，左眼视物欠明，拟以化湿清热为治。""湿热内蕴，拟以化湿清热为治。"

3. 咳嗽常遇多顽疾，辨证析因勿小视

治咳之法，初咳以祛风为首务。肺合皮毛，外邪袭表，肺则首当其冲。咳嗽不止于肺，但又不离乎肺，故而用降肺气而兼有止咳化痰之品为上选。心清先生特别善用旋覆花、杏仁泥、紫苏子等品。然咳嗽患者除气逆作咳之病状外，多有痰涎，恰如"无痰不作嗽"，《内经》有云："五脏六腑皆令人咳，非独肺也。"若脾失健运则为生痰之源，故先生喜用纹党参12g，云茯苓12g，生姜6～12g，或生姜汁十余滴、麦芽12g、炒鸡内金9g等组方以健脾开胃，杜生痰之源，亦蕴"治痰当以温药和之"之义。此外，痰为津液失于正化而致，总因气机失于调畅，故需治气以治痰，故用竹柴胡、陈皮等疏肝理胃之气，恢复气机之升降出入，则津行有常，液流无滞，则痰无由以生，而已生之痰可得以外祛或回归正化。

在以咳嗽为主症，且迁延难愈，而致津液受损，虚热内生者，先生倡润肺之

法。又因气滞、痰凝、发热的不同而合并理气、化痰、清热之法。如其云："咳嗽两月余，拟以润肺之法。""咳嗽，小腹右侧作痛，拟以润肺理气为治。""咳嗽，手心发热，拟以润肺清热之法。""胸前作胀，肋间作痛，拟以疏气润肺。"又因肺与大肠相表里，肺气肃降失职，则大肠失润而便燥结难下，当治以疏风润肠法和理气润肠法。如其云："头痛，咳嗽，大便三天未解，拟以疏风润肠之法。"将火麻仁、番泻叶等润下之品与厚朴花、浙贝母、旋覆花等降气之品同用，使肠通而引肺降，肺气宣降得利而咳嗽气逆之症亦除。

4. 人之一身，以血气流通为贵

气为血帅，气行则血行，方能濡润柔养，神与之俱。故气的升降出入一旦障碍，则有可能出现气逆作呕、头昏、头痛，腹部气胀、胃部不舒；或气坠、气闷作痛，则颈部、胸、胁、肝、膝关节、小腹坠胀作痛；有因气不调和而逆气上扰清空，血虚肝旺以致失眠、唇部波动、肩手抽动。故调气者，有单纯的调气法，主要调和肝胃气的运行，以恢复气机的升降出入之运行为主，如以降气法为例，则有降胃气、降肺气、降厥阴肝气。而广义的调气法则有调和气与血。"胃气不和，发生头痛，拟以调气之法。""坐骨痛已大减，两肋部痛，乃是肝气不舒，拟以调气之法。""小腹闷气作痛，牵及左胸肋及膝关节微微作痛，拟以调气为治。""胃部作痛呕，拟以调和胃气为治。""吐血及头昏痛，由于年高，气不调和，拟以调气并养血为治。"

5. 血虚易生风，养血并治风

心清先生认为血虚可生诸风象，血不上荣脑窍、心窍等则头昏、失眠、心悸；或血虚不能濡养经筋、骨、经脉、皮部而现诸如口眼㖞斜、肢体麻木、膝软、动摇、震颤、疼痛之症，亦可致皮肤瘙痒难忍；或者血虚则阴虚，阳亢生诸热象而见齿衄等，所谓"治风先治血，血足风自灭"。故先生云："心悸，四肢酸痛，由于血虚所致，拟以养血之法。"

"牙出血已一年，由于血虚生热，拟以养血之法。""四肢麻痛，心悸，由于血虚生风，拟以养血之法。""年高血虚生风，以致两膝部现痠麻，拟以养血为治。""血虚生风，致颈部作痛，拟以养血之法。""乳房因割治乳癌后，发生胸脊部作痛，拟以养血之法。""头昏，左颜面神经麻痹，金针刺激以养血之法，麻痹大减，拟以前法再进。""两肩背抽动，头部动摇，乃是内风波动，拟以养血之法。""头昏，精神疲倦，拟以养血之法。""产后，发生四肢关节作痛，拟以养血之法。"

血似静态物，实含动中功，无一时一刻不活，停一秒则为瘀，故养血要动中求养，故可用养血活血之品，如当归、赤芍、牡丹皮、川芎、牛膝、茜草；或者辅加祛风通络祛湿之品，如羌活、独活、苍耳子、薏苡仁、桂枝、桑枝、地龙、伸筋草；或加疏肝行气之品，如柴胡、香附、佛手、厚朴、橘络、陈皮；加清虚热之夏枯草、薄荷、浙贝母、蒲公英、黄柏等品。如此使血能得滋养，并着意清理血之通道，使无瘀血、湿气、气滞、虚热等阻碍血流行之环境。

6. 健脾法

心清先生的健脾胃方主要以异功散或香砂六君丸加上炒鸡内金、炒麦芽以健脾和胃；湿滞胃脘者，可加炒薏苡仁、生苍术、大腹皮、冬瓜皮以健脾利湿；遇暑夏之令，则常加藿香梗、香薷等品以解暑祛湿；加槟榔、厚朴花可行气消胀等。如先生云："腹泻半月，拟以健脾胃为治。""头痛已止，发热已退，拟以调和脾胃气方。"健脾法作为疾病胶着状态的主要治法，重新调衡邪正之间的关系，俟正气来复，而御邪外出，或可作为疾病后期的善后处理措施。脾为阴土，喜燥恶湿，故用云茯苓、法半夏、薏苡仁、苍术等品以去湿邪，防其碍脾运；以藿香梗、砂仁等芳香化浊以醒脾；另脾阴不足或脾功不健，故用山药、白术、党参、甘草等品健脾阴、益脾气；另以炒鸡内金直接增强胃之消磨功夫，使脾胃运化腐熟之负担减轻。

7. 女子必问经带产，特殊调理不放松

病患在特殊的时间、空间、情绪的刺激之下，机体产生了不同于平日的反应，或者平日的病状有所增强，医者均需特别留意，否则难建其功。先生曾云："胃痛甚剧，又加月经来时，拟以调气养血为治。""月经来时，小腹作痛，又感暑热，头昏痛，水泻，拟以祛暑调气为治。""月经来时，腰腹膝部胀痛，拟以调气养血为治。""月经时，小腹冷痛，拟以调气温化之法。""月经时，小腹冷痛，拟以调气温化之法。""月经来时，小腹痛及左腿上痛，拟以调气养血之法。""两膝以下胀痛、口渴、白带多乃是湿热所致，拟以利湿清热。""血已止，白带多，拟以养血清热为治。""产后周身作痛、咳嗽，拟以调和气血并祛风为治。"

（二）第二部分

以下医话节选自《中国百年百名中医临床家——叶心清·诊余漫话》。

1. 辨证论治贯穿始终

用药、针灸都要辨证论治方能奏效，辨证要"准"，治法要"活"，二者结合，构成中医临证治病的全过程。针灸亦须辨证，识清脏腑经络，否则难以取得良效。

2. 临证辨象，胆大心细

要达到《内经》所谓的"是谓至治"，须胆大心细。心清先生认为临床见证复杂多变，诊察时必须细心，切勿粗心大意而遗漏细小但关键的证情。

3. 调肝健脾居治法之首

心清先生认为人身五脏六腑中肝、脾尤为重要，肝者主谋虑，影响人体的七情六欲；肝又主一身生发之气，是使气机功能保持正常的重要脏器。脾者主五味，影响人体的饮食，关系人体的消化吸收。肝脾失调是诸病之源。对于女子经带之病，调肝即可调血止痛，健脾即可升清止带。

4. 理虚诸法贵在养阴清热

心清先生认为虚证为杂病之首，其要在肾亏，其病机在于阴损，其征为虚热。故养阴清热为理虚之大法，而知柏地黄丸最为适合。更可加用银柴胡、地骨皮、青蒿、嫩白薇。该法亦可用于哮喘、肝炎、再生障碍性贫血、风湿热、痹证、崩漏诸证见诸虚象者，常获良效。

5. "胃气为本"要贯穿治疗全程

心清先生认为保护胃气在治疗全程皆当体现，应慎用温燥伤阴之品如半夏、厚朴等；滋腻碍胃之熟地、陈皮等当配伍芳香开胃之砂仁、陈皮；补气养血要不滞，酌加山楂、神曲、麦芽、木香等醒脾和胃；少用苦寒败胃之龙胆、栀子与苦参，改用连翘、蒲公英；脘闷纳呆舌苔腻，当先祛湿开胃再补益，药用保和、香砂、炒麦芽、木香、陈皮、鸡内金；合用针刺保胃气，留针三里、中脘为要穴，更加点刺太冲、右期门，抑木和胃功效全。饮食有节勿急暴，油腻煎炸防食复，治疗善后胃为本，得胃昌来失胃亡。

6. 引经反佐须重视

君臣药物虽是方剂之主角，但心清先生认为对于佐使药物同样应给予足够的重视，反佐往往是君臣药物某些副作用的有力牵制者，如附片加用黄柏，麻黄加用石膏，薤白加用全瓜蒌，黄芪、党参加用蒲公英，半夏加用贝母，乃用寒性反佐，牵制其热性；而黄柏加苍术、肉桂，竹茹、知母加用橘红、生姜，则是用的热性反佐。

使药能引诸药直达病所，发挥更强更直接的作用。如以五脏归类，引药各入其脏。入心者，黄连、远志等；入肝者，薄荷、川楝子等；入脾者，砂仁、厚朴等；入肺者，杏仁泥、桑叶等；入肾者，肉桂、山萸肉等。

三、常用独特方剂及药物

（一）常用治法与方剂分析

心清先生临证中充分运用各种辨证手段，如八纲辨证、脏腑辨证、六经辨证、津液气血辨证等，谨遵辨证所得病机结论，灵活运用各种治法以扶正祛邪，调和阴阳，和畅气血，通调脏腑。心清先生虽以金针名世，但亦为大方脉之高手。先生所遗处方多以法统方，祛邪有解表法、祛风法、祛寒法、清热法、治湿法、祛痰法、消滞法、祛暑法、祛风湿法。以外感六淫而言，心清先生注重风寒湿邪，在治疗中始终将祛除外邪摆在首要地位，外邪得除，则人体得安。先生重视对人体状况和体质的调理，调理方法有和解法、调气法及特殊时期的调理法，如经期、产后、虚劳后调理。对内在脏腑，心清先生尤其重视健脾、温肾、调肝，如其所设扶正法有润肺法、健脾法、温肾法、养血法、温化法等。心清先生于气血详加辨证，至细至微，分支颇为细密。正所谓"汗吐下和温清消补"八法齐备，而"法随证立，方随法出"，故而先生在"法"的指导下，灵活地设立了丰富的各类处方，以下所列均是心清先生在处方上原始记载的处方心法，其用心之处可见一斑。

解表祛风法下，又根据咳嗽、发热、肠胃有风等情况详列不同处方，以体现相应治法的思想，如解表方、祛风邪方、祛风治咳方、退热止嗽方、治咳嗽方、祛风清热方、祛风理胃方、止咳方、祛风养血方，方中兼有病症名称。

清热法则细分为利湿清热法、化湿清热法和清热祛风法。其中的方剂如清理胃热方、开窍清热方、祛暑热方、清热止血方等。

尤其需要注意的是心清先生非常重视气血辨证，专列调气法和养血法，而二者则又灵活地变化出众多的方剂群。

调气法根据气机失调所牵涉的脏腑、气血及兼夹邪气的情况，详分为调理气血法、调和肝气法、调和肝胃气法、调气法、理气法、养血调气法、降气止咳法、降气化痰法、调气养血法、调气清热法、调气祛风法、祛湿调气法、调气和血法、祛风理气法、养血降气法、养血理气法、调气调血法等。

养血法则针对血虚不足，不能涵养心神、脑窍，或者肺脾脏虚，或者血虚生风、生热等病变，列有补气养血法、健脾养血法、润肺养血法等。

此外先生还特别注意一些特殊时期的调理，如对月经来时，或者带下异常，以及疾病后期的调理。

总之，心清先生紧扣病因病机、秉赋节令，以治法为轴心，派生出众多方剂，如调气养血方等颇有方药各不同、法度自相通之妙。大方、小方、峻方、缓方皆随宜运用，信手拈来，如安神健脾膏等多达十五味药以上，而巴豆猪肉祛湿汤、养血润肠丸（菊花、当归）仅一两味药。先生谨遵古方，好制作金匮肾气丸、六味地黄丸、香砂六君丸、保和丸等，在临证时使用极为方便。

1. 解表祛风法

解表法

解表法是运用发汗解表的方药，开泄腠理、调和营卫、逐邪外出以解除表证的一种治疗法。涉及感受触冒风邪或兼有寒邪、暑邪等营卫不和之发热、流涕；邪束肌表，营阴郁滞不通而周身痛、面痛、头昏、头痛；或兼犯及肺胃，气机失调而咳嗽、胃部不适等。

【叶案原文实录】

发热头昏，拟以解表。

流涕，面部发痛，拟以解表。

三天来，时发热、头痛、咳嗽，乃外感受风邪，拟以解表。

微畏寒，发热，乃是外感风邪，拟以解表。

咳嗽，头昏，乃是外感风邪，拟以解表。

发热已退，头尚昏，微咳，拟以清解之法。

头痛，微微发热，流涕，拟以解表。

外感风邪，流涕，拟以解表。

外感风邪，微微发热，拟以解表。

头痛，畏寒，胃部发热，乃是感受风邪，拟以解表。

感受暑热，咳嗽、流涕，拟以解表。

素有心悸病，感受风邪，周身作痛，拟以解表。

外感风邪，发热、咳嗽，拟以解表。

【常用方剂】

藿香梗 3g，白芍 12g，枯黄芩 4.5g，防风 3g，云茯苓 12g，甘草 1.5g，蝉蜕 3g，薄荷 3g，荆芥花 4.5g，生姜 6g。

【加减】

（1）有面痛者，加蝉蜕 6g，葛根 2.4g，浙贝母 12g，陈皮 4.5g。

（2）有咳嗽者，加旋覆花 9g，葛根 3g，竹柴胡 6g，杏仁泥 6g，紫苏子 6g，紫苏梗 6g，厚朴 6g。

（3）头昏者，加菊花 12g，石决明 18g，白芷 3g，枳壳 4.5g，夏枯草 12～18g。

（4）头痛者，加菊花 12g。

（5）身痛者，加葛根 3g。

（6）有食滞或虫积者，加鸡内金 6g，或炒麦芽 6g，或使君子肉 5 枚。

（7）暑湿感冒者，藿香梗加至 6g，香薷 3g，或薏苡仁 18g，扁豆衣 12g。

（8）热象明显者，可加雅黄连 12g，桑叶 3g。

【评述】

由上可以看出，心清先生所治表证的主要症状为发热、头昏、头痛、流涕、周身痛，有时兼有咳嗽、心悸、面痛或胃部发热，主要的治法就是解表法。此亦符合《伤寒杂病论》太阳病中"太阳之为病，脉浮，头项强痛而恶寒"之论述。心清先生对表证兼有面痛、经络不通者，常以祛风通络之蝉蜕、葛根为治。

常用方剂中，药物多为辛、微温、微凉之品，即以辛温复辛凉法予以疏解和清解为主法，药性不过于峻猛，舍麻桂而轻取（3～4.5g）风药中防风、荆芥花等润透之品，紫苏梗、藿香梗等芳香宣透之品。清热燥湿之枯黄芩、健脾渗湿之云茯苓则是针对巴渝地区山峦雾障、湿气独盛的特点，既可防止风与湿合邪，又能透风于热外，亦能化湿于热中，渗湿于热下，使能祛邪外出而不伤正。中等量使用白芍（12g），其酸味既可敛阴和营以滋汗源，亦可防止众风药化燥伤阴，实乃

《伤寒论》桂枝诸汤用法之再现。

总之，先生以辛味祛解为法，急速祛邪外解为要务，兼以内和胃气、调理心气。无论对单纯外感，或素体心胃有疾而兼外感者，皆可随宜使用。

【案例】

（1）杨某，男，3岁，1953年5月24日来诊。外感风邪，发热咳嗽，拟以解表。处方：葛根3g，枯黄芩4.5g，云茯苓12g，白芍12g，薄荷6g，甘草1.8g，杏仁泥6g，藿香梗3g，紫苏子6g，生姜6g。

（2）淡某，女，55岁，住黄桷垭55号，1953年5月3日来诊。外感风邪，微微发热，头昏，拟以解表。处方：藿香梗3g，石决明18g，桑叶3g，薄荷3g，菊花6g，白芍12g，蝉蜕3g，木轮茯神12g，生甘草1.2g，炒鸡内金6g。

（3）雷某，女，52岁，1953年5月20日来诊。周身作痛已三年，近日外感，拟以疏解之法。处方：紫苏子6g，云茯苓12g，荆芥花6g，杏仁6g，白芍12g，甘草2.4g，蝉蜕6g，橘络6g，菊花12g，炒鸡内金6g。

（4）彭某，男，4岁，1953年5月4日来诊。发热已退，头尚昏，微咳，拟以清解之法。处方：浙贝母9g，旋覆花6g，云茯苓12g，杏仁6g，蝉蜕3g，枯黄芩4.5g，菊花12g，使君子肉5枚，枳壳4.5g，炒鸡内金6g。

（5）袁某，男，1953年4月21日来诊。寒化热，余热未尽，拟以清解之法。处方：天花粉24g，云茯苓12g，紫苏梗3g，厚朴花6g，浙贝母12g，菊花12g，冬桑叶3g，白芍12g，枯黄芩3g，炒鸡内金6g。

（6）曾某，女，64岁，住凯旋路13号，1953年7月8日来诊。感受暑热，咳嗽，流涕，拟以解表。处方：藿香梗6g，白芍12g，云茯苓12g，蝉蜕3g，薄荷3g，白芷4.5g，葛根2.4g，香薷3g，枯黄芩4.5g，甘草1.8g，生姜6g。

（7）胡某，女，52岁，住罗家巷38号，1953年7月19日来诊。素有心悸，感受风邪，周身作痛，拟以解表。处方：旋覆花9g，杏仁6g，紫苏梗6g，款冬花6g，白芍12g，葛根3g，甘草2.4g，枯黄芩4.5g，云茯苓12g，生姜6g。

（8）罗某，女，住枣子雀垭142号，1953年7月19日来诊。外感风邪，发热咳嗽，拟以解表。处方：旋覆花9g，云茯苓12g，白芍12g，款冬花6g，葛根3g，枯黄芩6g，厚朴花6g，紫苏子6g，甘草24g，生姜9g。

1953年7月22日复诊，处方：紫苏子6g，紫苏梗6g，广陈皮6g，扁豆衣

12g，白芍 12g，云茯苓 12g，竹柴胡 6g，杏仁 6g，法半夏片 12g，薄荷 3g，甘草 1.8g，生姜 9g。

（9）卢副局长，男，在市建设局工作，1953 年 6 月 23 日来诊。外感风邪，流涕，拟以解表。处方：藿香梗 4.5g，雅黄连 12g，白芷 4.5g，白芍 12g，枯黄芩 3g，蝉蜕 3g，紫苏梗 3g，桑叶 4.5g，甘草 2.4g，生姜 9g。

（10）王某，女，26 岁，1953 年 5 月 13 日来诊。头痛，畏寒，胃部发热，乃是感受风邪，拟以解表。处方：荆芥花 6g，白芍 12g，防风 4.5g，紫苏梗 6g，枳壳 4.5g，云茯苓 12g，枯黄芩 4.5g，生姜 9g。

（11）淡某，女，55 岁，住黄桷垭 55 号，1953 年 6 月 8 日来诊。外感风邪，微微发寒热，拟以解表。处方：藿香梗 3g，白芍 12g，炒薏苡仁 18g，云茯苓 12g，紫苏梗 4.5g，甘草 1.2g，蝉蜕 6g，扁豆衣 12g，菊花 6g，炒鸡内金 6g，广陈皮 3g。

1953 年 6 月 9 日复诊，由于感受风热，水泻，拟以分水谷之法为治。处方：藿香梗 4.5g，枯黄芩 4.5g，泽泻 3g，防风 3g，干姜 6g，甘草 1.2g，白芍 12g，云茯苓 12g，生姜 6g。

祛风法

祛风法专门针对风邪为患之疾病。外风袭扰肺系出现咳嗽、气紧、咽喉发痒、流涕；风伤肌表营卫而出现风丹，发热、畏寒；风袭胃肠之表而出现腹泻；风袭经络而致口眼㖞斜等症；风邪上攻清窍则出现头昏、头痛、流泪等症。以上病症所治皆用祛风之法。从先生处方来分析，其所言之祛风主要指祛除外风，而对内生的风邪，先生则另立养血息风法治之。

【叶案原文实录】

咳嗽，喉头发痒，拟以祛风为治。

咳嗽，气紧，由于感受风邪，拟以祛风为治。

头昏，左眼流泪，拟以祛风之法。

流涕，水泻，乃是感受风邪，拟以祛风之法。

感受风邪，腹泻并发热，拟以祛风之法。

感风邪，头昏，微微发热，胃部作痛，拟以祛风邪为治。

右嘴㖞斜，乃是风邪所致，拟以祛风之法。

头晕，右颜面神经麻痹，口眼㖞斜，拟以祛风之法。

流涕，畏寒，拟以祛风为治。

咳嗽，喉痒，乃是感受风邪，拟以祛风为治。

咳嗽，发热，由于感受风邪，拟以祛风为治。

腹泻，乃是感受风邪，拟以祛风之法。

咳嗽，微微发热，拟以祛风之法。

咳嗽两月，夜间较重，拟以祛风之法。

头痛，咳嗽，发热，乃是外感风邪，拟以祛风为治。

背右部作痛，又发风丹，拟以祛风之法。

头晕，右颜面神经麻痹，口眼㖞斜，拟以祛风之法。

【常用方剂】

（1）以咳嗽为主：旋覆花 9g，杏仁 6g，当归 6g，款冬花 6g，紫苏子 6g，炙甘草 3g，厚朴花 6g，炮姜 4.5g，云茯苓 12g，蝉蜕 6g，生姜汁十余滴。

或用治咳嗽方：当归 12g，杏仁 6g，厚朴 3g，紫苏子 6g，紫苏梗 6g，炮姜 4.5g，云茯苓 12g，炙甘草 4.5g，细辛 1.2g。

（2）以头昏为主：藿香梗 6g，泽泻 4.5g，薄荷 3g，防风 4.5g，枯黄芩 4.5g，枳壳 4.5g，白芍 12g，云茯苓 12g，甘草 2.4g，葛根 3g，生姜 9g。

（3）以口眼㖞斜为主：独活 6g，菊花 12g，石决明 24g，当归 6g，浙贝母 12g，枯黄芩 4.5g，川芎 4.5g，蝉蜕 6g，甘草 2.4g，伸筋草 18g，干地龙 6g。

（4）以头昏、流泪为主：石决明 18g，菊花 12g，赤芍 12g，蝉蜕 6g，云茯苓 12g，防风 4.5g，炒麦芽 12g，密蒙花 6g，木贼草 3g，谷精草 3g，夏枯草 18g。

（5）以流涕、畏寒为主：藿香梗 6g，赤芍 12g，枳壳 6g，菊花 12g，白芷 6g，辛夷 6g，浙贝母 12g，甘草 2.1g，生姜 6g，紫苏梗 6g。

【加减】

（1）痰多气紧，加法半夏片 12g。

（2）久咳、咳剧者，加旋覆花 9g，款冬花 6g，蝉蜕 6g，桂子 3g，厚朴改为厚朴花 6g，炮姜改为生姜汁十余滴或生姜 6g。

（3）胃部不适者，加炒薏苡仁 24g，甘草 2.4g，法半夏片 12g，炒麦芽 12g，炒鸡内金 9g，冬瓜皮 15g。

【评述】

心清先生的祛风法重点针对肺失宣降而以咳嗽为主症，同时伴有咽痒、气紧者；或表热下陷于里，肺热移热于胃家而胃痛或腹泻者；或表邪郁遏在肌腠，玄府不通而引发风丹者；或风邪侵袭经络而引起口眼㖞斜等症者。

于咳嗽而言，心清先生认为若咳久而时有发热者，拟以退热止咳为治；若咳嗽兼有胃部不适者，以祛风理胃气为治；若咳嗽，伴急累，年老病者，拟以降气化痰为治。治疗咳嗽气逆的药物以降气之品为主，少佐宣发肺气、解表之品。

【案例】

（1）程某，男，42 岁，1953 年 5 月 16 日来诊。感受风邪，腹泻并发热，拟以祛风之法。处方：藿香梗 6g，泽泻 4.5g，薄荷 3g，防风 4.5g，枯黄芩 4.5g，枳壳 4.5g，白芍 12g，云茯苓 12g，甘草 2.4g，葛根 3g，生姜 9g。

1953 年 5 月 17 日复诊，处方：藿香梗 4.5g，白芍 12g，枯黄芩 4.5g，防风 4.5g，沙参 12g，干姜 6g，泽泻 3g，当归 6g，生姜 6g。

（2）袁某，男，住西南教育局，1953 年 8 月 17 日来诊。咳嗽，喉痒，乃是感受风邪，拟以祛风为治。处方：旋覆花 9g，紫苏子 6g，蝉蜕 6g，杏仁泥 6g，云茯苓 12g，桂子 2.4g，厚朴花 6g，炙甘草 2.4g，白芍 12g，生姜汁十余滴。

1953 年 8 月 18 日复诊，处方：旋覆花 9g，菊花 12g，白芍 12g，天花粉 24g，云茯苓 12g，薄荷 4.5g，厚朴花 6g，蝉蜕 6g，麦冬 12g，天冬 12g，桔梗 3g，生甘草 1.8g。

（3）邹某，男，25 岁，1953 年 7 月 27 日来诊。由于感受风邪，咳嗽，发热，拟以祛风为治。处方：旋覆花 9g，厚朴花 6g，杏仁 6g，款冬花 6g，紫苏子 6g，紫苏梗 3g，蝉蜕 6g，甘草 2.4g，白芍 12g，云茯苓 12g。

（4）王某，女，52 岁，1953 年 6 月 23 日来诊。腹泻，乃是感受风邪，拟以祛风之法。处方：白芍 12g，泽泻 4.5g，沙参 9g，防风 3g，干姜片 4.5g，枯黄芩 4.5g，云茯苓 12g，甘草 2.4g，生姜 6g。

（5）胡某，男，2 岁，住凯旋路 13 号，1953 年 6 月 7 日来诊。咳嗽，微微发热，拟以祛风之法。处方：浙贝母 12g，蝉蜕 3g，法半夏片 6g，云茯苓 12g，白芍 6g，甘草 1.8g，紫苏子 3g，广陈皮 3g。

（6）彭某，女，52 岁，1953 年 5 月 13 日来诊。咳嗽两月，夜间较重，拟以祛风之法。处方：当归 12g，紫苏子 6g，紫苏梗 6g，细辛 1.2g，桂子 6g，杏仁 6g，炙甘草 3g，炮姜 6g，生姜汁十余滴。

（7）王某，女，66 岁，1953 年 5 月 11 日来诊。头痛，咳嗽，发热，乃是外感风邪，拟以祛风为治。处方：旋覆花 9g，云茯苓 12g，枯黄芩 4.5g，厚朴花 6g，葛根 3g，白芍 12g，浙贝母 12g，藿香梗 6g，甘草 1.8g，紫苏子 6g，生姜 6g。

1953 年 5 月 12 日复诊，发热已退，仍有咳嗽，胃少纳，拟以润肺开胃为治。处方：旋覆花 9g，云茯苓 15g，白芍 12g，款冬花 6g，法半夏 12g，枯黄芩 4.5g，厚朴花 6g，紫苏子 6g，甘草 1.2g，浙贝母 12g，炒鸡内金 6g。

（8）郭某，女，50 岁，住纯阳洞沟 101 号，1953 年 8 月 23 日来诊。感风邪，头昏，微微发热，胃部作痛，拟以祛风邪为治。处方：藿香梗 4.5g，厚朴花 6g，菊花 12g，云茯苓 12g，荆芥花 6g，浙贝母 12g，薄荷 4.5g，白芍 12g，生甘草 2.1g，麦冬 12g，炒鸡内金 6g。

祛风清热法

祛风清热法主要针对风热之邪外犯或内蕴，或兼肝风上升为患者。可见头昏、身痛、发热等表证；热伤津液而口渴、黄痰；热聚成毒而扁桃体肿大、咽痛、牙痛、腮痛；热扰心神而失眠。本法是祛风与清热合法。

【叶案原文实录】

头昏胀，水泻，作呕，拟以祛风清热为治。

外感风邪，头眼发胀，口渴，拟以祛风清热为治。

肝风上升，以致发生右偏头痛，拟以祛风清热方。

发热，口渴，拟以祛风清热为治。

咳嗽，头痛，黄痰，拟以祛风清热为治。

发热，周身痛，扁桃体肿痛，拟以祛风清热之法。

周身痛已愈，头昏，扁桃体肿，拟以祛风清热之法。

风热上攻，头痛，口渴，失眠，拟以祛风清热为治。

脉浮，外感风热，拟以祛风热为治。

右下牙床肿痛，由于风热上升，拟以祛风清热为治。

牙床肿痛，拟以祛风热为治。

牙痛由于风热上升，拟以祛风清热为治。

肝火上升，牙痛，拟以祛风清热为治。

风热上升，腮部作肿痛，拟以祛风清热为治。

外感风邪，口渴，苦味，周身发强，拟以祛风清热为治。

发寒热，喉痛，乃是感受风热，拟以祛风清热为治。

喉痛乃是感受风热，拟以祛风清热为治。

头痛，咳嗽，由于外感风邪，拟以祛风清热为治。

头左偏，麻木已十余日，由于湿热内蕴，拟以祛风清热为治。

肝热上升，并且微招外感，拟以祛风清热为治。

右下牙床肿痛，由于风热上升，拟以祛风清热之法。

风热内蕴，发热，周身发生斑块，拟以祛风清热为治。

【常用方剂】

（1）清风热方：防风 4.5g，枯黄芩 6g，木贼草 3g，赤芍 12g，云茯苓 12g，蝉蜕 6g，薄荷 3g，密蒙花 3g，石决明 18g，甘草 2.4g，枳壳 6g，夏枯草 18g。

（2）祛风清热方：藿香梗 6g，白芍 12g，葛根 3g，薄荷 6g，枳壳 6g，枯黄芩 6g，蝉蜕 6g，甘草 2.4g，生姜 6g。

（3）射干 6g，生栀子仁 6g，枳壳 6g，蝉蜕 6g，白芍 12g，云茯苓 12g，龙胆 4.5g，薄荷 4.5g，生甘草 2.4g，浙贝母 12g，夏枯草 24g。

（4）荆芥花 12g，白芍 12g，炒麦芽 12g，浙贝母 15g，枯黄芩 4.5～6g，云茯苓 12g，蝉蜕 6g，枳壳 4.5g，炒鸡内金 9g，生甘草 2.4g。

【加减】

（1）头眼发胀，加厚朴花 6g，石决明 18g，菊花 12g。

（2）肝风上升，热象较重，加雅黄连 2.4g，生地黄 24g，栀子仁 6g，射干 6g，龙胆 4.5g。

（3）头昏胀，水泻，作呕，加藿香梗 3g，云茯苓 12g，防风 4.5g，泽泻 4.5g，枳壳 4.5g，生姜 9g。

（4）发热、口渴为主，加葛根 3g，蝉蜕 6g，金银花 12g。

（5）咳嗽，头痛，黄痰为主，加旋覆花 9g，桂子 4.5g，款冬花 6g，紫苏子 6g，生姜 6g。

（6）牙麻、肿痛，加射干 6g，生栀子仁 6g，龙胆 4.5g。

（7）发热，周身痛，扁桃肿痛，加连翘 6g，板蓝根 12g。

（8）风热上攻，头痛，口渴，失眠，加射干 6g，生地黄 24g，牡丹皮 6g，龙胆 4.5g，泽泻 4.5g，生栀子仁 6g。

【评述】

对于外感风热出现发热、口渴、口苦、咽喉疼痛、身痛、头昏胀痛、脉浮，以及内在肝热或风热上升，引起头面火热诸症者，心清先生认为当以祛风清热法为治，多用龙胆泻肝汤化裁。如用龙胆、栀子直清肝经及三焦之热；以板蓝根、射干等清热结、解热毒，以解牙痛、咽喉疼痛之苦虞；又以薄荷、防风、藿香梗、蝉蜕等品疏风，散解浮游散漫之热；最后以甘草、生姜、茯苓、泽泻等品兼去其湿邪。

【案例】

（1）余某，女，23 岁，1953 年 5 月 27 日来诊。发热，口渴，拟以祛风清热为治。处方：葛根 3g，蝉蜕 6g，金银花 12g，白芍 15g，云茯苓 12g，枯黄芩 6g，薄荷 6g，枳壳 6g，生甘草 2.4g，夏枯草 18g。

1953 年 5 月 28 日复诊，处方：藿香梗 4.5g，枯黄芩 3g，紫苏梗 3g，云茯苓 12g，白芍 12g，甘草 2.4g，薄荷 4.5g，枳壳 4.5g，生姜 6g。

（2）刘某，女，35 岁，住胜利新村，1953 年 4 月 19 日来诊。发热，周身痛，扁桃体肿痛，拟治以祛风清热之法。处方：浙贝母 15g，枯黄芩 4.5g，蝉蜕 6g，云茯苓 12g，薄荷 6g，枳壳 4.5g，白芍 12g，连翘 6g，夏枯草 12g，板蓝根 12g。

1953 年 4 月 22 日复诊，周身痛已愈，头昏，扁桃体肿，拟以祛风清热之法。处方：浙贝母 15g，白芍 12g，厚朴花 6g，云茯苓 12g，菊花 12g，炒麦芽 12g，蝉蜕 6g，板蓝根 12g，生甘草 1.5g，蒲公英 24g，夏枯草 12g。

（3）叶某，男，47 岁，1953 年 5 月 22 日来诊。治以祛风清热法。处方：藿香梗 6g，干姜 6g，泽泻 4.5g，防风 4.5g，白芍 12g，枯黄芩 6g，薄荷 4.5g，茯苓 12g，麦芽 12g，生姜 6g，炒鸡内金 6g。

（4）刘某，女，22 岁，住陈家花园，1953 年 6 月 10 日来诊。脉浮，外感风热，拟以祛风热为治。处方：薄荷 4.5g，厚朴花 6g，枯黄芩 3g，浙贝母 12g，金银花 12g，麦芽 12g，白芍 12g，蝉蜕 3g，夏枯草 12g。

1953年6月15日复诊，喉痛乃是感受风热，拟以祛风清热为治。处方：浙贝母12g，白芍12g，枯黄芩6g，蝉蜕6g，枳壳4.5g，甘草1.8g，薄荷3g，云茯苓12g，夏枯草18g。

（5）李某，女，38岁，1953年5月10日来诊。咳嗽，口渴，治以祛风清热之法。处方：浙贝母15g，蝉蜕6g，厚朴花6g，云茯苓12g，白芍12g，天花粉24g，枯黄芩4.5g，薄荷6g，紫苏子6g，夏枯草18g。

（6）谌某，女，27岁，1953年5月14日来诊。牙床肿痛，拟以祛风热为治。处方：射干6g，栀子仁6g，薄荷6g，龙胆4.5g，云茯苓12g，金银花12g，白芍15g，枳壳6g，生甘草2.4g，蒲公英30g。

（7）颜某，男，42岁，住江家巷103号，1953年7月10日来诊。头左偏，麻木已十余日，诊断为湿热内蕴，拟以祛风清热为治。处方：天花粉2.1g，金银花12g，浙贝母12g，生栀子仁6g，白芍12g，薄荷4.5g，枳壳6g，云茯苓12g，生甘草2.4g，连翘9g，蒲公英30g。

（8）金某，男，18岁，住重庆日报社，1953年7月4日来诊。风热上升，腮部痛，拟以祛风清热为治。处方：浙贝母18g，板蓝根12g，枳壳6g，云茯苓12g，赤芍12g，白芍12g，金银花12g，薄荷6g，生栀子仁6g，生甘草2.4g，夏枯草18g，蒲公英24g。

（9）谭某，女，60岁，住遗冠井5号，1953年6月24日来诊。外感风邪，口渴、泛苦味，周身发强，拟以祛风清热为治。处方：藿香梗4.5g，陈皮4.5g，白芍12g，防风3g，枯黄芩4.5g，甘草1.8g，蝉蜕6g，菊花12g，桑叶3g，云茯苓12g，生姜6g。

（10）万某，男，54岁，1953年6月9日来诊。肝热上升，并且微有外感，拟以祛风清热为治。处方：菊花12g，白芍12g，枯黄芩3g，桑叶3g，广陈皮3g，生甘草1.8g，云茯苓12g，浙贝母12g，夏枯草12g。

（11）金某，女，45岁，住临江支路18号，1953年6月23日来诊。外感风邪咳嗽，拟以祛风清热为治。处方：旋覆花9g，蝉蜕6g，桑叶3g，浙贝母12g，菊花12g，云茯苓12g，薄荷4.5g，紫苏梗3g，杏仁6g，夏枯草12g。

1953年7月3日复诊，咳嗽，头微昏，拟以祛风之法。处方：旋覆花9g，云茯苓12g，厚朴花6g，款冬花6g，菊花12g，紫苏子6g，杏仁泥6g，蝉蜕3g，甘草 2.4g，生姜 6g。

1953 年 7 月 19 日三诊，咳嗽、头昏，诊断是感受风邪，拟以祛风为治。处方：藿香梗 6g，云茯苓 12g，浙贝母 12g，枯黄芩 6g，蝉蜕 6g，甘草 2.4g，白芍 12g，生姜 6g。

（12）罗某，女，52 岁，1953 年 6 月 6 日来诊。发寒热，喉痛，诊断是感受风热，拟以祛风清热为治。处方：射干 6g，枳壳 6g，白芍 12g，龙胆 6g，枯黄芩 6g，金银花 12g，薄荷 4.5g，浙贝母 12g，生甘草 2.4g，夏枯草 18g。

1953 年 6 月 8 日复诊，处方：浙贝母 12g，菊花 12g，枳壳 4.5g，薄荷 3g，白芍 12g，甘草 1.5g，云茯苓 12g，金银花 12g，夏枯草 18g。

1953 年 6 月 19 日三诊，见右眼红肿作痛，乃是风热所致，拟以祛风清热。处方：防风 4.5g，竹柴胡 6g，白芍 12g，枯黄芩 6g，枳壳 6g，木贼 3g，密蒙花 6g，谷精草 3g，蝉蜕 3g，甘草 2.4g，夏枯草 12g。

（13）刘某，女，53 岁，1953 年 6 月 13 日来诊。牙痛由于风热上升，拟以祛风清热为治。处方：射干 6g，薄荷 6g，龙胆 6g，雅黄连 2.4g，白芍 12g，生甘草 3g。

（14）邓某，女，23 岁，住大渡口，1953 年 6 月 15 日来诊。头痛，咳嗽，诊断是外感风邪，拟以祛风清热为治。处方：旋覆花 9g，云茯苓 12g，紫苏子 6g，款冬花 6g，厚朴花 6g，云茯苓 12g，蝉蜕 6g，杏仁泥 6g，浙贝母 12g，甘草 2.4g，麦冬 12g，菊花 12g。

（15）蒋某，女，60 岁，1953 年 6 月 10 日来诊。肝火上升，牙痛，拟以祛风清热为治。处方：射干 4.5g，浙贝母 12g，龙胆 4.5g，枳壳 4.5g，栀子仁 4.5g，生地黄 12g，金银花 12g，生甘草 2.4g，夏枯草 18g。

清解法

清解法是在内有湿邪而兼夹外感风邪之时选用，重在除湿，兼微祛其风。故用芳香化浊、淡渗利湿、燥湿降气之品，而辅以辛凉解表之药。

【叶案原文实录】

内受湿，外感风邪，拟以清解为治。

寒化热，余热未尽，拟以清解之法。

头晕胀，作呕，拟以清解法。

【常用方剂】

（1）藿香梗 4.5g，白芍 12g，云茯苓 12g，防风 4.5g，蝉蜕 6g，枳壳 4.5g，泽泻 4.5g，甘草 2.4g，法半夏 12g，枯黄芩 4.5g，生姜 6g。

（2）藿香梗 6g，桑叶 3g，厚朴花 6g，防风 4.5g，菊花 12g，甘草 2.4g，白芍 12g，法半夏 9g，薄荷 3g，云茯苓 12g，生姜 6g。

【案例】

（1）严某，女，45 岁，住马鞍山 17 号，1953 年 6 月 26 日来诊。内受湿，外感风邪，拟以清解为治。处方：藿香梗 4.5g，白芍 12g，云茯苓 12g，防风 4.5g，蝉蜕 6g，枳壳 4.5g，泽泻 4.5g，甘草 2.4g，法半夏 12g，枯黄芩 4.5g，生姜 6g。

（2）张某，男，42 岁，1953 年 5 月 18 日来诊。头昏，微有外感，拟以清解之法。处方：浙贝母 12g，云茯苓 12g，荆芥花 6g，蝉蜕 6g，泽泻 3g，泡参 12g，白芍 12g，菊花 12g，桑叶 3g，夏枯草 18g。

疏风润肠法

外邪束表，皮毛玄府腠道为邪所壅，气机失于流行。肺合皮毛，且肺与大肠相表里，表气不和，里气则不通，故用疏风理气治法以通大便而使表里谐和，自含"提壶揭盖"之义。

【叶案原文实录】

头痛，咳嗽，大便三天未解，拟以疏风润肠之法。

咳嗽已减，胃胀，拟以理气润肠之法。

【案例】

王某，女，66 岁，住市地政局，1953 年 4 月 20 日来诊。头痛，咳嗽，大便三天未解，拟以疏风润肠之法。处方：火麻仁 12g，云茯苓 12g，菊花 12g，生扁豆衣 12g，浙贝母 12g，紫苏子 6g，厚朴花 6g，当归 12g，甘草 2.4g，番泻叶 6g，炒鸡内金 9g。

1953 年 4 月 23 日复诊，咳嗽已减，胃胀，拟以理气润肠之法。处方：旋覆花 6g，浙贝母 12g，云茯苓 12g，款冬花 6g，杏仁 6g，紫苏子 6g，厚朴花 6g，怀山药 12g，薏苡仁 24g，天花粉 2.1g，炒鸡内金 6g。（3 剂）

2. 祛寒法

寒邪为阴邪，其性收引凝滞，可因新感而发，亦可因沉伏而为疾，易在阴盛之时作祟，易致肺系拘急不舒而宣降失度，引起夜间咳嗽；或者使肩部经脉、经筋、皮部挛急作痛；或者使胸阳痹阻不通而气滞疼痛；或致中焦寒甚，温运不及而腹痛作泻，治疗应以祛寒为主。

【叶案原文实录】

感寒，夜间咳嗽，拟以祛寒之法。

感寒，腹痛作泻，拟以祛寒理气为治。

感寒，胸痛，拟以祛寒之法。

肩痛两年，感寒即发，拟以祛寒为治。

咳嗽两月，由于寒气侵入，拟以祛寒为治。

【常用方剂】

云茯苓 12g，干姜片 6g，生姜 9g，当归 12g，甘草 2.4g。

【加减】

（1）感寒，夜间咳嗽，加当归 12g，桂子 4.5g，炮姜 6g，桂梗 4.5g，杏仁 6g，旋覆花 6g。

（2）感寒，腹痛作泻，加藿香梗 6g，泽泻 4.5g，白芍 12g，厚朴 4.5g，防风 4.5g，枯黄芩 3g，苍术 12g。

（3）寒侵关节，疼痛较甚者，可加制乳香 3g，炙甘草 3g，当归 12g，川芎 4.5g。

【评述】

寒邪为阴邪，寒性凝滞，易收引作痛。外寒侵袭，伤肺则咳嗽；中阳或胸阳受损则腹痛作泻、肩痛、胸痛。外寒宜自外而祛。常用方剂中的云茯苓 12g，干姜片 6g，生姜 9g，甘草 2.4g，有仿理中汤之义。

【案例】

（1）黄某，女，28 岁，1953 年 7 月 2 日来诊。肩痛两年，感寒即发，拟以祛寒为治。处方：川芎 4.5g，紫苏梗 6g，菊花 12g，赤芍 12g，制乳香 3g，炙甘草 3g，当归 12g，陈皮 4.5g，生姜 9g。

（2）张某，女，25 岁，1953 年 7 月 30 日来诊。由于寒气侵入，咳嗽两月，拟以祛寒为治。处方：紫苏子 6g，紫苏梗 6g，当归 12g，细辛 1.2g，云茯苓 12g，炮姜 4.5g，杏仁 6g，桂子 6g，炙甘草 3g，生姜汁十余滴。

（3）张某，女，34 岁，住解放东路 425 号，1953 年 6 月 26 日来诊。感寒胸痛，拟以祛寒之法。处方：藿香梗 6g，陈皮 4.5g，紫苏梗 6g，当归 12g，炙甘草 3g，生姜 12g。

3. 治湿法

川渝地区山峦雾障，湿气弥漫，湿邪为患者甚广，故心清先生立祛湿法、祛风利湿法、祛风湿法、清热利湿法、清理湿热法、利湿清热诸法来解决湿邪阻滞关节、阻碍中焦气机等顽难之疾。

祛湿法

【叶案原文实录】

风湿内蕴，七天来两小腿发肿，素有头昏心悸病，拟以利湿为治。

感受风湿，右大腿一带作痛，行动困难已一月余，拟以理气祛湿为治。

【特殊药物】

巴豆：味辛，温，归胃、大肠经。本品为大戟科常绿乔木巴豆树的成熟干燥果实。主产于巴蜀等地，云贵广闽等地亦有产。其泻下作用较强，峻下寒积，逐水消肿。临床多制霜用。故《神农本草经》载其"主伤寒，温疟，寒热，破癥瘕结聚，坚积，留饮，痰癖，大腹水张，荡涤五脏六腑，开通鼻塞，利水谷道，去恶肉，除鬼毒、蛊注、邪物、沙虫鱼"等。

虽巴豆具有攻坚破积、无坚不摧之"霸"性，可疗顽难之痼疾，然如何使其不致引起过下伤人正气，心清先生在此立了很好的"峻药缓用"示范，以猪肉或猪脚炖服，则可缓其峻毒之性，而亦可扶人正气，能继以逐邪外出。

【评述】

湿为阴邪，热为阳邪；湿性趋下，热性上炎，故而二者相合，如油入于面，胶结难解，既可下注而致下肢重浊疼痛，亦可上炎而致舌咽肿痛、头昏痛，还可滞于中而致胃脘满闷，二便清浊不分而腹泻，精、血浑浊而下。

清代著名温病大家早已垂训："且吾吴湿邪害人最广，如面色白者，须要顾其阳气，湿盛则阳微也，法应清凉，然到十分之六七，即不可过于寒凉，恐成功反弃，何以故耶？湿热一去，阳亦衰微也；面色苍者，须要顾其津液，清凉到十分之六七，往往热减身寒者，不可就云虚寒而投补剂，恐炉烟虽熄，灰中有火也，须细察精详，方少少与之，慎不可直率而往也。又有酒客，里湿素盛，外邪入里，里湿为合。在阳旺之躯，胃湿恒多；在阴盛之体，脾湿亦不少，然其化热则一。热病救阴犹易，通阳最难，救阴不在血，而在津与汗，通阳不在温，而在利小便，然较之杂证，则有不同矣。"心清先生 1953—1956 年行医地点虽非吴地，然重庆为世界著名的"火城""雾都""山城"，有其独特的水土特点。当地民众性格耿直火爆，喜食辛辣。辛辣之物一方面有辛散热邪之效，而另一方面又可造成火热内结，湿热偏重。对此，先生在选用直泻其湿、直清其热、直解其毒之品的基础上，加上辛凉散风、甘淡祛湿，以及质轻味薄的花叶之品、露汁之物，故而既可分消湿热，亦不重伤脾胃，此诚为心清先生疗湿热之独特风格。

【案例】

（1）李某，女，26 岁，市干校工作，1953 年 5 月 9 日来诊。治以祛湿方。处方：巴豆 60g，猪脚 1 斤，炖服。

（2）邰某，女，37 岁，住青年路 45 号，1953 年 5 月 3 日来诊。湿气内蕴，每入夏两小腿必发肿，拟以祛湿之法。处方：巴豆 60g，猪肉 1 斤，炖服。

（3）宋某，女，25 岁，1953 年 5 月 15 日来诊。皮肤发痒，拟以祛湿为治。处方：浙贝母 18g，地肤子 12g，枳壳 4.5g，云茯苓 12g，金银花 12g，甘草 2.4g，蝉蜕 6g，白芍 12g，栀子仁 4.5g，蒲公英 24g。

（4）张某，男，59 岁，住美术学院，1953 年 5 月 31 日来诊。湿热内蕴，口渴，一月以来左腿麻木，拟以清湿热为治。处方：茵陈 9g，蝉蜕 6g，菊花 12g，薏苡仁 24g，云茯苓 15g，浙贝母 12g，天花粉 24g，秦艽 3g，生甘草 2.4g，冬瓜皮 12g，夏枯草 2.1g，广陈皮 4.5g。

（5）王某，男，33 岁，住沙市纱厂，1953 年 5 月 4 日来诊。风湿内蕴，七天以来两小腿发肿，素有头昏心悸，拟以利湿为治。处方：茯苓皮 24g，生苍术 12g，防己 9g，车前子 9g，薏苡仁 24g，泽泻 4.5g，茵陈 9g，盐黄柏 2.4g，冬瓜皮 24g，厚朴花 6g，生姜 9g。

（6）何某，女，20 岁，住资中交行宿舍，1953 年 7 月 4 日来诊。感受风湿，右大腿一带作痛，行动困难已一月余，拟以理气祛湿为治。处方：竹柴胡 6g，防己 9g，桑枝 24g，吴茱萸 6g，生栀子仁 4.5g，怀牛膝 6g，茵陈 9g，制乳香 3g，甘草 2.4g，白芍 12g，生姜 9g。

1953 年 7 月 8 日复诊，处方：竹柴胡 6g，当归 12g，川芎 4.5g，制乳香 3g，枳壳 6g, 甘草 3g, 浙贝母 18g, 薄荷 4.5g, 蒲公英 30g, 醒消丸 3g, 夏枯草 12g。

祛风湿法

【叶案原文实录】

风湿下注, 右膝关节作痛, 拟以祛风湿为治。

四肢作痛, 由于风湿所致, 拟以祛风湿为治。

两小腿发麻腰背作痛, 乃是风湿所致, 拟以祛风湿为治。

四肢发生麻木冷痛, 拟以祛风湿为治。

风湿内蕴, 每遇气候变即发痠痛, 拟以祛风湿为治。

周身作痛, 由于风湿所致, 拟以祛风湿为治。

两胁及两膝部作痛, 拟以理气及祛风湿为治。

右肩作痛已半年, 周身发痒, 拟以祛风湿为治。

去年六月四肢肿, 消后出现麻木, 拟以祛风湿之法。

左肘一带及两膝以下作痛二十余日, 夜间难于安眠, 拟以祛风湿为治。

两腿酸痛, 如虫在肌肉内行走, 由于风湿所致, 拟以祛风湿为治。

【常用方剂】

（1）祛风湿方一: 冬瓜皮 18g, 云茯苓 12g, 菊花 12g, 紫苏梗 6g, 白芍 12g, 独活 3g, 蝉蜕 6g, 秦艽 3g, 甘草 2.1g, 陈皮 4.5g, 茵陈 6g。

（2）祛风湿方二: 生苍术 15g, 薏苡仁 30g, 泽泻 4.5g, 茵陈 9g, 桑枝 24g, 独活 3g, 吴茱萸 4.5g, 生黄芪 24g, 盐黄柏 3g, 甘草 1.5g, 生姜 9g。

【加减】

（1）湿邪偏盛者, 加防己 9g, 桑枝 24g, 薏苡仁 24g。

（2）疼痛较甚者, 加制乳香 3g, 川芎 4.5g, 当归 12g, 萆薢 3g 或伸筋草 12g, 酥地龙 6g 等。

（3）皮肤发痒者, 加地肤子 12g, 生栀子仁 4.5g, 蒲公英 30g, 夏枯草 12g。

（4）风湿疼痛, 每遇阴天加重者, 可加怀牛膝 6g, 生苍术 15g, 薏苡仁 30g, 盐黄柏 4.5g。

（5）腰膝冷痛者, 加怀牛膝 6g, 花椒 2.4g, 赤芍 12g, 阿胶（水蒸兑服）6g; 或菟丝子 6g, 山药 12g, 吴茱萸 4.5g, 生姜 9g, 桂枝 4.5g; 或制附子 12g, 当归 12g 等。

【案例】

（1）卢某，女，25 岁，住西南团校，1953 年 8 月 19 日来诊。风湿下注，右膝关节作痛，拟以祛风湿为治。处方：茵陈 9g，蝉蜕 4.5g，桑枝 24g，防己 9g，独活 4.5g，怀牛膝 6g，白芍 12g，薏苡仁 24g，云茯苓 12g，生栀子仁 4.5g，冬瓜皮 12g，厚朴花 6g。

（2）万某，男，37 岁，住马王坪，1953 年 8 月 29 日来诊。四肢作痛，由于风湿所致，拟以祛风湿为治。处方：独活 4.5g，制乳香 3g，川芎 4.5g，当归 12g，云茯苓 12g，萆薢 3g，陈皮 4.5g，桂枝 4.5g，生姜 6g。

（3）陈某，女，54 岁，住神仙洞街 88 号，1953 年 7 月 11 日来诊。右肩作痛已半年，周身发痒，拟以祛风湿为治。处方：浙贝母 15g，地肤子 12g，白芍 12g，云茯苓 12g，天冬 12g，金银花 12g，蝉蜕 6g，甘草 2.4g，生栀子仁 4.5g，蒲公英 30g，夏枯草 12g。

（4）邓某，男，44 岁，在强华公司工作，1953 年 7 月 18 日来诊。两小腿以下发麻，拟以祛风湿为治。处方：生苍术 12g，云茯苓 15g，桂子 6g，炒薏苡仁 24g，紫苏梗 6g，泽泻 4.5g，茵陈 9g，盐黄柏 2.4g，炙甘草 3g，生姜 9g（3 剂）。

（5）梁某，男，41 岁，住邹容路 32 号，1953 年 6 月 23 日来诊。两小腿发麻，腰背作痛，乃是风湿所致，拟以祛风湿为治。处方：茵陈 9g，怀牛膝 6g，竹柴胡 6g，防己 6g，厚朴 6g，金铃子 12g，桑枝 24g，当归 12g，菟丝子 6g，桂枝 4.5g，甘草 2.4g。

（6）蒋某，女，43 岁，住燕嘉祠 315 号，1953 年 6 月 9 日来诊。四肢发生麻木冷痛，拟以祛风湿为治。处方：藿香梗 6g，怀牛膝 6g，白芍 12g，云茯苓 12g，怀山药 12g，薏苡仁 30g，紫苏子 24g，冬瓜皮 12g，甘草 2.4g，陈皮 4.5g。

（7）吴某，女，21 岁，住重庆大学院内，1953 年 8 月 19 日来诊。两胁及两膝部作痛，拟以理气及祛风湿为治。处方：竹柴胡 6g，怀牛膝 6g，花椒 2.4g，薄荷 4.5g，赤芍 12g，白芍 12g，独活 6g，厚朴 6g，嫩桑枝 24g，甘草 2.4g，阿胶（水蒸兑服）6g，菊花 12g。

（8）张某，男，36 岁，在重庆日报社工作，1953 年 6 月 15 日来诊。风湿内蕴，每遇气候变即发疫痛，拟以祛风湿为治。处方：独活 6g，冬瓜皮 12g，怀牛膝 6g，生苍术 15g，薏苡仁 30g，厚朴花 6g，盐黄柏 4.5g，茵陈 9g，甘草 1.8g，生姜 9g，云茯苓 12g。

（9）康某，男，28 岁，住民族路 204 号，1953 年 6 月 14 日来诊。处方：石决明 18g，当归 12g，秦艽 3g，川芎 4.5g，陈皮 4.5g，蝉蜕 6g，赤芍 12g，独活 3g，甘草 3g，伸筋草 12g。

1953 年 7 月 8 日复诊，处方：独活 4.5g，秦艽 3g，竹柴胡 6g，川芎 4.5g，赤芍 12g，厚朴 6g，当归 12g，连翘 4.5g，甘草 2.4g，伸筋草 12g。

1953 年 7 月 12 日三诊，处方：生黄芪 2.1g，独活 6g，酥地龙 6g，当归 12g，云茯苓 12g，炙甘草 3g，川芎 4.5g，蝉蜕 6g，陈皮 4.5g，伸筋草 12g。

（10）汤某，男，27 岁，1953 年 8 月 20 日来诊。周身作痛，由于风湿所致，拟以祛风湿为治。处方：藿香梗 6g，川芎 4.5g，独活 6g，当归 12g，赤芍 12g，甘草 3g，制乳香 3g，蝉蜕 6g，云茯苓 12g，秦艽 6g，生姜 9g。

（11）邓某，男，47 岁，住中四路 38 号，1953 年 6 月 27 日来诊。处方：茵陈 9g，炒杜仲 6g，泽泻 3g，生苍术 12g，广陈皮 6g，甘草 2.4g，薏苡仁 24g，当归 12g，云茯苓 12g，夏枯草 18g。

（12）杨某，男，52 岁，住陕西路 22 号，1953 年 6 月 27 日来诊。去年 6 月四肢肿，消后出现麻木，拟以祛风湿之法。处方：生苍术 15g，薏苡仁 30g，泽泻 4.5g，茵陈 9g，桑枝 24g，独活 3g，吴茱萸 4.5g，生黄芪 24g，盐黄柏 3g，生甘草 1.5g，生姜 9g。

（13）邓某，女，28 岁，住杨家坪，1953 年 5 月 25 日来诊。左肘一带及两膝以下作痛二十余日，夜间难于安眠，拟以祛风湿为治。处方：独活 6g，茵陈 9g，云茯苓 15g，赤芍 15g，白芍 12g，萆薢 6g，秦艽 6g，制乳香 3g，盐黄柏 4.5g，甘草 2.4g，浙贝母 12g，蒲公英 30g。

（14）郑某，女，41 岁，住黄花园 131 号，1953 年 5 月 6 日来诊。两腿酸痛，如虫在肌肉内行走，由于风湿所致，拟以祛风湿为治。处方：茵陈 9g，泽泻 4.5g，生栀子仁 4.5g，防己 6g，萆薢 6g，甘草 2.1g，制附子 12g，当归 12g，桂枝 3g，生姜 9g。

（15）郝某，男，30 岁，住 101 厂，1953 年 5 月 7 日来诊。背脊发热已四年，由于风湿所致，拟以祛风湿为治。处方：茵陈 9g，薏苡仁 24g，独活 4.5g，防己 6g，陈皮 4.5g，云茯苓 12g，生苍术 15g，甘草 3g，安桂 6g，赤芍 15g，生姜 9g。

祛风利湿法

【叶案原文实录】

两膝以下酸，由于风湿所致，拟以祛风利湿。

风湿内蕴，四肢疲痛，昨夜影响睡眠，拟以祛风利湿为治。

两腿以下麻木胀痛，已四十五天，乃是风湿所致，拟以祛风利湿为治。

四肢关节作痛，由于风湿所致，拟以祛风利湿为治。

【常用方剂】

（1）祛风利湿方一：茵陈 9g，制乳香 3g，川芎 4.5g，薏苡仁 24g，枳壳 6g，苍术 12g，当归 12g，陈皮 3g，甘草 2.4g，生姜 6g，怀牛膝 6g。

（2）祛风利湿方二：茵陈 9g，云茯苓 12g，车前子 9g，防风 6g，泽泻 4.5g，生苍术 12g，白芍 12g，秦艽 6g，冬瓜皮 12g，薏苡仁 30g，生姜 12g。

【案例】

（1）沈某，男，住西南工干校，1953 年 5 月 23 日来诊。风湿内蕴，四肢酸痛，昨夜影响睡眠，拟以祛风利湿为治。处方：云茯苓 15g，冬瓜皮 12g，独活 3g，茵陈 6g，天花粉 24g，白芍 12g，防己 6g，炒薏苡仁 24g，橘络 9g，蝉蜕 6g，蒲公英 24g，炒鸡内金 6g，车前子 12g。

1953 年 5 月 26 日复诊，处方：天花粉 2.1g，厚朴花 6g，云茯苓 12g，枯黄芩 4.5g，炒麦芽 12g，藿香梗 3g，薄荷 4.5g，安桂 3g，菊花 12g，浙贝母 15g，蒲公英 24g（2 剂）。

（2）陈某，男，35 岁，住五〇七厂，1953 年 5 月 24 日来诊。两腿以下麻木胀痛，已四十五天，乃是风湿所致，拟以祛风利湿为治。处方：天花粉 2.1g，火麻仁 12g，白芍 12g，金银花 12g，独活 4.5g，枯黄芩 4.5g，浙贝母 15g，枳壳 4.5g，生甘草 3g，蒲公英 30g，夏枯草 18g。

（3）胡某，女，60 岁，住和平路 24 号，1953 年 6 月 9 日来诊。两膝以下酸，由于风湿所致，拟以祛风利湿。处方：浙贝母 12g，云茯苓 12g，薏苡仁 24g，枳壳 4.5g，生苍术 12g，甘草 2.4g，怀牛膝 6g，泽泻 4.5g，蒲公英 30g。

1953 年 7 月 20 日复诊。受暑伤滞，拟以祛暑消导为治。处方：藿香梗 6g，紫苏梗 3g，浙贝母 12g，炒麦芽 12g，云茯苓 12g，甘草 1.8g，枳壳 6g，枯黄芩 3g，炒鸡内金 9g。

清理湿热法

【叶案原文实录】

湿热上升，发生右耳心时时作痛，拟以清理湿热为治。

头痛，胃部六时作痛，拟以调和胃气，并清理湿热为治。

【常用方剂】

清理湿热方：茵陈 9g，生栀子仁 6g，怀牛膝 6g，防己 9g，云茯苓 12g，浙贝母 15g，薏苡仁 30g，金银花 12g，甘草 1.5g，蒲公英 30g。

【案例】

（1）杨某，男，36 岁，住西南公安局，1953 年 6 月 1 日来诊。水泻，乃属外感邪，拟以分利水谷为治。处方：藿香梗 6g，白芍 12g，云茯苓 12g，防风 4.5g，枯黄芩 4.5g，厚朴 4.5g，泽泻 4.5g，干姜片 4.5g，甘草 2.4g，生姜 6g。

1953 年 6 月 27 日复诊。头痛，胃部六时作痛，拟以调和胃气，并清理湿热为治。处方：藿香梗 6g，厚朴花 6g，薄荷 6g，云茯苓 12g，泽泻 4.5g，白芍 12g，枯黄芩 4.5g，炒麦芽 12g，甘草 2.4g，炒鸡内金 9g。

（2）肖某，男，14 岁，住枣子雀垭 106 号，1953 年 7 月 18 日来诊。湿热上升，发生右耳心有时作痛，拟以清理湿热为治。处方：薄荷 6g，浙贝母 12g，枳壳 6g，天花粉 2.1g，生栀子仁 6g，薏苡仁 24g，金银花 12g，蝉蜕 6g，生甘草 2.4g，夏枯草 18g。

（3）张某，女，29 岁，市总工会工作，1953 年 5 月 17 日来诊，用清理湿热方，处方：茵陈 9g，生栀子仁 6g，怀牛膝 6g，防己 9g，云茯苓 12g，浙贝母 15g，薏苡仁 30g，金银花 12g，甘草 1.5g，蒲公英 30g。

1953 年 5 月 29 日复诊，用调气养血方，处方：竹柴胡 6g，白芍 12g，当归 6g，厚朴 6g，甘草 2.4g，川芎 4.5g，蝉蜕 6g，丝瓜络 12g，益母草 12g。

1953 年 6 月 10 日三诊。湿热上升，头痛口渴，拟以清热利湿为治。处方：茵陈 9g，薄荷 6g，枳壳 6g，生栀子仁 6g，云茯苓 12g，金银花 12g，白芍 12g，浙贝母 15g，连翘 6g，生甘草 2.4g，夏枯草 18g。

清热利湿法

【叶案原文实录】

湿热上升，头痛口渴，拟以清热利湿为治。

湿热内蕴，四肢发痒，拟以清热利湿为治。

【案例】

刘某，女，50岁，1953年6月7日来诊。湿热内蕴，四肢发痒，拟以清热利湿为治。处方：茵陈12g，枳壳6g，地肤子12g，防己9g，金银花12g，连翘6g，生栀子仁6g，浙贝母12g，生甘草2.4g，蒲公英24g，夏枯草12g。

利湿理胃法

【案例】

陈某，男，建设局工作，1953年5月4日来诊。风湿内蕴，现胃部不舒适，拟以利湿理胃气为治。处方：藿香梗6g，厚朴花6g，砂仁4.5g，薏苡仁30g，生扁豆衣12g，甘草2.1g，怀山药15g，炒麦芽12g，炒鸡内金9g。

清理肠胃湿热法

【案例】

夏某，男，35岁，住铜元局，1953年6月7日来诊，用清理肠胃湿热方，处方：藿香梗6g，枯黄芩4.5g，云茯苓12g，防风4.5g，薄荷6g，泽泻4.5g，白芍12g，厚朴花6g，甘草2.4g，生姜9g。

分利水谷法

心清先生运用分利水谷法主要治疗腹痛、腹泻之症，其可由新感风热或者暑热诱发，或者患者素有脾胃之宿疾，内伤饮食而兼有外感风邪而导致。处方常以连理汤为基础，加重泄水利湿之品，配以健脾消食之品，使水谷能各行其道而清浊自别。

【叶案原文实录】

腹痛，溏泄，拟以分利水谷为治。

腹泻，拟以分利水谷之法。

腹泻，胃胀，拟以分利之法。

腹泻，时作痛，拟以分利水谷之法。

素有胃痛病，近日加剧并腹泻，拟以分利水谷为治。

发热、水泻，乃是内伤饮食，外感风邪，拟以祛风分利水谷为治。

水泻，由于感受风热，拟以分利水谷之法为治。

腰痛两年未愈，现又发生腹泻，拟以分利水谷为治。

感寒受暑，发生水泻，拟以分利水谷为治。

水泻乃是感暑热，拟以分利水谷为治。

【常用方剂】

（1）分利水谷方一：防风 4.5g，山楂肉 4.5g，炒枳壳 4.5g，泽泻 4.5g，白芍 12g，甘草 1.2g，沙参 12g，枯黄芩 4.5g，干姜片 4.5g，藿香梗 6g，炒鸡内金 6g。

（2）分利水谷方二：藿香梗 6g，车前子 9g，枯黄芩 4.5g，防风 6g，干姜片 9g，雅黄连 1.8g，泽泻 4.5g，甘草 2.4g，生姜 9g。

【案例】

（1）刘某，女，53 岁，住第一模范市场 11 号，1953 年 5 月 8 日来诊。腹泻，拟以分利水谷之法。处方：防风 4.5g，枯黄芩 4.5g，藿香梗 3g，泽泻 4.5g，白芍 12g，甘草 2.4g，云茯苓 12g，生姜 9g。

（2）曹某，女，64 岁，住凯旋路 13 号，1953 年 4 月 23 日来诊。腹泻，胃胀，拟以分利之法。处方：藿香梗 4.5g，生苍术 9g，云茯苓 12g，白芍 12g，大腹皮 3g，泽泻 4.5g，防风 4.5g，车前子 6g，甘草 1.5g，厚朴花 6g，生姜 9g。

（3）高某，女，32 岁，住建筑工程局，1953 年 5 月 3 日来诊。腹泻，时作痛，拟以分利水谷之法。处方：防风 4.5g，泽泻 4.5g，枯黄芩 6g，白芍 12g，干姜片 4.5g，甘草 2.4g，枳壳 4.5g，炒鸡内金 6g。

（4）谭某，男，46 岁，1953 年 7 月 17 日来诊。水泻乃是感暑热，拟以分利水谷为治。处方：藿香梗 6g，白芍 12g，枯黄芩 6g，防风 4.5g，云茯苓 12g，干姜片 6g，泽泻 4.5g，甘草 2.4g，生姜 9g。

（5）郑某，女，65 岁，1953 年 5 月 4 日来诊。腰痛两年未愈，现又发生腹泻，拟以分利水谷为治。处方：干姜片 12g，枯黄芩 4.5g，纹党参 12g，雅黄连 1.2g，生姜 9g。

（6）柯某，女，住公安局，1953 年 7 月 12 日来诊。腹泻作呕，拟以分利水谷为治。处方：藿香梗 6g，干姜片 6g，雅黄连 1.8g，防己 4.5g，枯黄芩 6g，白芍 12g，泽泻 4.5g，云茯苓 12g，生姜 6g。

（7）萧某，男，25 岁，住文化局，1953 年 5 月 7 日来诊。素有胃痛，近日加剧并腹泻，拟以分利水谷为治。处方：藿香梗 6g，干姜片 12g，白芍 12g，雅黄连 1.2g，纹党参 12g，云茯苓 12g，枯黄芩 4.5g，生姜 9g。

（8）王某，男，2岁，住大溪沟土人宿舍，1953年5月24日来诊。发热水泻，乃是内伤饮食外感风邪，拟以祛风分利水谷为治。处方：藿香梗3g，白芍9g，蝉蜕3g，防风3g，枯黄芩4.5g，甘草1.2g，泽泻3g，炒谷芽9g，葛根2.4g，炒鸡内金6g，车前子6g，生姜6g。

（9）淡某，女，住黄桷垭55号，1953年6月9日来诊。水泻，由于感受风热，拟以分利水谷之法为治。处方：藿香梗4.5g，枯黄芩4.5g，泽泻3g，防风3g，干姜6g，甘草1.2g，白芍12g，云茯苓12g，生姜6g。

1953年7月12日复诊，处方：云茯苓12g，白芍12g，桑枝18g，蝉蜕6g，菊花12g，甘草1.5g，浙贝母12g，扁豆皮12g，藿香梗3g，薄荷3g。

（10）周某，男，45岁，在全营银行工作，1953年7月30日来诊。腹痛溏泄，拟以分利水谷为治。处方：藿香梗6g，白芍12g，云茯苓12g，防风4.5g，枯黄芩6g，甘草2.4g，泽泻4.5g，干姜6g，生姜9g。

1953年8月1日复诊，泄后大便不利，拟以润肠之法。处方：当归18g，白芍12g，云茯苓12g，菊花24g，火麻仁12g，甘草18g，郁李仁4.5g，天花粉2.1g。

（11）周某，女，57岁，住中四路79号，1953年6月25日来诊。腹泻痛，拟以分利水谷为治。处方：藿香梗6g，白芍12g，枯黄芩6g，防风4.5g，云茯苓12g，泽泻4.5g，豆蔻3g，干姜4.5g，甘草2.4g，生姜9g。

（12）患某，女，26岁，住西南公安局，1953年6月24日来诊。感寒受暑，发生水泻，拟以分利水谷为治。处方：藿香梗6g，白芍12g，干姜6g，防风4.5g，泽泻4.5g，枯黄芩4.5g，甘草2.4g，生姜6g。

（13）张某，女，25岁，1953年6月9日来诊。水泻七日，拟以分利水谷为治。处方：藿香梗4.5g，枯黄芩6g，沙参12g，防风3g，白芍12g，干姜6g，泽泻4.5g，甘草2.4g，生姜6g。

分解法
【案例】

卢某，男，1953年6月9日来诊。感寒受热以致发生呕吐，并溏泻一次，拟以分解法为治。处方：藿香梗6g，雅黄连1.8g，防风3g，干姜6g，白芍12g，甘草2.4g，泽泻4.5g，枯黄芩4.5g，生姜9g。

1953年7月2日复诊，用利湿健脾胃方，处方：藿香梗6g，厚朴花6g，生苍术 12g，云茯苓 15g，生扁豆衣 12g，枯黄芩 6g，薏苡仁 24g，甘草 2.4g，生姜 9g。

4. 清热法

清热法适用于外感暑热，或内有肝胃郁热上升，或寒邪入里化热者，常伴有口渴、腹胀、便结、心烦、牙痛、咽喉痛等症。治疗主要以辛凉之药清透，苦寒之药直折火炎之势，甘寒凉润之药补津以善后。

【叶案原文实录】

大便结，口渴，睡眠不好，拟以清热为治。

口渴，头昏，拟以清热之法。

口渴，腹胀，大便结，拟以清热之法。

咳嗽，口渴，痰中带血丝，拟以清热之法。

肝火上升，喉间微痛，拟以清热为治。

肝胃热上升，拟以清热为治。

牙痛，由于肝火上升，拟以清热之法。

温热上升，牙床肿痛，拟以清热之法。

寒热时作，扁桃体发炎，拟以清热为治。

感受暑热，拟以清热为治。

【常用方剂】

（1）清热方一：天花粉 24g，云茯苓 12g，火麻仁 12g，菊花 12g，白芍 12g，甘草 2.1g，薄荷 6g，枯黄芩 6g，金银花 12g，夏枯草 18g。

（2）清热方二：浙贝母 12g，金银花 12g，云茯苓 12g，枯黄芩 6g，连翘 6g，薄荷 6g，枳壳 4.5g，赤芍 12g，生甘草 2.4g，夏枯草 18g。

【加减】

（1）大便结，口渴，睡眠不好，加番泻叶 6g，香附 6g，白芍 12g。

（2）口渴，腹胀，大便结，加火麻仁 12g，云茯苓 12g，菊花 12g，生甘草 1.5g，白芍 15g，桑叶 3g。

（3）肝胃热上升者，加白芍 12g，菊花 12g，桑叶 3g，夏枯草 18g。

（4）温热上升，牙床肿痛，加射干 4.5g，栀子仁 6g，连翘 6g。

（5）寒热时作，扁桃体发炎，加蝉蜕 6g，菊花 12g，白芍 12g。

【评述】

热邪上炎，易致肿疡，上泛牙龈、咽喉。除用蝉蜕、菊花、薄荷等疏风清热，栀子仁、连翘、金银花、枯黄芩苦寒直折以祛热燥湿之外，用桑叶、夏枯草、白芍降泻厥阴木火亦为一道法门。另用枳壳、香附以降泻肝胃郁气，使气郁无门而不助热势，取降气即是降火之意。方中诸药清苦害胃，而茯苓健脾护胃，此处方用意，不可谓不周全矣。

【案例】

（1）马某，女，29岁，住邹容路174号，1953年4月21日来诊。口渴，头昏，拟以清热之法。处方：云茯苓12g，厚朴花6g，菊花12g，蝉蜕6g，浙贝母12g，甘草1.5g，白芍12g，炒麦芽12g，薄荷3g，夏枯草18g。

1953年5月23日复诊，疏以调气养血方，处方：延胡索6g，当归6g，竹柴胡6g，云茯苓12g，菊花12g，佛手片4.5g，荆芥4.5g，炒栀子仁3g，益母草18g。

1953年5月24日三诊。处方：干地黄18g，牡丹皮6g，云茯苓12g，厚朴花6g，薄荷4.5g，盐黄柏3g，麦冬12g，山茱萸6g，夏枯草18g。

1953年5月30日四诊，大便结，口渴，睡眠不好，拟以清热为治。处方：薄荷4.5g，当归12g，云茯苓12g，番泻叶6g，香附6g，枯黄芩3g，甘草2.4g，白芍12g。

1953年6月12日五诊，腹胀泻，拟以理气分利水谷为治。处方：藿香梗6g，白芍12g，泽泻4.5g，防风4.5g，云茯苓12g，干姜片4.5g，枯黄芩6g，甘草1.5g，生姜6g。

1953年6月13日六诊。处方：竹柴胡6g，白芍12g，麦冬12g，菊花12g，浙贝母12g，云茯苓12g，枳壳4.5g，香附米6g，甘草2.4g，续断6g，益母草12g。

（2）王某，女，住保安路45号，1953年5月18日来诊，治以清热方，处方：浙贝母12g，金银花12g，云茯苓12g，枯黄芩6g，连翘6g，薄荷6g，枳壳4.5g，赤芍12g，生甘草2.4g，夏枯草18g。

1953年5月26日复诊。处方：浙贝母60g，夏枯草500g，红糖收膏，每次用开水兑服1汤匙，每日2次。

（3）杨某，女，45岁，住新生市场26号，1953年6月25日来诊。牙痛，由于肝火上升，拟以清热之法。处方：射干6g，生栀子仁6g，云茯苓12g，龙胆

6g，浙贝母 15g，薄荷 4.5g，枳壳 6g，白芍 15g，生甘草 2.4g，夏枯草 2.1g。

（4）廖某，男，15 岁，住磨房子街 45 号，1954 年 11 月 17 日来诊。精神病发作已三天，拟以清热理气为治。处方：射干 6g，枳壳 6g，生地黄 18g，薄荷 6g，栀子仁 9g，龙胆 6g，石菖蒲 6g，雅黄连 2.4g。

（5）白某，1953 年 5 月 24 日来诊。肝火上升，喉间微痛，拟以清热为治。处方：浙贝母 15g，金银花 12g，白芍 12g，薄荷 4.5g，连翘 6g，枳壳 6g，天花粉 24g，生甘草 2.4g，栀子仁 6g，夏枯草 18g。

（6）何某，女，23 岁，住重庆日报，1953 年 6 月 8 日来诊，治以清热方，处方：天花粉 24g，云茯苓 12g，火麻仁 12g，菊花 12g，白芍 12g，生甘草 2.1g，薄荷 6g，枯黄芩 6g，金银花 12g，夏枯草 18g。

（7）张某，男，38 岁，1953 年 5 月 12 日来诊。咳嗽，口渴，痰中带血丝，拟以清热之法。处方：旋覆花 9g，紫苏子 6g，天冬 12g，款冬花 6g，蝉蜕 6g，厚朴花 6g，天花粉 24g，云茯苓 12g，甘草 2.4g，浙贝母 12g，夏枯草 18g。

（8）毛某，女，38 岁，住新民街 91 号，1953 年 7 月 12 日来诊。牙痛，由于肝火上升，拟以清热为治。处方：射干 4.5g，薄荷 4.5g，蝉蜕 6g，龙胆 4.5g，白芍 12g，枳壳 4.5g，云茯苓 12g，栀子仁 4.5g，生甘草 2.4g，夏枯草 18g。

（9）孔某，女，60 岁，住捍卫路 121 号，1953 年 8 月 20 日来诊。感受暑热，拟以清热为治。处方：藿香梗 6g，菊花 12g，白芍 12g，薄荷 6g，枳壳 6g，蝉蜕 6g，桑叶 3g，金银花 12g，生甘草 1.8g，枯黄芩 6g。

（10）杨某，女，7 岁，住枣子巷垭 40 号，1953 年 7 月 11 日来诊。发热腿痛，有碍行动，拟以退热为治。处方：藿香梗 4.5g，桑枝 18g，薄荷 3g，白芍 12g，牛膝 4.5g，枳壳 6g，云茯苓 12g，蝉蜕 4.5g，甘草 2.4g，枯黄芩 4.5g，夏枯草 12g。

利湿清热法

【叶案原文实录】

右膝以下肿痛，乃是湿热所致，拟以利湿清热为治。

湿热上升，舌下肿痛，拟以利湿清热为治。

湿热下注，发生大腿作痛，拟以利湿清热为治。

右大腿缝侧肿大乃是湿热内蕴，拟以利湿清热内消为治。

湿热内蕴，小便频数，拟以清利湿热为治。

湿热内蕴，发生风疹，拟以利湿清热为治。

【常用方剂】

（1）利湿清热方一：茵陈 9g，泽泻 6g，赤芍 12g，防己 9g，浙贝母 12g，薄荷 4.5g，生栀子仁 9g，云茯苓 12g，怀牛膝 6g，桑枝 24g，蒲公英 24g，枳壳 6g，夏枯草 18g。

（2）利湿清热方二：茵陈 9g，茯苓皮 15g，地肤子 12g，防己 9g，车前子 6g，冬瓜皮 12g，生栀子仁 6g，金银花 12g，炒薏苡仁 24g，生苍术 12g，泽泻 4.5g，蒲公英 30g。

（3）利湿清热方三：藿香梗 3g，生扁豆衣 12g，炒薏苡仁 24g，云茯苓 12g，厚朴花 6g，怀山药 12g，炒麦芽 12g，冬瓜皮 12g，菊花 12g，炒鸡内金 9g。

（4）利湿清热方四：藿香梗 6g，秦皮 3g，白芍 12g，枯黄芩 6g，云茯苓 12g，番泻叶 6g，厚朴 6g，甘草 2.4g，薄荷 4.5g。

【加减】

（1）下焦湿热蕴结者，可加冬瓜皮 12g，蒲公英 30g；或用萆薢 6g，炒薏苡仁 24g，盐黄柏 3g。

（2）兼有气短、腰部无力者，可加泡参 12g，阿胶 6g，怀山药 12g，炒杜仲 6g。

（3）若有血淋、尿血者，加金银花 12g，茜草 1.2g，荆芥炭 4.5g，橘络 6g。

（4）咽痛、口渴者，加金银花 12g，连翘 6g，蒲公英 30g，天花粉 9g，射干 4.5g，栀子 3g，龙胆 4.5g，浙贝母 12g。

（5）若伴有痈肿疮疡等，可配醒消丸［雄黄、人工麝香、乳香（制）、没药（制）］吞服，以活血消肿、止痛。

（6）脘闷纳呆者，加入云茯苓 12g，炒麦芽 12g，扁豆衣 12g；或桑叶 3g，怀山药 12g，炒薏苡仁 24g，炒鸡内金 9g，车前子 9g。

（7）热象较重者，加入蒲公英 24g，金银花 12g。

（8）大便黏腻者，加入秦皮 3g，枯黄芩 6g，云茯苓 12g，番泻叶 6g。

（9）若湿热内蕴，四肢发痒，则加地肤子 12g，防己 9g，连翘 6g。

【评述】

从心清先生所拟多个以"利湿清热方"冠名的处方来看，栀子仁、生甘草、夏枯草等清热药物诸方同具，助其清热之力的枯黄芩、射干、牡丹皮、浙贝母则为心清先生所独具匠心之用法。在具体利湿药物的选择上，先生有所区别，有以云茯苓、茵陈、车前子、泽泻为主的，有以萆薢、防己、滑石为主的，亦有用枳壳、青皮等疏肝行气之品，使气行则湿气自无滞碍或者气化得力而湿归正化的。另外还用连翘、薄荷、蝉蜕等辛凉解表之风药来开通玄府，一则应"风能胜湿"，二则能使湿热合邪得以分消，彼此势孤而易被祛除。白芍、天花粉也为诸方所共具，可以揣测心清先生似欲通过清热以利湿，同时加一些散寒、甘寒之品防渗利清热过度而耗伤阴液。

对于初期外感表邪而发热腹泻，即为《伤寒杂病论》所谓之"协热下利"者，虽表邪解，表热退，但肠中湿热未能清除者，常伴腹痛、便溏或者泄泻不止。治疗当清理肠中留连未尽之湿热，可先用利湿清热方，更用番泻叶、白芍等品酸苦涌泻，以荡涤其邪，含"通因通用"之意，秦皮与枯黄芩助其清热，使热除而湿邪孤，亦用薄荷、藿香梗轻清之品，振奋脾气，亦能芳化湿浊。紧接着根据湿热与脾虚交错并存之病机特点，运用《伤寒论》中干姜黄芩黄连汤原方，而加党参9g以复其脾气，重建其运，恢复中焦脾胃枢纽的转输功能，而正胜邪退。

先生的方剂多同名不同方，求方意相通，而更切合临床灵活辨证施用。

【案例】

（1）陈某，女，1953年8月15日来诊。治以利湿清热方，处方：菊花12g，薄荷6g，生栀子仁6g，浙贝母12g，枳壳4.5g，生甘草2.4g，云茯苓12g，板蓝根12g，金银花12g，蒲公英30g。

（2）郭某，女，26岁，住四德村，1953年7月4日来诊。治以利湿清热方，处方：天花粉2.1g，薄荷6g，厚朴花6g，金银花12g，云茯苓12g，枯黄芩6g，浙贝母12g，白芍12g，独活3g，生甘草2.4g，夏枯草18g。

1953年7月9日复诊。腹泻胀，拟以分利水谷为治。处方：藿香梗6g，枯黄芩6g，云茯苓12g，防风4.5g，干姜6g，白芍12g，甘草1.8g，生姜6g。

1953年7月17日三诊。治以调气血方，处方：竹柴胡6g，浙贝母12g，云茯苓12g，薄荷6g，炒杜仲6g，甘草3g，金铃子12g，小茴香4.5g，白芍15g，枳壳4.5g，益母草18g。

1953年7月22日四诊。处方：连翘9g，云茯苓12g，白芍12g，金银花12g，栀子仁6g，薄荷6g，浙贝母12g，滑石15g，甘草2.4g，枳壳4.5g。

（3）陈某，女，25岁，住青木关小学院内，1953年7月27日来诊。治以利湿清热方，处方：草薢6g，荆芥炭6g，白芍12g，云茯苓12g，炒栀子仁9g，枳壳6g，地榆炭6g，侧柏炭12g，生甘草3g，天花粉2.1g，夏枯草18g。

（4）张某，男，10岁，1953年8月14日来诊。治以利湿清热方，处方：地肤子12g，蝉蜕6g，厚朴花6g，浙贝母12g，白芍12g，栀子仁6g，云茯苓15g，牡丹皮6g，生甘草3g，金银花12g，蒲公英24g（2剂）。

（5）卢某，女，42岁，在实验小学工作，1953年6月7日来诊。右膝以下肿痛，乃是湿热所致，拟以利湿清热为治。处方：茵陈9g，怀牛膝6g，白芍12g，防己9g，泽泻4.5g，薏苡仁24g，云茯苓12g，生栀子仁4.5g，甘草2.4g，枳壳4.5g，冬瓜皮12g。

（6）金某，女，8岁，1953年6月14日来诊。湿热上升，舌下肿痛，拟以利湿清热为治。处方：浙贝母12g，枳壳4.5g，蝉蜕3g，雅黄连1.5g，金银花12g，云茯苓12g，栀子仁4.5g，白芍12g，生甘草1.2g，夏枯草12g。

（7）黄某，女，35岁，1953年6月12日来诊。湿热下注，发生大腿作痛，拟以利湿清热为治。处方：枯黄芩6g，薏苡仁24g，白芍12g，云茯苓15g，天花粉24g，枳壳6g，薄荷6g，连翘6g，生甘草3g，蒲公英30g。

（8）王某，男，25岁，在西南广场电台工作，1953年8月16日来诊。治以利湿清热方，处方：茵陈9g，泽泻6g，赤芍12g，防己9g，浙贝母12g，薄荷4.5g，生栀子仁9g，云茯苓12g，怀牛膝6g，桑枝24g，蒲公英24g，枳壳6g，夏枯草18g。

1953年8月18日复诊。处方：茵陈12g，浙贝母12g，白芍15g，泽泻6g，桑枝24g，怀牛膝6g，金银花15g，独活6g，薏苡仁30g，防己9g，生栀子仁9g，枳壳6g，甘草3g，蒲公英30g。

（9）熊某，女，21岁，1953年7月20日来诊。治以利湿清热方，处方：茵陈9g，生栀子仁6g，地肤子15g，防己9g，浙贝母15g，金银花12g，牡丹皮6g，蝉蜕6g，生甘草2.4g，枳壳6g，蒲公英24g。

（10）钟某，女，66岁，住公园路14号，1953年7月19日来诊。湿热内蕴，小便频数，拟以清利湿热为治。处方：冬瓜皮24g，白芍6g，天花粉24g，茵陈12g，云茯苓12g，浙贝母12g，金银花12g，生栀子仁3g，枳壳3g，甘草2.4g。

（11）淡某，女，52岁，住金汤街26号，1953年5月4日来诊。风热内蕴两小腿，头昏头痛，拟以利湿清热之法。处方：怀山药 15g，泽泻 4.5g，盐黄柏 3g，萆薢 6g，云茯苓 12g，金银花 12g，炒薏苡仁 30g，天花粉 2.1g，蒲公英 30g。

1953 年 7 月 19 日复诊。治以利湿清热方，处方：藿香梗 3g，生扁豆衣 12g，炒薏苡仁 24g，云茯苓 12g，厚朴花 6g，怀山药 12g，炒麦芽 12g，冬瓜皮 12g，菊花 12g，炒鸡内金 9g。

（12）王某，男，58 岁，住五四路 85 号，1953 年 7 月 3 日来诊。治以利湿清热方，处方：茵陈 9g，生苍术 12g，冬瓜皮 12g，防己 9g，薏苡仁 24g，泽泻 4.5g，生栀子仁 6g，赤芍 12g，甘草 2.4g，蒲公英 30g。

（13）宋某，女，44 岁，住漓江路，1953 年 7 月 1 日来诊。湿热内蕴，发生风疹，拟以利湿清热为治。处方：浙贝母 18g，枳壳 6g，天花粉 2.1g，云茯苓 12g，金银花 12g，栀子仁 6g，薄荷 6g，蝉蜕 6g，地肤子 12g，甘草 2.4g，夏枯草 18g。

（14）刘某，女，51 岁，住漓江支路 18 号，1953 年 7 月 13 日来诊。治以利湿清热方，处方：冬瓜皮 12g，云茯苓 12g，炒麦芽 12g，蝉蜕 4.5g，天花粉 24g，菊花 12g，扁豆衣 12g，桑叶 3g，怀山药 12g，炒薏苡仁 24g，炒鸡内金 9g，车前子 9g。

（15）罗某，男，住西南统战部，1953 年 8 月 4 日来诊。治以利湿清热方，处方：茵陈 9g，独活 6g，栀子仁 6g，云茯苓 15g，白芍 12g，防己 6g，炒麦芽 12g，枳壳 4.5g，生甘草 1.2g，蒲公英 24g，金银花 12g。

（16）简某，女，20 岁，1953 年 7 月 27 日来诊。治以利湿清热方，处方：藿香梗 6g，秦皮 3g，白芍 12g，枯黄芩 6g，云茯苓 12g，番泻叶 6g，厚朴 6g，甘草 2.4g，薄荷 4.5g。

1953 年 7 月 28 日复诊。处方：干姜片 9g，枯黄芩 6g，纹党参 9g，雅黄连 1.5g，生姜 6g。

（17）李某，男，45 岁，强华公司工作，1953 年 6 月 26 日来诊。治以利湿清热方，处方：菊花 12g，蝉蜕 6g，桑叶 3g，浙贝母 12g，白芍 12g，密蒙花 3g，云茯苓 12g，枳壳 4.5g，木贼 3g，枯黄芩 4.5g，防风 3g，夏枯草 18g。

（18）彭某，女，住报恩寺 3 号，1953 年 6 月 26 日来诊。治以利湿清热方，处方：藿香梗 4.5g，云茯苓 12g，炒麦芽 12g，厚朴花 6g，白芍 12g，蝉蜕 3g，天花粉 2.1g，金银花 12g，浙贝母 3g，蒲公英 24g，枯黄芩 4.5g，生姜 9g。

（19）邹某，女，37 岁，住青年路 45 号，1953 年 6 月 25 日来诊。治以利湿清热方，处方：茵陈 9g，茯苓皮 15g，地肤子 12g，防己 9g，车前子 6g，冬瓜皮 12g，生栀子仁 6g，金银花 12g，炒薏苡仁 24g，生苍术 12g，泽泻 4.5g，蒲公英 30g。

（20）程某，女，18 岁，住重庆日报社，1953 年 6 月 10 日来诊。治以利湿清热方，处方：盐黄柏 4.5g，薏苡仁 30g，萆薢 6g，怀山药 15g，泽泻 4.5g，厚朴花 6g，金银花 12g，云茯苓 12g，甘草 1.2g，蒲公英 30g。

化湿清热法

【叶案原文实录】

湿热上升，左眼视物欠明，拟以化湿清热为治。

湿热内蕴，拟以化湿清热为治。

【常用方剂】

（1）化湿清热方一：天花粉 2.1g，枯黄芩 6g，云茯苓 12g，金银花 12g，枳壳 6g，甘草 3g，浙贝母 12g，薄荷 6g，连翘 9g，夏枯草 18g。

（2）化湿清热方二：浙贝母 18g，防风 4.5g，枯黄芩 6g，云茯苓 15g，白芍 12g，甘草 2.4g，枳壳 4.5g，板蓝根 12g，夏枯草 18g。

【加减】

若眼花，视物不明，加密蒙花 3g，石决明 18g，木贼草 3g，赤芍 12g，厚朴花 6g，蝉蜕 6g。

【案例】

（1）李某，男，1953 年 4 月 19 日来诊。湿热上升，左眼视物欠明，拟以化湿清热为治。处方：密蒙花 3g，石决明 18g，木贼草 3g，赤芍 12g，云茯苓 12g，厚朴花 6g，蝉蜕 6g，浙贝母 12g，天花粉 2.1g，甘草 2.4g，夏枯草 2.1g（3 剂）。

（2）杨某，男，3 岁，1953 年 6 月 23 日来诊。湿热内蕴，拟以化湿清热为治。处方：使君子肉 7 枚，炒麦芽 12g，白芍 12g，炒鸡内金 6g，菊花 12g，枯黄芩 4.5g，炒枳壳 4.5g，云茯苓 12g，蝉蜕 3g。

（3）左某，女，50 岁，住戴家巷 14 号，1953 年 6 月 13 日来诊。治以化湿清热方，处方：天花粉 24g，金银花 12g，菊花 12g，厚朴花 6g，蝉蜕 6g，浙贝母 12g，木抱茯神 12g，生甘草 2.1g，蒲公英 30g。

1953 年 6 月 23 日复诊。处方：生地黄 18g，萆薢 4.5g，怀山药 12g，山茱萸 6g，炒薏苡仁 24g，牡丹皮 6g，金银花 12g，浙贝母 12g，甘草 1.5g，金钱草 12g，夏枯草 12g，厚朴花 6g。

1953 年 6 月 27 日三诊。处方：茵陈 6g，牡丹皮 6g，云茯苓 12g，怀山药 12g，薏苡仁 30g，金银花 12g，浙贝母 12g，萆薢 6g，生地黄 15g，厚朴花 6g，金钱草 30g。

1953 年 7 月 2 日四诊。处方：银柴胡 6g，牡丹皮 6g，金银花 12g，怀山药 12g，白芍 12g，菊花 12g，山茱萸 6g，云茯苓 12g，浙贝母 12g，盐黄柏 3g，金钱草 24g。

1953 年 7 月 12 日五诊。处方：银柴胡 6g，白薇 4.5g，云茯苓 12g，厚朴花 6g，蝉蜕 4.5g，菊花 12g，山茱萸 6g，盐黄柏 3g，香附 6g，郁金 6g，金钱草 18g。

1953 年 7 月 19 日六诊。处方：银柴胡 6g，白薇 3g，厚朴花 6g，冬瓜皮 12g，云茯苓 12g，浙贝母 12g，金银花 12g，天花粉 24g，橘核 12g，生地黄 12g，金钱草 30g。

（4）萧某，男，14 岁，住枣子雀垭，1953 年 7 月 20 日来诊。治以化湿清热方，处方：浙贝母 18g，防风 4.5g，枯黄芩 6g，云茯苓 15g，白芍 12g，生甘草 2.4g，枳壳 6g，板蓝根 12g，夏枯草 18g。

清理胃热法
【案例】

徐某，男，42 岁，市委会工作，1953 年 5 月 17 日来诊。治以清理胃热方，处方：藿香梗 3g，枯黄芩 4.5g，石决明 18g，薄荷 4.5g，冬瓜皮 12g，蝉蜕 3g，白芍 12g，木抱茯神 15g，薏苡仁 24g，生甘草 1.2g，炒鸡内金 9g。

开窍清热法
【案例】

薛某，女，20 岁，1953 年 5 月 6 日来诊。治以开窍清热方，处方：厚朴 6g，石菖蒲 6g，浙贝母 12g，白芍 15g，生栀子仁 9g，泽泻 4.5g，薄荷 6g，石决明 18g，生甘草 3g，蒲公英 24g。

祛暑热法

【叶案原文实录】

感受暑热，头昏痛，拟以清暑热为治。

发热头痛乃是感受暑热，拟以祛暑热为治。

受暑热，拟以祛暑清热为治。

水泻、口苦，乃是感受暑热，拟以祛暑热为治。

【常用方剂】

（1）清暑热方一：藿香梗 6g，香薷 3g，蝉蜕 6g，白芍 12g，薄荷 6g，云茯苓 12g，枳壳 6g，枯黄芩 6g，金银花 12g，生甘草 2.4g，夏枯草 18g。

（2）清暑热方二：滑石 12g，云茯苓 12g，枳壳 6g，金银花 12g，薄荷 6g，甘草 2.4g，白芍 12g，枯黄芩 4.5g，夏枯草 12g。

（3）祛暑清热方：藿香梗 6g，赤芍 15g，浙贝母 18g，云茯苓 12g，蝉蜕 4.5g，橘络 9g，薄荷 4.5g，桑枝 24g，丝瓜络 12g，枯黄芩 4.5g。

【加减】

（1）头晕、咽痛者，加金银花 12g，连翘 4.5g，葛根 2.4g，雅黄连 1.2g。

（2）腹泻者，加防风 4.5g，杏仁 6g，泽泻 4.5g，白芍 12g。

【案例】

（1）衡某，男，35 岁，1953 年 8 月 29 日来诊。治以祛暑清热方，处方：藿香梗 6g，白芍 12g，云茯苓 12g，葛根 3g，枯黄芩 6g，枳壳 4.5g，甘草 1.2g，香薷 3g，生姜 9g。

（2）陈某，女，54 岁，1953 年 8 月 30 日来诊。受暑热，拟以祛暑清热为治。处方：藿香梗 6g，白芍 12g，云茯苓 12g，香薷 3g，枳壳 4.5g，枯黄芩 4.5g，薄荷 6g，甘草 1.2g，金银花 12g，连翘 4.5g。

（3）张某，女，62 岁，住财委会，1953 年 8 月 22 日来诊。水泻，口苦，乃是感受暑热，拟以祛暑热为治。处方：藿香梗 6g，金银花 12g，枯黄芩 6g，防风 4.5g，杏仁 6g，枳壳 6g，泽泻 4.5g，白芍 12g，甘草 1.8g，生姜 6g。

（4）夏某，男，住保安路 6 号，1953 年 7 月 17 日来诊。治以清暑热方，处方：藿香梗 6g，蝉蜕 6g，白芍 12g，薄荷 6g，云茯苓 12g，枳壳 6g，枯黄芩 6g，金银花 12g，生甘草 2.4g，夏枯草 18g。

（5）楼某，女，54岁，住石灰市23号，1953年8月14日来诊。发热头痛，乃是感受暑热，拟以祛暑热为治。处方：藿香梗6g，白芍12g，金银花12g，薄荷6g，雅黄连1.8g，连翘6g，香薷3g，枳壳6g，枯黄芩6g，葛根2.4g，甘草1.8g，生姜6g。

（6）张某，女，9岁，1953年7月27日来诊。治以清暑热方，处方：滑石12g，云茯苓12g，枳壳6g，金银花12g，薄荷6g，甘草2.4g，白芍12g，枯黄芩4.5g，夏枯草12g。

（7）金某，女，45岁，1953年7月18日来诊。感受暑热，头昏痛，拟以清暑热为治。处方：香薷3g，薄荷6g，枯黄芩4.5g，藿香梗6g，雅黄连1.2g，枳壳6g，金银花12g，白芍12g，甘草1.8g，菊花12g，云茯苓12g。

养血清热法

养血清热法针对血虚肝旺证且有内热，若出现口干苦、潮热、斑疹、风丹等热证，则须加强清热方可。

【叶案原文实录】

头昏痛，口干苦，由于内热重，拟以养血清热为治。

周身发现风丹，拟以养血清热为治。

血虚火旺，发生潮热，头昏痛，拟以养血清热为治。

血虚，下午微发热，拟以养血清热为治。

血虚生热，发生斑疹，拟以养血清热为治。

肺结核，午后潮热失眠，由于肝旺血虚，拟以养血清热。

口渴，不思饮食，由肝热所致，拟以养血清热为治。

血虚肝旺，肝火上升，发生头昏，拟以养血清热之法。

肝旺血虚，拟以养血清热为治。

肝旺血虚，发生头昏失眠，拟以养血清热为治。

【常用方剂】

（1）养血清热方一：生地黄24g，山茱萸6g，浙贝母12g，牡丹皮6g，盐黄柏4.5g，石决明18g，云茯苓12g，厚朴花6g，怀山药12g，冬瓜子12g。

（2）养血清热方二：天花粉2.1g，山茱萸6g，远志肉4.5g，茯神15g，牡丹皮6g，薄荷3g，菊花12g，女贞子12g，厚朴6g，蝉蜕6g，盐黄柏3g，白芍

12g，夏枯草 18g。

（3）养血清热方三：生地黄 18g，盐黄柏 4.5g，薄荷 3g，麦冬 12g，知母 3g，金银花 12g，云茯苓 12g，牡丹皮 6g，浙贝母 12g，厚朴花 6g，夏枯草 18g。

（4）养血清热方四：麦冬 18g，桔梗 6g，白芍 12g，云茯苓 15g，白芷 3g，茵陈 12g，紫苏梗 4.5g，枯黄芩 6g，生甘草 3g，金银花 12g，连翘 12g，枳壳 6g，夏枯草 18g。

【加减】

（1）虚热较重者，可加嫩白薇 3g，炒栀子仁 3g，银柴胡 6g，浙贝母 12g，青蒿 4.5g。

（2）头昏较重者，可加薄荷 3g，菊花 12g，蝉蜕 6g，夏枯草 18g。

（3）血虚生风，肌肤瘙痒者，可加生地黄 18g，地肤子 12g，阿胶珠（水蒸兑服）9g。

【评述】

心清先生对于养血清热方的拟定主要以知柏地黄丸为核心进行化裁。

【案例】

（1）徐某，男，18 岁，住董家溪，1953 年 5 月 17 日来诊。咳嗽，疲乏已半年，皆由于血虚火旺，拟以养血清热。处方：知柏地黄丸 120g，每次用开水吞服 6g，每日 2 次，饭前吞服。

（2）曾某，女，34 岁，1953 年 5 月 12 日来诊。血虚，下午微发热，拟以养血清热为治。处方：茵陈 6g，牡丹皮 6g，云茯苓 12g，嫩白薇 4.5g，橘络 6g，浙贝母 12g，干地黄 15g，山茱萸 6g，盐黄柏 3g，夏枯草 12g，炒鸡内金 6g。

1953 年 6 月 25 日复诊，血虚火旺，发生潮热，头昏痛，拟以养血清热为治。处方：生地黄 18g，银柴胡 6g，盐黄柏 3g，牡丹皮 6g，嫩白薇 6g，知母 3g，云茯苓 12g，山茱萸 6g，怀山药 12g，炒鸡内金 9g。

（3）黄某，女，36 岁，1953 年 6 月 9 日来诊。治以养血清热法，处方：银柴胡 6g，干地黄 18g，荆芥炭 3g，牡丹皮 6g，嫩白薇 3g，炒栀子仁 3g，云茯苓 12g，女贞子 12g，橘络 6g，益母草 18g。

（4）王某，女，40 岁，1953 年 6 月 10 日来诊。肝旺血虚，发生头昏失眠，拟以养血清热为治。处方：生地黄 18g，山茱萸 6g，麦冬 12g，云茯苓 12g，厚朴花 6g，谷芽 12g，牡丹皮 6g，盐黄柏 4.5g，炒鸡内金 6g。

（5）赵某，女，22 岁，1953 年 6 月 7 日来诊。肝旺血虚，拟以养血清热为治。处方：生地黄 18g，牡丹皮 6g，白薇 6g，茵陈 6g，盐黄柏 4.5g，厚朴花 6g，浙贝母 12g，女贞子 12g，薄荷 4.5g，青蒿 4.5g。

（6）左某，女，28 岁，1953 年 6 月 15 日来诊。口渴，不思饮食，由肝热所致，拟以养血清热为治。处方：浙贝母 12g，厚朴花 6g，麦芽 12g，云茯苓 12g，扁豆衣 12g，菊花 12g，怀山药 12g，炒薏苡仁 24g，冬桑叶 3g，炒鸡内金 9g，天花粉 2.1g。

（7）张某，女，25 岁，住市女师，1953 年 7 月 7 日来诊。血虚生热发生斑疹，拟以养血清热为治。处方：竹柴胡 6g，生地黄 18g，地肤子 12g，阿胶珠（水蒸兑服）9g，枳壳 6g，浙贝母 12g，栀子仁 6g，薄荷 6g，甘草 2.4g，金银花 12g，蒲公英 30g。

（8）韩某，女，23 岁，住江北第一纱布厂，1953 年 7 月 19 日来诊。肝旺血虚，拟以养血清热为治。处方：生地黄 18g，银柴胡 6g，牡丹皮 6g，云茯苓 12g，菊花 12g，浙贝母 12g，知母 4.5g，厚朴花 6g，麦冬 12g，薄荷 3g，夏枯草 18g。

（9）吴某，女，27 岁，1953 年 5 月 24 日来诊。头昏痛，口干苦，由于内热重，拟以养血清热之法。处方：麦冬 15g，厚朴花 6g，桑叶 3g，生地黄 15g，云茯苓 12g，盐黄柏 3g，薄荷 4.5g，菊花 12g，天花粉 2.1g，夏枯草 18g。

1953 年 5 月 25 日复诊，治以调气养血方，处方：竹柴胡 6g，薄荷 4.5g，佛手片 4.5g，白芍 12g，枯黄芩 4.5g，甘草 2.4g，厚朴 6g，香附 6g，云茯苓 12g，夏枯草 18g。

1953 年 5 月 26 日三诊。处方：浙贝母 15g，薄荷 4.5g，菊花 12g，青皮 4.5g，赤芍 12g，枯黄芩 3g，云茯苓 12g，玄参 12g，麦冬 12g，甘草 2.4g，夏枯草 12g。

1953 年 6 月 8 日四诊。处方：怀山药 18g，盐黄柏 4.5g，金银花 12g，草薢 6g，薏苡仁 24g，连翘 6g，泽泻 4.5g，牡丹皮 6g，蒲公英 30g，夏枯草 12g。

（10）晏某，女，36 岁，住新生市场，1953 年 5 月 22 日来诊。血虚肝旺，肝火上升，发生头昏，拟以养血清热之法。处方：薄荷 4.5g，云茯苓 12g，厚朴花 6g，生地黄 18g，浙贝母 12g，蝉蜕 3g，菊花 12g，枯黄芩 4.5g，夏枯草 18g。

5. 和解法

和解法可以调和阴阳、表里、虚实、寒热之不和，运用范围较广，临床上不适合用汗、吐、下、温、清、补、消等治法的病证都可以用和解法。心清先生对于和解法的运用范围主要以《伤寒杂病论》中的少阳七症为主，包括"往来寒热、胸胁苦满、心烦喜呕、默默不欲饮食、口苦、咽干、目眩"等，其中往来寒热者最为多见，治疗首选小柴胡汤加减。

【叶案原文实录】

发热，发冷，口苦，拟以和解法。

发冷，发热，周身酸痛，口渴，拟以和解之法。

头痛，每夜发热，乃是外感，拟以和解之法。

发生寒热，隔日一次，拟以和解之法。

寒热往来，小腹作痛，拟以和解法。

【常用方剂】

（1）竹柴胡 9g，薄荷 6g，枯黄芩 6g，赤芍 12g，白芍 12g，云茯苓 12g，常山 6g，郁金片 6g，草果 4.5g，厚朴 4.5g，甘草 2.1g，生姜 12g。

（2）竹柴胡 9g，赤芍 15g，枯黄芩 6g，厚朴 6g，薄荷 6g，甘草 3g，小茴香 3g，金铃子 12g，菊花 12g，生姜 12g。

【加减】

（1）发热、口渴较重时，可加浙贝母 12g，蒲公英 24g，蝉蜕 6g。

（2）小腹痛，可加小茴香 3g，金铃子 12g，厚朴 6g。

【评述】

患者若出现寒热往来，邪居于表里、膜原之间，邪正纷争，不得完全祛邪外出时，心清先生化裁运用小柴胡汤合达原饮。其中以柴胡合黄芩清透为主法，加藿香梗、香薷、葛根、薄荷等更增益其透邪气之力。湿邪缠绵者，用云茯苓、生姜、甘草、半夏以成燥湿健脾，和胃止呕之功。赤白芍同用，一则可防柴胡劫灼肝阴，二则可养阴和营，助葛根升津舒筋之效。

【案例】

（1）陈某，男，38岁，住市工程局，1953年8月16日来诊。发热，发冷，口苦，拟以和解法。处方：藿香梗 6g，竹柴胡 9g，枯黄芩 6g，葛根 3g，薄荷

6g，云茯苓 12g，白芍 12g，赤芍 12g，香薷 3g，甘草 2.4g，生姜 12g。

1953 年 8 月 17 日复诊。处方：藿香梗 6g，薄荷 6g，白芍 12g，云茯苓 12g，厚朴花 6g，紫苏子 6g，枯黄芩 6g，雅黄连 1.2g，天花粉 24g，生甘草 2.4g，香薷 3g。

1953 年 8 月 18 日三诊。处方：旋覆花 9g，云茯苓 12g，泽泻 3g，款冬花 6g，薄荷 6g，金银花 12g，浙贝母 12g，厚朴 6g，甘草 1.5g，冬瓜皮 12g，枯黄芩 4.5g，荆芥花 6g。

1953 年 8 月 19 日四诊。处方：菊花 12g，白芍 12g，荆芥花 12g，藿香梗 6g，枳壳 6g，甘草 2.4g，连翘 6g，沙参 12g，炒鸡内金 3g。

（2）刘某，女，54 岁，住解放东路 106 号，1953 年 7 月 2 日来诊。发冷，发热，周身酸痛，口渴，拟以和解之法。处方：竹柴胡 9g，紫苏子 6g，云茯苓 12g，赤芍 12g，白芍 12g，杏仁 6g，枯黄芩 4.5g，薄荷 6g，法半夏片 12g，甘草 2.4g，生姜 12g。

（3）何某，男，83 岁，1953 年 6 月 18 日来诊。头痛，每夜发热，乃是外感，拟以和解之法。处方：藿香梗 6g，桑叶 6g，薄荷 6g，葛根 3g，菊花 12g，赤白芍 12g，竹柴胡 9g，枯黄芩 6g，甘草 2.4g，生姜 15g，云茯苓 12g。

（4）刘某，女，17 岁，1953 年 7 月 19 日来诊。发生寒热，每日 1 次，拟以和解之法。处方：竹柴胡 9g，赤芍 12g，白芍 12g，薄荷 6g，厚朴花 6g，云茯苓 15g，甘草 1.8g，泽泻 4.5g，炒麦芽 12g，枯黄芩 6g，生姜 12g，炒鸡内金 12g。

6. 调气法

调气法为气机升降出入异常而设。心清先生独重肝胃之气的协调，肝气主升，须防其气逆太过；胃气主降，须防气逆、气坠、气滞。治疗以疏肝和胃，理气止痛为主。

调和肝胃气法

【叶案原文实录】

胃气不和，发生头痛，拟以调气之法。

腹胀，肿痛已八个月，拟以调气为治。

小腹闷气作痛，牵及左胸肋及膝关节微微作痛，拟以调气为治。

小腹气下坠，拟以调气为治。

肝胃气痛，拟以调气为治。

胃部作痛呕，拟以调和胃气为治。

左肋间作痛，拟以理气之法为治。

头昏，胃部不舒，适拟以调和肝气之法。

坐骨痛已大减，两肋部痛，乃是肝气不舒，拟以调气之法。

两胸胁部疼痛者，乃是肝气不舒，拟以调气之法。

【常用方剂】

（1）调气方一：竹柴胡 9g，雅黄连 2.4g，枳壳 6g，赤芍 18g，吴茱萸 4.5g，泡参 12g，甘草 3g，薄荷 4.5g，丝瓜络 12g，橘络 9g。

（2）调气方二：郁金片 6g，赤芍 18g，丝瓜络 12g，枳壳 6g，橘络 9g，甘草 3g，青皮 6g，枯黄芩 6g，当归 6g，川芎 6g，桃仁 6g，生姜 12g。

（3）调气方三：制乳香 3g，制没药 3g，当归 12g，川芎 6g，独活 6g，枳壳 6g，甘草 2.4g，伸筋草 18g。

（4）调气方四：藿香梗 6g，厚朴 6g，云茯苓 12g，泽泻 4.5g，白芍 12g，甘草 2.4g，枯黄芩 4.5g，生姜 9g，干姜 6g。

（5）调气方五：竹柴胡 6g，白芍 12g，大腹皮 3g，当归 12g，法半夏片 12g，浙贝母 12g，石决明 18g，独活 3g。

（6）调和肝气方一：花椒 2.4g，雅黄连 2.4g，制附片 12g，细辛 1.2g，盐黄柏 3g，炮姜 3g，安桂 3g，沙参 4.5g，当归 3g，大乌梅 3 枚。

（7）调和肝气方二：薄荷 6g，枯黄芩 6g，枳壳 6g，赤芍 15g，云茯苓 12g，菊花 12g，防风 3g，生甘草 2.4g，夏枯草 18g。

（8）调和肝胃气方一：菊花 12g，厚朴花 6g，浙贝母 12g，香附米 6g，云茯苓 12g，甘草 2.4g，白芍 12g，蝉蜕 6g，夏枯草 1.8g。

（9）调和肝胃气方二：安桂 4.5g，薏苡仁 18g，砂仁 6g，浙贝母 12g，云茯苓 12g，麦芽 12g，扁豆衣 12g，怀山药 12g，炒鸡内金 6g。

（10）调和肝胃气方三：薄荷 4.5g，云茯苓 12g，厚朴花 6g，雅黄连 1.2g，白芍 12g，甘草 2.4g，干姜片 6g，枯黄芩 3g，生姜 6g。

（11）调和胃气方：藿香梗 6g，白芍 12g，云茯苓 12g，广木香 3g，薄荷 3g，甘草 1.2g，佛手片 3g，秦当归 6g，菊花 12g，炒鸡内金 9g。

【评述】

胃为阳土，喜燥恶湿，其为水谷之海，宛若市场，无物不包，最易壅塞，气机不利，更遭木气乘犯，或上为头昏、头痛；中为胁肋胀痛、小腹坠痛；下为膝关节胀痛不舒。故治疗首选顺胃之和降为法。有薄荷、菊花、夏枯草之属，以轻宣其上；有藿香梗、云茯苓、广木香、厚朴花、扁豆衣、砂仁、薏苡仁等斡旋其中，可使湿化而气畅；更有鸡内金、麦芽、生姜等品助脾之健运，使脾升胃降，枢轴和利；若气滞血瘀而痛则加秦当归、川芎、乳没，以活血定痛而疾愈。

【案例】

（1）陈某，男，25岁，1953年6月25日来诊。小腹闷气作痛，牵及左胸肋及膝关节微微作痛，拟以调气为治。处方：竹柴胡6g，制乳香3g，菊花12g，金铃子12g，云茯苓12g，枳壳4.5g，小茴香4.5g，当归6g，甘草2.4g，夏枯草15g。

（2）张某，女，28岁，住陕西路23号，1953年5月6日来诊。腹胀肿痛已八个月，拟以调气为治。处方：竹柴胡6g，薄荷3g，茯苓皮24g，冬瓜皮12g，白芍12g，炒薏苡仁24g，大腹皮3g，厚朴花4.5g，炒谷芽12g，炒鸡内金6g，枯黄芩4.5g，蒲公英24g。

1953年5月11日复诊，治以调气利湿方，处方：大腹皮4.5g，茯苓皮18g，橘络9g，车前子6g，炒薏苡仁24g，怀山药12g，天花粉24g，银柴胡6g，炒鸡内金6g。

1953年5月15日三诊，处方：生白术12g，茯苓皮15g，广陈皮4.5g，大腹皮4.5g，车前子6g，花椒2.4g，当归6g，竹柴胡6g，薏苡仁30g，冬瓜皮12g，炒鸡内金6g。

1953年5月19日四诊，处方：竹柴胡6g，茯苓皮12g，泽泻3g，大腹皮4.5g，冬瓜皮12g，花椒2.4g，炒薏苡仁24g，当归6g，甘草1.2g，益母草12g，橘络9g。

1953年6月26日五诊，处方：冬瓜皮15g，云茯苓12g，天花粉2.1g，炒薏苡仁24g，金银花12g，甘草2.4g，厚朴花6g，枯黄芩4.5g，菊花12g，炒鸡内金9g，蒲公英30g。

（3）李某，女，28岁，住鸡冠石，1953年8月19日来诊。治以调气利湿方，处方：竹柴胡 6g，云茯苓 12g，桑枝 24g，白芍 12g，薏苡仁 24g，怀牛膝 6g，紫苏梗 6g，乌药 4.5g，甘草 2.4g，薄荷 6g，枯黄芩 4.5g，生姜 9g。

（4）曹某，男，30 岁，住址重庆日报，1953 年 7 月 3 日来诊。治以调和肝胃方，处方：藿香梗 6g，厚朴花 6g，蝉蜕 3g，云茯苓 12g，白芍 12g，甘草 1.2g，紫苏梗 4.5g，炒鸡内金 6g，生姜 6g。

（5）刘某，男，24 岁，住西南华大，1953 年 7 月 19 日来诊。小腹气下坠，拟以调气为治。处方：竹柴胡 9g，白芍 9g，厚朴 6g，金铃子 12g，乌药 4.5g，小茴香 3g，橘核 4.5g，枯黄芩 6g，甘草 24g，云茯苓 12g，生姜 9g。

（6）王某，男，36 岁，住群林市场 20 号，1953 年 7 月 7 日来诊。左肋间作痛，拟以理气之法为治。处方：藿香梗 6g，枳壳 6g，旋覆花 6g，白芍 12g，菊花 12g，竹柴胡 6g，云茯苓 12g，薄荷 6g，甘草 2.4g，枯黄芩 3g，生姜 9g。

1953 年 7 月 10 日复诊。左胁部痛，呼吸困难，拟以调气之法。处方：竹柴胡 6g，枯黄芩 6g，薄荷 4.5g，云茯苓 12g，厚朴 6g，炒麦芽 12g，白芍 12g，炒鸡内金 6g，浙贝母 12g，夏枯草 12g。

（7）王某，女，23 岁，在百货公司工作，1953 年 6 月 8 日来诊。肝胃气痛，拟以调气为治。处方：竹柴胡 6g，白芍 12g，厚朴 6g，薄荷 4.5g，云茯苓 12g，甘草 2.4g，牡丹皮 6g，泽泻 4.5g，枯黄芩 4.5g，夏枯草 18g。

调气养血法

调气养血法主要针对肝气不调而兼有血虚者，可见头昏、头痛、失眠、震颤、肩手抽动、胸胁胀痛等症。

【叶案原文实录】

吐血及头昏痛，由于年高，气不调和，拟以调气并养血为治。

头部作痛，由于肝气上升，拟以调气养血方。

头昏，失眠，以调气养血之剂已大减轻，拟以前法再进。

肝旺血虚，拟以调气养血之法。

血虚肝气不和，拟以调气养血之法。

唇部波动已止，颈部时作痛剧，拟以调气养血之法。

血虚肝旺，拟以调气养血为治。

胸前作胀，肋间作痛，拟以调气养血之法。

胸部作痛，拟以调气养血为治。

右颈部作痛，动作不便，拟以调气养血为治。

肩手抽动，肝部作痛，拟以调气养血之法。

肝旺血虚，湿热又重，拟以调气养血之法。

血虚肝旺，肝气上升，影响头痛，拟以调气养血为治。

肝火上升发生额下痛，拟以调气养血方。

【常用方剂】

（1）调气养血方一：薄荷 4.5g，云茯苓 12g，厚朴花 6g，生地黄 18g，白芍 12g，菊花 12g，牡丹皮 6g，山茱萸 6g，佛手片 3g，夏枯草 18g。

（2）调气养血方二：赤芍 12g，佛手片 4.5g，当归 6g，乳香 3g，川芎 3g，香附米 6g，浙贝母 12g，夏枯草 18g。

（3）调气养血方三：竹柴胡 6g，乌药 3g，当归 9g，香附米 6g，枳壳 4.5g，薄荷 3g，冬瓜皮 12g，菊花 12g，甘草 1.2g，益母草 12g。

（4）调气养血方四：竹柴胡 6g，乌药 4.5g，云茯苓 12g，当归 6g，菊花 12g，甘草 1.8g，厚朴 4.5g，金铃子 12g，小茴香 3g，薄荷 4.5g。

（5）调气养血方五：竹柴胡 6g，云茯苓 15g，厚朴花 6g，白芍 12g，赤芍 12g，薄荷 4.5g，菊花 12g，制乳香 3g，浙贝母 15g，甘草 2.1g，蒲公英 24g。

（6）调气养血方六：竹柴胡 6g，白芍 12g，乌药 4.5g，薄荷 4.5g，香附 6g，枳壳 4.5g，厚朴花 6g，当归 6g，甘草 2.1g，益母草 12g。

（7）调气养血方七：竹柴胡 6g，云茯苓 12g，白芍 12g，旋覆花 6g，紫苏子 4.5g，陈皮 4.5g，法半夏片 12g，杏仁 6g，甘草 2.4g，小茴香 3g，益母草 12g。

（8）调气养血方八：竹柴胡 4.5g，乌药 4.5g，云茯苓 12g，厚朴花 6g，浙贝母 12g，白芍 12g，牡丹皮 6g，生甘草 1.5g，夏枯草 18g，枯黄芩 3g，薄荷 3g。

（9）调气养血方九：银柴胡 6g，白薇 6g，厚朴花 6g，牡丹皮 6g，盐黄柏 3g，浙贝母 12g，干地黄 18g，薄荷 3g，蝉蜕 6g，伸筋草 12g，酥地龙 6g。

（10）调气养血方十：竹柴胡 6g，乌药 4.5g，薄荷 3g，制乳香 3g，云茯苓 12g，白芍 12g，佛手片 4.5g，浙贝母 12g，香附米 6g，益母草 12g。

【加减】

（1）若兼气虚，腰膝不健者，可加生黄芪 2.1g，怀牛膝 6g，泽泻 4.5g，桑枝

24g，炒薏苡仁 24g，山茱萸 6g。

（2）脾运不健，纳呆者，加炒麦芽 12g，云茯苓 15g，甘草 1.5g。

（3）胸胁腹部窜痛较明显者，用金铃子 12g，小茴香 3g。

（4）湿气稍重者，用炒薏苡仁 24g，云茯苓 15g，冬瓜皮 12g。

（5）有热者，加浙贝母 12g，夏枯草 18g，或菊花 12g，蒲公英 24g。

（6）有咳嗽者，加白芍 12g，旋覆花 6g，紫苏子 4.5g，陈皮 4.5g，法半夏片 12g，杏仁 6g。

（7）肝气上逆，引起头痛者，加青皮 4.5g，蝉蜕 6g，川芎 4.5g，夏枯草 18g。

（8）手足心热，兼有经络不通者，竹柴胡改为银柴胡 6g，加白薇 6g，厚朴花 6g，牡丹皮 6g，盐黄柏 3g，浙贝母 12g，干地黄 18g，伸筋草 12g，酥地龙 6g。

【评述】

调气养血方加减变化十分灵活，在 6000 余张遗留处方中，与之有关的处方数量庞大，占三到四成。心清先生在提及养血调气法时，少有叙述具体症状，而是直接提出该法，可见该法的运用指征在先生心中已经相当熟悉。那到底是什么样的证候适合该法呢？从处方来看，有以调气为主者，有以养血为主者，或二者平均。

调气养血方的组方中主要包含三大类药物：第一类是疏肝解郁，行气止痛药，如竹柴胡、乌药、佛手片、香附米、制乳香、益母草、金铃子、枳壳、厚朴等；第二类是养血类药物，如当归、赤芍、白芍、川芎、熟地等，通常以四物汤或六味地黄丸为基础进行加减化裁；第三类是辛凉祛风热药物，如菊花、薄荷、夏枯草等。

诸般调气养血方，名同药不同，执方修习者若能谨守先生所言"血虚肝旺，拟以调气养血为治"之教诲，在应对临证时的万般变化就能豁然开朗。

先生在应对血虚肝旺的患者时，一用千古经方乌梅丸，谨守方药组成，极少加减；二用调气养血方，变化无穷。以调气养血方的变化线索来推测，先生临证拟方之时，考虑的是调气和养血两端，又各以虚实寒热为纲。调气者，以调气之运行无碍为首务，需用柴胡、香附、郁金、延胡索、橘络、乌药、陈皮等疏肝理气止痛之品；调气之升宣，需用薄荷、蝉蜕、金银花之属；调气之清降，需用射干、栀子仁、龙胆、酒黄芩、浙贝母、厚朴花、夏枯草等类为之。养血者，使血不凝涩，需用吴茱萸、安桂、小茴香、当归、益母草等品；行血中之气，需用川芎、桃仁、红花等品；清血分热，需用牡丹皮；生阴津以增血源，需用干地黄、白芍、麦冬、天花粉、阿胶珠等。二者以调气为主，养血为辅。

用厚味阿胶以补血者，气厚之参以补气者，不过十中之一二，然先生不忘木旺乘土，或以淮山药、云茯苓、薏苡仁、砂仁健脾除湿，或以炒鸡内金、生姜、甘草健运中土。中焦枢纽恒转不停，自然气行有常，血布有源。

运用此法的患者中以 18～40 岁女患者居多，更年期患者亦不少。女子以血为本，肝为先天，调气养血主方的方意以疏肝清降为主，兼以温养阴血，调理脾胃。

【案例】

（1）翁某，女，73 岁，1953 年 5 月 8 日来诊。吐血及头昏痛，由于年高，气不调和，拟以调气并养血为治。处方：冬瓜子 12g，冬瓜皮 12g，云茯苓 12g，银柴胡 6g，干地黄 12g，橘络 9g，牡丹皮 6g，天花粉 2.1g，炒麦芽 12g，炒鸡内金 9g（2 剂）。

1953 年 5 月 10 日复诊。处方：冬瓜子 12g，冬瓜皮 15g，怀山药 12g，橘络 9g，女贞子 12g，牡蛎 24g，远志肉 3g，冬桑叶 3g，茯神 15g，菊花 12g，炒薏苡仁 24g，炒鸡内金 6g。

1953 年 5 月 12 日三诊。处方：冬瓜皮 12g，冬瓜子 12g，炒薏苡仁 30g，菊花 12g，丝瓜络 12g，茯神 15g，泽泻 3g，厚朴花 6g，女贞子 12g，车前子 6g，炒谷芽 12g，怀山药 12g，炒鸡内金 6g。

（2）汪某，女，42 岁，1953 年 4 月 23 日来诊。头昏、失眠，由于肝旺血虚，拟以调气养血之法。处方：生地黄 15g，菊花 12g，百合 3g，石决明 18g，牡丹皮 6g，山茱萸 6g，浙贝母 12g，盐黄柏 2.4g，蝉蜕 3g，夏枯草 6g（6 剂）。

1953 年 5 月 7 日复诊。头昏、失眠，治以调气养血之剂已大减轻，拟以前法再进。处方：生地黄 18g，菊花 12g，薄荷 4.5g，石决明 18g，牡丹皮 6g，山茱萸 6g，尖贝母 6g，盐黄柏 3g，蝉蜕 6g，木抱茯神 15g，厚朴花 6g，蒲公英 24g，夏枯草 12g（6 剂）。

（3）白某，女，35 岁，1953 年 4 月 21 日来诊。肝旺血虚，拟以调气养血之法。处方：牡蛎粉 24g，菊花 12g，云茯苓 12g，石决明 18g，浙贝母 12g，橘络

6g，远志肉 4.5g，香附 4.5g，蒲公英 24g，夏枯草 18g（3 剂）。

（4）陈某，女，31 岁，1953 年 4 月 21 日来诊。血虚肝旺，拟以调气养血之法。处方：银柴胡 6g，菊花 12g，生地黄 15g，木抱茯神 15g，浙贝母 12g，怀山药 12g，厚朴花 6g，山茱萸 6g，冬瓜皮 12g，冬瓜子 12g（5 剂）。

1953 年 5 月 18 日复诊。心悸，四肢酸痛，由于血虚，拟以养血之法。处方：干地黄 18g，牡丹皮 6g，橘络 9g，云茯苓 12g，山茱萸 6g，菊花 12g，银柴胡 6g，白薇 6g，盐黄柏 2.4g，浙贝母 12g，夏枯草 12g（2 剂）。

（5）童某，女，24 岁，1953 年 9 月 30 日来诊。治以调气养血方，处方：生地黄 24g，生栀子仁 6g，明天麻 3g，牡丹皮 12g，紫苏梗 6g，厚朴花 6g，薄荷 6g，龙胆 4.5g，金银花 12g，雅黄连 2.1g，生甘草 1.2g。

（6）金某，女，45 岁，1953 年 10 月 2 日来诊。治以调气养血方，处方：佛手片 4.5g，云茯苓 12g，橘络 9g，菊花 12g，白芍 12g，甘草 1.8g，桑叶 3g，枯黄芩 4.5g，夏枯草 18g。

（7）许某，女，59 岁，1953 年 5 月 23 日来诊。治以调气养血方，处方：佛手片 4.5g，菊花 12g，厚朴花 6g，竹柴胡 6g，当归 9g，浙贝母 12g，赤芍 15g，香附米 3g，云茯苓 12g，薄荷 3g，夏枯草 18g。

（8）陈某，女，41 岁，1953 年 4 月 23 日来诊。唇部波动已止，颈部时作痛剧，拟以调气养血之法。处方：竹柴胡 6g，蝉蜕 6g，当归 12g，赤芍 12g，制乳香 3g，青皮 4.5g，石决明 18g，云茯苓 12g，浙贝母 12g，甘草 2.1g，酥地龙 6g。

（9）王某，女，29 岁，住春来路 24 号，1953 年 7 月 2 日来诊。治以调气养血方，处方：银柴胡 6g，牡丹皮 6g，佛手片 3g，生地黄 18g，云茯苓 12g，厚朴花 4.5g，山茱萸 6g，麦冬 12g，嫩白薇 3g，怀山药 12g。

（10）支某，女，43 岁，住中华路 12 号，1953 年 7 月 19 日来诊。肝旺血虚，湿热又重，拟以调气养血之法。处方：生地黄 15g，熟地黄 15g，木抱茯神 15g，女贞子 12g，紫苏子 6g，菊花 12g，浙贝母 12g，冬瓜皮 12g，厚朴花 6g，甘草 12g，蒲公英 24g，夏枯草 12g。

（11）张某，女，36 岁，住贸易学校，1953 年 8 月 20 日来诊。治以调气养血方，处方：薄荷 3g，云茯苓 12g，安桂 3g，白芍 12g，砂仁 4.5g，甘草 1.8g，炒枳壳 3g，浙贝母 12g，菊花 12g，夏枯草 18g（2 剂）。

（12）邹某，女，26岁，住市教育局，1953年7月2日来诊。治以调气养血方，处方：藿香梗4.5g，菊花12g，薄荷3g，白芍12g，桑叶3g，枯黄芩3g，云茯苓12g，枳壳4.5g，甘草2.4g，生姜6g。

1953年7月9日复诊。治以调气养血方，处方：竹柴胡6g，薄荷4.5g，浙贝母12g，云茯苓12g，枳壳4.5g，甘草2.1g，金铃子12g，乌药4.5g，菊花12g，益母草18g。

（13）崔某，男，27岁，住民生路99号，1953年7月9日来诊。治以调气养血方，处方：独活4.5g，竹柴胡6g，白芍12g，蝉蜕6g，厚朴6g，连翘4.5g，郁金片2.4g，制乳香3g。

（14）李某，女，68岁，住高滩岩14号，1953年7月9日来诊。右颈部作痛，动作不便，拟以调气养血为治。处方：赤芍12g，川芎4.5g，独活4.5g，紫苏梗4.5g，乳香12g，炙甘草2.1g，青皮4.5g，生姜6g，伸筋草18g。

（15）陈某，女，47岁，住邹容路10号，1953年6月12日来诊。治以调气养血方，处方：竹柴胡6g，枳壳4.5g，当归6g，白芍12g，云茯苓12g，川芎3g，薄荷4.5g，小茴香3g，甘草1.2g，益母草12g。

1953年7月8日复诊。治以调气养血方，处方：竹柴胡6g，乌药4.5g，当归6g，金铃子12g，小茴香3g，甘草1.8g，香附米6g，连翘4.5g，薄荷4.5g，益母草15g。

（16）王某，男，51岁，住民族路220号，1953年7月7日来诊。肩手抽动，肝部作痛，拟以调气养血之法。处方：竹柴胡6g，乌药4.5g，厚朴花6g，制乳香3g，云茯苓12g，冬瓜皮12g，薄荷4.5g，白芍12g，甘草1.5g，法半夏12g，枯黄芩6g。

（17）李某，女，91岁，住唐家院，1953年7月20日来诊。胸部作痛，拟以调气养血为治。处方：旋覆花6g，云茯苓12g，薏苡仁24g，炒麦芽12g，广陈皮6g，怀山药12g，竹柴胡6g，白芍12g，甘草1.5g，炒鸡内金9g。

（18）刘某，女，47岁，住人民村88号，1953年8月20日来诊。治以调气养血方，处方：熟地黄24g，云茯苓12g，天冬（去心）12g，麦冬12g，牡丹皮6g，菊花12g，白芍12g，薄荷2.4g，夏枯草12g，益母草18g。

（19）王某，男，16岁，1953年7月17日来诊。血虚肝旺，肝气上升，导致头痛，拟以调气养血为治。处方：生地黄 27g，薄荷 6g，厚朴花 6g，牡丹皮 6g，栀子仁 6g，龙胆 3g，云茯苓 12g，紫苏梗 4.5g，生甘草 18g，金银花 12g。

（20）饶某，男，28 岁，住陈家坡，1953 年 7 月 18 日来诊。肝火上升，发生额下痛，拟治以调气养血方。处方：薄荷 6g，云茯苓 12g，厚朴 6g，生地黄 24g，栀子仁 6g，雅黄连 12g，白芍 24g，泽泻 4.5g，紫苏梗 6g，龙胆 3g，夏枯草 18g。

（21）易某，女，33 岁，住五四路 62 号，1953 年 7 月 3 日来诊。治以调气养血方，处方：竹柴胡 6g，乌药 4.5g，桃仁 2.4g，当归 12g，川芎 4.5g，红花 2.4g，枳壳 4.5g，云茯苓 12g，甘草 1.5g，菊花 12g，益母草 12g，延胡索 6g。

1953 年 8 月 15 日复诊。处方：冬瓜皮 12g，生地黄 15g，山茱萸 6g，木抱茯神 12g，牡丹皮 6g，浙贝母 12g，法半夏片 12g，广陈皮 6g，蒲公英 24g，夏枯草 12g（3 剂）。

1953 年 8 月 22 日三诊。处方：熟地黄 18g，独活 6g，广陈皮 6g，云茯苓 15g，蝉蜕 6g，炒薏苡仁 24g，菊花 12g，牡丹皮 6g，嫩桑枝 24g，桑菊饮 3 包（3 剂）。

（22）刘某，男，38 岁，住铁路局，1953 年 7 月 9 日来诊。胸前作胀，肋间作痛，拟以调气养血之法。处方：旋覆花 9g，云茯苓 12g，厚朴花 6g，浙贝母 12g，白芍 12g，薄荷 4.5g，银柴胡 9g，紫苏子 6g，甘草 2.4g，炒鸡内金 9g。

（23）沙某，女，35 岁，1953 年 7 月 2 日来诊。治以调气养血方，处方：竹柴胡 6g，当归 6g，云茯苓 12g，延胡索 6g，菊花 12g，甘草 1.8g，香附米 6g，泡参 12g，浙贝母 12g，益母草 18g。

（24）罗某，女，34 岁，1953 年 8 月 1 日来诊。治以调气养血方，处方：阿胶珠（水蒸兑服）9g，云茯苓 12g，怀山药 12g，生扁豆衣 12g，橘络 9g，炒薏苡仁 24g，银柴胡 6g，菊花 12g，尖贝 6g，干地黄 12g，砂仁（打破）4.5g。

（25）鱼某，女，21 岁，1953 年 8 月 1 日来诊。治以调气养血方，处方：干地黄 18g，牡丹皮 6g，荆芥 3g，木抱茯神 12g，菊花 12g，蝉蜕 6g，山茱萸 6g，橘络 9g，浙贝母 12g，益母草 12g。

（26）罗某，女，59 岁，住邹容路 53 号，1953 年 7 月 17 日来诊。治以调气血方，处方：竹柴胡 6g，赤芍 12g，薄荷 3g，云茯苓 12g，枯黄芩 6g，乌药 4.5g，厚朴 4.5g，甘草 2.4g，生姜 6g。

（27）黄某，女，36 岁，1953 年 8 月 1 日来诊。治以调气养血方，处方：延胡索 6g，干地黄 24g，薄荷 4.5g，荆芥 4.5g，牡丹皮 6g，茜草 1.2g，厚朴花 6g，麦冬 12g，甘草 1.5g，香白芷 6g，益母草 18g。

（28）王某，女，22 岁，1953 年 8 月 1 日来诊。血虚肝旺，拟以调气养血为治。处方：银柴胡 6g，牡丹皮 6g，菊花 12g，嫩白薇 6g，白芍 12g，薄荷 3g，生地黄 18g，厚朴 6g，盐黄柏 3g，夏枯草 18g。

（29）王某，男，33 岁，1953 年 8 月 1 日来诊。治以调气养血方，处方：藿香梗 6g，龙胆 6g，金银花 12g，云茯苓 12g，射干 6g，栀子仁 6g，薄荷 6g，枳壳 6g，生甘草 2.4g，浙贝母 12g，夏枯草 18g。

（30）薛某，女，30 岁，1953 年 7 月 31 日来诊。治以调气养血方，处方：云茯苓 12g，浙贝母 12g，山茱萸 6g，白芍 12g，菊花 12g，蝉蜕 6g，橘络 9g，怀山药 18g，炒鸡内金 6g。

（31）邹某，女，20 岁，1953 年 6 月 26 日来诊。治以调气养血方，处方：竹柴胡 6g，白芍 12g，小茴香 3g，厚朴花 6g，云茯苓 12g，当归 6g，吴茱萸 4.5g，酒黄芩 2.4g，甘草 2.4g，薄荷 3g，益母草 15g。

（32）赵某，女，1953 年 6 月 25 日来诊。治以调气养血方，处方：竹柴胡 6g，云茯苓 12g，赤芍 12g，白芍 12g，川芎 3g，菊花 12g，独活 3g，乌药 3g，甘草 2.4g，陈皮 3g，益母草 12g。

（33）王某，女，26 岁，1953 年 6 月 10 日来诊。治以调气养血方，处方：竹柴胡 6g，薄荷 4.5g，香附米 6g，郁金片 6g，乌药 4.5g，当归 6g，延胡索 6g，菊花 6g，甘草 1.5g，厚朴花 4.5g，益母草 12g。

（34）许某，女，47 岁，1953 年 6 月 8 日来诊。治以调气养血方，处方：藿香梗 6g，白芍 12g，厚朴花 6g，薄荷 6g，云茯苓 12g，甘草 1.2g，蝉蜕 6g，枯黄芩 4.5g，生姜 6g。

1953 年 6 月 13 日复诊，治以调气养血方，处方：天花粉 18g，白芍 12g，蝉蜕 3g，金银花 12g，橘络 6g，枯黄芩 3g，云茯苓 12g，浙贝母 12g，甘草 1.5g，麦冬 12g，夏枯草 12g。

（35）康某，女，22 岁，住马家巷 1 号，1953 年 8 月 15 日来诊。治以调气养血方，处方：竹柴胡 6g，白芍 12g，沙参 12g，枳壳 6g，当归 6g，吴茱萸 3g，延胡索 6g，枯黄芩 4.5g，薄荷 3g，益母草 18g。

1953 年 8 月 19 日复诊。治以调气血方，处方：延胡索 6g，橘络 9g，薄荷 3g，纹党参 12g，云茯苓 12g，白芍 12g，甘草 1.8g，麦冬 12g，菊花 12g，益母草 18g。

（36）徐某，女，31 岁，1953 年 6 月 13 日来诊。治以调气养血方，处方：竹柴胡 6g，当归 6g，延胡索 6g，小茴香 3g，川芎 3g，薄荷 3g，甘草 1.5g，吴茱萸 3g，酒黄芩 2.4g，益母草 12g。

（37）冯某，女，27 岁，1953 年 6 月 13 日来诊。治以调气养血方，处方：竹柴胡 6g，白芍 12g，酒黄芩 3g，吴茱萸 4.5g，薄荷 3g，甘草 2.4g，安桂 4.5g，当归 6g，枳壳 4.5g，益母草 18g。

（38）刘某，女，18 岁，1953 年 7 月 27 日来诊。血虚肝旺，拟以调气养血为治。处方：银柴胡 6g，白薇 6g，牡丹皮 6g，薄荷 4.5g，生地黄 18g，厚朴花 6g，浙贝母 12g，知母 3g，夏枯草 18g。

（39）李某，女，52 岁，1953 年 5 月 14 日来诊。治以调气养血方，处方：竹柴胡 6g，薄荷 4.5g，云茯苓 12g，郁金片 6g，白芍 12g，泡参 12g，安桂 4.5g，酒黄芩 3g，甘草 1.8g，广陈皮 4.5g，炒鸡内金 6g。

（40）何某，女，29 岁，1953 年 5 月 11 日来诊。治以调气养血方，处方：干地黄 2.1g，牡丹皮 6g，萆薢 6g，炒薏苡仁 24g，泽泻 4.5g，盐黄柏 4.5g，银柴胡 6g，怀山药 12g，茯苓 12g，山茱萸 6g，炒鸡内金 6g。

（41）饶某，女，43 岁，1953 年 5 月 18 日来诊。治以调气养血方，处方：干地黄 18g，牡丹皮炭 6g，茜草 1.8g，荆芥炭 4.5g，侧柏炭 12g，浙贝母 12g，薄荷 4.5g，炒栀子仁 6g，夏枯草 18g。

（42）淡某，女，55 岁，住黄桷垭 55 号，1953 年 4 月 22 日来诊。血虚，肝气不和，拟以调气养血之法。处方：生扁豆衣 12g，云茯苓 12g，天花粉 2.1g，厚朴花 6g，浙贝母 12g，怀山药 12g，炒薏苡仁 24g，炒麦芽 12g，菊花 12g，炒鸡内金 9g（2 剂）。

1953 年 5 月 18 日复诊。治以调气养血方，处方：生扁豆衣 15g，云茯苓 12g，浙贝母 12g，炒薏苡仁 24g，橘络 9g，炒麦芽 6g，杏仁泥 6g，怀山药 12g，炒鸡内金 6g。

1953 年 5 月 22 日三诊。治以调和肝胃气方，处方：安桂 4.5g，薏苡仁 18g，砂仁 6g，浙贝母 12g，云茯苓 12g，麦芽 12g，扁豆衣 12g，怀山药 12g，炒鸡内金 6g。

1953 年 8 月 23 日四诊。治以调气养血方，处方：生扁豆衣 12g，云茯苓 12g，炒薏苡仁 24g，蝉蜕 4.5g，怀山药 18g，天花粉 2.1g，厚朴花 6g，佛手片 3g，麦冬 12g，炒鸡内金 6g，鲜梨 1 个。

（43）余某，男，37 岁，住民航，1953 年 8 月 22 日来诊。肝风上升，左颈顶侧发生疼痛，拟以调气养血为治。处方：射干 6g，薄荷 6g，生栀子仁 6g，厚朴 6g，雅黄连 2.1g，生地黄 24g，泽泻 4.5g，金银花 12g，生甘草 15g。

（44）姚某，女，23 岁，住李家沱颜料厂，1953 年 8 月 22 日来诊。治以调气养血方，处方：竹柴胡 6g，乌药 4.5g，川芎 4.5g，花椒 2.4g，当归 6g，甘草 2.4g，香附米 6g，云茯苓 12g，牡丹皮 12g，菊花 15g，益母草 18g。

（45）周某，女，30 岁，住市卫生局，1953 年 8 月 20 日来诊。治以调气养血方，处方：当归尾 9g，枳壳 4.5g，红花 2.4g，川芎 4.5g，桃仁 2.4g，甘草 1.5g，菊花 12g，竹柴胡 6g，白芍 12g，麦冬 12g，益母草 18g，云茯苓 12g。

调气清热法

调气清热法用于肝热上升而热象较重，出现头昏口臭者。

【叶案原文实录】

头昏痛已三月，由于肝热上升，拟以调气清热为治。

头昏、胸部作痛、口臭，是由于肝火上升，拟以调气清热为治。

【常用方剂】

（1）调气清热方一：薄荷 6g，枯黄芩 4.5g，厚朴花 6g，牡丹皮 6g，云茯苓 12g，女贞子 12g，天花粉 24g，白芍 12g，雅黄连 1.2g，甘草 2.1g。

（2）调气清热方二：生地黄 18g，泽泻 4.5g，云茯苓 12g，厚朴 6g，雅黄连 2.4g，山茱萸 6g，牡丹皮 6g，薄荷 4.5g，浙贝母 12g，夏枯草 18g。

【评述】

心清先生对于调气清热法的运用重点放在清热一端，不惜派遣大队寒凉药物以担此重任，如薄荷、枯黄芩、牡丹皮、雅黄连、浙贝母、夏枯草、生栀子仁、龙胆、蒲公英等。同时，为防苦寒燥湿之药伤阴，心清先生会酌情选加女贞子、天花粉、生地黄、白芍、山茱萸等药直补肝血肾阴。真正用于调气之药仅有厚朴或厚朴花。然先生始终不忘选用云茯苓、甘草以顾护中州，以防诸良药败胃而无以运药生效。

【案例】

（1）曹某，男，31岁，住新生市场24号，1953年4月22日来诊。头昏，胸部作痛，口臭，由于肝火上升，拟以调气清热为治。处方：生地黄18g，泽泻4.5g，云茯苓12g，厚朴6g，雅黄连2.4g，山茱萸6g，牡丹皮6g，薄荷4.5g，浙贝母12g，夏枯草18g。

（2）危某，女，21岁，住土建院，1953年8月19日来诊。治以调气清热方，处方：薄荷6g，枯黄芩4.5g，厚朴花6g，牡丹皮6g，云茯苓12g，女贞子12g，天花粉24g，白芍12g，雅黄连1.2g，甘草2.1g。

（3）陈某，女，22岁，1953年7月12日来诊。头昏痛已三月，由于肝热上升，拟以调气清热为治。处方：射干6g，生地黄18g，厚朴6g，龙胆4.5g，云茯苓12g，生栀子仁6g，浙贝母12g，薄荷6g，蒲公英24g，夏枯草18g。

祛湿调气法

祛湿调气法用于气机不降而兼有湿邪为患者。处方以甘淡实脾、淡渗利湿、健脾消食之品为主，兼以降气祛湿之药，共奏恢复脾运而湿浊自化之功。

【常用方剂】

祛湿调气方：生扁豆衣12g，蝉蜕4.5g，薏苡仁30g，云茯苓15g，石决明18g，甘草1.2g，厚朴花6g，怀山药12g，天花粉18g，炒鸡内金6g。

【案例】

（1）淡某，女，52岁，1953年5月20日来诊。治以祛湿调气方，处方：生扁豆衣12g，蝉蜕4.5g，薏苡仁30g，云茯苓15g，石决明18g，甘草1.2g，厚朴花6g，怀山药12g，天花粉18g，炒鸡内金6g。

（2）胡某，女，住民生路99号，1953年8月23日来诊。治以祛暑调气方，处方：藿香梗6g，枯黄芩6g，使君子7枚，防风4.5g，薄荷3g，厚朴花6g，白芍12g，槟榔4.5g，甘草2.4g，泽泻4.5g，生姜6g。

调和气血法

【常用方剂】

（1）调和气血方一：延胡索 6g，阿胶（水蒸兑服）6g，浙贝母 12g，荆芥炭 4.5g，云茯苓 15g，牡丹皮炭 6g，薄荷 3g，女贞子 12g，益母草 15g。

（2）调和气血方二：银柴胡 6g，牡丹皮 6g，延胡索 6g，荆芥炭 4.5g，炒栀子仁 6g，厚朴花 6g，生地黄 18g，茜草 2.4g，薄荷 4.5g，益母草 18g。

（3）调和气血方三：大腹皮 4.5g，云茯苓 12g，厚朴花 6g，生扁豆衣 12g，浙贝母 15g，甘草 1.5g，淮山药 12g，蒲公英 30g，夏枯草 12g。

【评述】

调和气血方中大腹皮、云茯苓等疏浚水道以防湿滞气阻。少用质轻味薄之风药如厚朴花、扁豆衣以清宣玄府之道。重用浙贝母、蒲公英、夏枯草等清热之品以清玄府之郁热。淮山药、甘草等甘味入脾，以保脾阴。诸药合用，共奏气机流畅、生血有源之功。

与调气清热诸方相比较，调和气血方在调气的力度上有所加强，除了厚朴或者厚朴花外，加入了调理肝气之延胡索、竹柴胡、乌药、香附米等。同时，从方中出现荆芥炭、牡丹皮炭、茜草、地榆炭等止血药物来看，本法可适用于有出血的情况。再从方中有吴茱萸、当归、小茴香、益母草、安桂、当归、川芎等温热活血，行血止痛的药物来看，该方可治疗瘀血之证或者防止寒药致使血凝成瘀。本方中清热药仅有薄荷、夏枯草等，无论是剂量、药味的多少还是寒凉程度，皆明显弱于调气清热诸方。

同为调气，针对热壅气滞，血分有热者，先生拟定了调气清热法。而针对寒凝气滞，血分有寒者，先生则拟定了调和气血法，其用药之匠心独具，可见一斑。

【案例】

（1）吴某，女，27 岁，1953 年 5 月 9 日来诊。治以调和气血方，处方：延胡索 6g，阿胶（水蒸兑服）6g，浙贝母 12g，荆芥炭 4.5g，云茯苓 15g，牡丹皮炭 6g，薄荷 3g，女贞子 12g，益母草 15g。

1953 年 5 月 11 日复诊。处方：地榆炭 6g，炒栀子仁 6g，火麻仁 12g，干地黄 12g，菊花 12g，茜草 2.1g，厚朴花 3g，益母草 18g。

（2）高某，女，31 岁，1953 年 4 月 19 日来诊。治以调和气血方，处方：大腹皮 4.5g，云茯苓 12g，厚朴花 6g，生扁豆衣 12g，浙贝母 15g，甘草 1.5g，怀山药 12g，蒲公英 30g，夏枯草 12g（3 剂）。

1953 年 4 月 23 日复诊。胃部发生气块已 2 年余，拟以调气之法。处方：花椒 2.4g，雅黄连 1.5g，制附片 12g，细辛 12g，盐黄柏 3g，当归 3g，安桂 3g，炮姜 3g，沙参 3g，大乌梅 3 枚。

1953 年 5 月 14 日三诊。头昏发热，由于血虚所致，拟以养血之法。处方：浙贝母 15g，泽泻 4.5g，枳壳 4.5g，薄荷 4.5g，金银花 12g，生甘草 2.1g，白芍 12g，大腹皮 4.5g，天花粉 24g，蒲公英 30g，夏枯草 18g。

（3）陈某，女，23 岁，住新生市场 62 号，1953 年 9 月 28 日来诊。治以调和气血方，处方：银柴胡 6g，牡丹皮 6g，延胡索 6g，荆芥炭 4.5g，炒栀子仁 6g，厚朴花 6g，生地黄 18g，茜草 2.4g，薄荷 4.5g，益母草 18g。

（4）苏某，女，38 岁，1953 年 5 月 18 日来诊。治以调气和血方，处方：竹柴胡 6g，安桂 4.5g，薄荷 4.5g，当归 9g，枯黄芩 4.5g，甘草 2.4g，川芎 4.5g，赤芍 12g，生姜 12g。

（5）孔某，女，60 岁，1953 年 5 月 26 日来诊。治以调气和血方，处方：竹柴胡 6g，薄荷 4.5g，菊花 12g，乌药 4.5g，云茯苓 12g，浙贝母 12g，厚朴 6g，白芍 12g，甘草 2.4g，香附米 6g，枯黄芩 6g，生姜 6g。

（6）王某，女，25 岁，1953 年 5 月 10 日来诊。治以调和气血方，处方：竹柴胡 9g，乌药 4.5g，云茯苓 12g，吴茱萸 4.5g，当归 12g，小茴香 4.5g，甘草 2.4g，酒黄芩 2.1g，厚朴 4.5g，益母草 12g。

调气调血法
【常用方剂】

调气调血方：石决明 18g，浙贝母 12g，蝉蜕 3g，当归 12g，独活 4.5g，云茯苓 12g，菊花 12g，橘络 9g，甘草 1.8g，明天麻 2.4g，夏枯草 18g。

【案例】

陈某，女，41 岁，1953 年 5 月 10 日来诊。治以调气调血方，处方：石决明 18g，浙贝母 12g，蝉蜕 3g，当归 12g，独活 4.5g，云茯苓 12g，菊花 12g，橘络 9g，甘草 1.8g，明天麻 2.4g，夏枯草 18g。

1953 年 5 月 14 日复诊。治以调气养血方，处方：银柴胡 6g，枯黄芩 6g，浙贝母 12g，赤芍 12g，白芍 12g，薄荷 6g，云茯苓 12g，制乳香 3g，丝瓜络 12g，生甘草 2.4g，夏枯草 18g。

养血理气法

【常用方剂】

养血理气方：生地黄 24g，云茯苓 12g，山茱萸 6g，牡丹皮 6g，泽泻 4.5g，浙贝母 15g，薄荷 4.5g，厚朴花 6g，雅黄连 1.8g，夏枯草 18g。

【案例】

陈某，男，19 岁，住市民政局，1953 年 5 月 7 日来诊。治以养血理气方，处方：生地黄 24g，云茯苓 12g，山茱萸 6g，牡丹皮 6g，泽泻 4.5g，浙贝母 15g，薄荷 4.5g，厚朴花 6g，雅黄连 1.8g，夏枯草 18g（4 剂）。

1953 年 5 月 14 日复诊。处方：厚朴花 6g，云茯苓 12g，石菖蒲 4.5g，浙贝母 15g，蝉蜕 6g，栀子仁 6g，薄荷 6g，青皮 4.5g，生甘草 2.4g，夏枯草 18g，白芍 12g。

1953 年 5 月 18 日三诊。处方：生地黄 2.1g，云茯苓 12g，石菖蒲 4.5g，牡丹皮 3g，枳壳 4.5g，蝉蜕 6g，薄荷 4.5g，盐黄柏 3g，浙贝母 12g，金银花 12g，夏枯草 18g（4 剂）。

理气法

【叶案原文实录】

肠胃部作痛，拟以理气之法。

腹胀，由于肝气不调所致，拟以理气之法。

【常用方剂】

生扁豆衣 12g，云茯苓 15g，枯黄芩 4.5g，荆芥花 12g，沙参 12g，竹柴胡 6g，金铃子 12g，白芍 12g，厚朴花 6g，冬瓜皮 12g，炒鸡内金 6g。

【案例】

（1）田某，男，34 岁，1953 年 7 月 29 日来诊。肠胃部作痛，拟以理气之法。处方：生扁豆衣 12g，云茯苓 15g，枯黄芩 4.5g，荆芥花 12g，沙参 12g，竹柴胡 6g，金铃子 12g，白芍 12g，厚朴花 6g，冬瓜皮 12g，炒鸡内金 6g。

1953 年 8 月 1 日复诊。处方：生白术 12g，云茯苓 12g，砂仁 3g，炒薏苡仁

24g，香附 4.5g，当归 12g，广陈皮 6g，豆蔻 3g，甘草 1.5g，炒鸡内金 9g。

1953 年 8 月 20 日三诊。处方：藿香梗 3g，天花粉 24g，橘络 9g，薄荷 4.5g，金银花 12g，浙贝母 12g，甘草 1.2g，麦芽 12g，枯黄芩 4.5g，炒鸡内金 9g。

（2）周某，女，60 岁，1953 年 6 月 9 日来诊。腹胀，由于肝气不调所致，拟以理气之法。处方：竹柴胡 6g，云茯苓 12g，枯黄芩 4.5g，大腹皮 4.5g，白芍 12g，薄荷 3g，佛手片 3g，天花粉 24g，甘草 1.2g，生姜 6g。

1953 年 6 月 10 日复诊。处方：浙贝母 12g，白芍 12g，连翘 6g，枳壳 12g，云茯苓 4.5g，天花粉 24g，薄荷 4.5g，金银花 12g，甘草 1.8g，夏枯草 18g。

祛风理气法

【叶案原文实录】

咳嗽，胁下作痛，拟以祛风理气为治。

【常用方剂】

（1）祛风理气方一：竹柴胡 6g，白芍 12g，枯黄芩 4.5g，独活 4.5g，蝉蜕 6g，薄荷 3g，石决明 18g，赤芍 12g，制乳香 3g，甘草 2.4g，生姜 6g。

（2）祛风理气方二：独活 4.5g，云茯苓 12g，浙贝母 12g，赤芍 12g，橘络 9g，川芎 3g，蝉蜕 6g，甘草 2.4g，生姜 6g。

（3）祛风理气方三：旋覆花 9g，云茯苓 12g，厚朴花 6g，款冬花 6g，紫苏子 6g，枯黄芩 6g，浙贝母 12g，杏仁泥 6g，甘草 1.8g，蝉蜕 6g，夏枯草 18g。

【案例】

（1）徐某，女，46 岁，住邹容路 174 号，1953 年 5 月 19 日来诊。治以祛风理气方，处方：独活 4.5g，云茯苓 12g，浙贝母 12g，赤芍 12g，橘络 9g，川芎 3g，蝉蜕 6g，甘草 2.4g，生姜 6g。

（2）崔某，男，27 岁，1953 年 5 月 11 日来诊。治以祛风理气方，处方：竹柴胡 6g，白芍 12g，枯黄芩 4.5g，独活 4.5g，蝉蜕 6g，薄荷 3g，石决明 18g，赤芍 12g，制乳香 3g，甘草 2.4g，生姜 6g。

（3）王某，女，43 岁，1953 年 5 月 18 日来诊。咳嗽，胁下作痛，拟以祛风理气为治。处方：旋覆花 9g，云茯苓 12g，厚朴花 6g，款冬花 6g，紫苏子 6g，枯黄芩 6g，浙贝母 12g，杏仁泥 6g，甘草 1.8g，蝉蜕 6g，夏枯草 18g。

调理小肠气法

【案例】

陈某，女，47 岁，住邹容路 10 号，1953 年 5 月 7 日来诊。治以调理小肠气方，处方：金铃子 12g，小茴香 3g，云茯苓 12g，竹柴胡 6g，乌药 4.5g，酒黄芩 3g，吴茱萸 4.5g，白芍 12g，甘草 1.8g，厚朴 4.5g，薄荷 3g。

7. 降气法

降气法适用于邪气侵扰，肺失宣降，咳嗽气逆较重者。气逆乃其标象，因痰而内动是其本源，故用诸降气化痰、润肺下气之品共同恢复肺之清肃功能。

【常用方剂】

降气方：旋覆花 9g，浙贝母 12g，厚朴花 6g，款冬花 6g，紫苏子 9g，蝉蜕 6g，云茯苓 15g，白芍 12g，葛根 3g，枯黄芩 4.5g，香薷 3g。

【案例】

（1）胡某，女，住凯旋路 13 号，1953 年 8 月 14 日来诊。治以降气方，处方：旋覆花 9g，浙贝母 12g，厚朴花 6g，款冬花 6g，紫苏子 9g，蝉蜕 6g，云茯苓 15g，白芍 12g，葛根 3g，枯黄芩 4.5g，香薷 3g。

1953 年 8 月 15 日复诊。处方：防风 4.5g，紫苏子 6g，泽泻 4.5g，藿香梗 6g，云茯苓 12g，枯黄芩 4.5g，白芍 12g，金银花 12g，杏仁 6g，浙贝母 12g，生姜 6g，益母草 12g。

（2）吴某，男，59 岁，1953 年 6 月 6 日来诊。咳嗽气逆，拟以降气为治。处方：旋覆花 9g，云茯苓 12g，紫苏子 6g，紫苏梗 6g，款冬花 6g，杏仁 6g，炙甘草 3g，厚朴花 6g，炮姜 6g，桂子 4.5g，生姜汁十余滴。

降气和血法

【叶案原文实录】

月经逾期未来，发生鼻内流血，口吐血，拟以降气和血之法。

【案例】

叶某，女，21 岁，茂县人，1954 年 4 月 4 日来诊。月经逾期未来，发生鼻内流血，口吐血，拟以降气和血之法。处方：枳壳 6g，牡丹皮 6g，麦冬 12g，薄荷 4.5g，茯苓 12g，天冬 12g，生地黄 18g，菊花 12g，夜交藤 18g。

降气养血法

【叶案原文实录】

气喘已久，现四肢关节痛，拟以降气并养血之法。

【案例】

封某（军属），女，52 岁，住海棠溪 56 号，1953 年 9 月 30 日来诊。气喘已久，现四肢关节痛，拟以降气并养血之法。处方：旋覆花 9g，白芍 12g，杏仁 6g，紫苏子 6g，云茯苓 12g，厚朴花 6g，桂子 6g，炙甘草 1.8g，生姜 9g，沙参 12g。

8. 养血法

养血法是中医治疗血虚证的方法，属补法。因女性生理期耗血过多，或因各种吐、衄血证，或因年高体虚，精血不足，就容易出现面色萎黄、唇甲苍白、肢麻、膝软、发枯、风丹、头昏、眼花、乏力、气急、心悸、心烦、失眠、头身抽动等血虚症。不足则当补之，故心清先生专列养血法以治疗上述诸症。

【叶案原文实录】

四肢麻痛，心悸，由于血虚生风，拟以养血之法。

四肢发麻、胀痛已两星期，拟以养血为治。

四肢发麻，头昏，膝软，拟以养血为治。

四肢麻木，血压高，由于血虚生风，拟以补气养血之法。

四肢关节肿痛已两年，半年来不能行动，病久血虚，拟以养血为治。

四肢作痛，由于血虚生风，拟以养血之法。

左手发麻，由于血虚生风，拟以养血之法。

肩手抽动，由于血虚生风，拟以养血之法。

两肩背抽动，头部动摇，乃是内风波动，拟以养血之法。

头时发热并摇摆，由于血虚生风，拟以养血之法。

左半边手足麻木已近两年，乃是血虚生风，拟以养血之法。

年高血虚生风，发生右半边麻木不仁，拟以养血之法已较好，拟以前法再进。

年高血虚生风，以致两膝部现痠麻，拟以养血为治。

血虚生风，致颈部作痛，拟以养血之法。

年高血虚生风，以致发生右肩作痛，拟以养血之法。

右口眼㖞斜，拟以养血之法。

右颜面神经麻痹，由于血虚生风，拟以养血之法。

失眠，心烦，由于血虚，拟以养血为治。

吐血已止，头昏、口渴，拟以养血之法。

咳嗽，心悸，两膝及腰部作痛，由于血虚生风，拟以养血为治。

乳房因割治乳癌后，发生胸脊部作痛，拟以养血之法。

腰痛，由于血虚，拟以养血之法。

关节作痛已两年余，心悸，拟以养血之法。

九个月发风丹奇痒，由于血虚生热，拟以养血为治。

心悸，头痛，由于血虚生风，拟以养血之法。

头昏，心悸，由于血虚所致，拟以养血之法。

头昏，心悸，咳嗽已一年，系由于血虚所致，拟以养血之法。

头昏，失眠，由于血虚，拟以养血之法。

头昏，精神疲倦，拟以养血之法。

头昏，失眠，由于血虚，拟以养血之法。

有时头昏，由于血虚生风，拟以养血之法。

心悸，四肢酸痛，由于血虚所致，拟以养血之法。

牙出血已一年，由于血虚生热，拟以养血之法。

【常用方剂】

（1）养血方一：六味地黄丸 120g，每次用开水吞服 6g，每日 2 次，饭前吞服。

（2）养血方二：生地黄 12g，熟地黄 15g，山茱萸 6g，菊花 12g，木抱茯神 15g，炒阿胶珠（水蒸兑服）6g，牡丹皮 6g，厚朴花 6g，冬瓜皮 12g，远志肉 4.5g。

（3）养血方三：生黄芪 2.1g，当归 9g，云茯苓 12g，秦艽 4.5g，川芎 4.5g，甘草 1.8g，制乳香 3g，白芍 12g，陈皮 4.5g，夏枯草 18g。

（4）养血方四：熟地黄 18g，茺蔚子 12g，赤芍 12g，牡丹皮 6g，厚朴 4.5g，香附 6g，佛手片 4.5g，甘草 2.4g，怀山药 18g。

（5）当归补血汤加减。

（6）四物汤加减：当归 12g，川芎 4.5g，石决明 18g，菊花 12g，赤芍 12g，甘草 1.8g，云茯苓 12g，独活 4.5g，陈皮 3g，伸筋草 12g。

【加减】

（1）关节痛者，加入独活 3g，炒薏苡仁 30g，制乳香 3g。

（2）四肢发麻者，加入制附片 15g，桑枝 18g，桂枝 4.5g，当归 12g，怀牛膝 6g，或伸筋草 12g，秦艽 4.5g。

（3）失眠，心烦，加入麦冬 12g，木抱茯神 12g，厚朴 6g，炒麦芽 12g，远志肉 4.5g。

（4）咳嗽者，加入旋覆花 9g，杏仁 6g，薏苡仁 24g，紫苏子 3g。

（5）口眼㖞斜者，加入酥地龙 6g，独活 4.5g，川芎 3g，石决明 18g，蝉蜕 6g。

（6）牙衄者，加入茜草 3g，炒栀子仁 6g，盐黄柏 4.5g，浙贝母 12g，薄荷 4.5g，夏枯草 18g。

【评述】

心清先生认为头昏，失眠，心悸，肩部、肢体麻木、动摇、震颤、疼痛等症皆为血虚生风所致。血虚不足以上荣脑窍、心神、肢体，而现麻、痛、动摇之象；同时血虚不能外荣肌肤，亦可致皮肤瘙痒难忍；血不濡经筋、骨、经脉、皮部而导致口眼㖞斜，肢体麻木、疼痛、酸痛等；血虚生热而见齿衄等；血虚不能养神而见失眠。以上诸症皆可以养血之法治之，所谓"治风先治血，血足风自灭"。

养血方，以六味地黄丸及调气养血方为主方。前者养阴以生血，使精血互化。后者重在调气，恢复气血生化之机以养血。心清先生认为养阴之法即是养血之法。精可化血，故把六味地黄丸作为养血方的主方。世人熟知的养血基本方之四物汤，心清先生也常化裁用之，如白芍单用，或者当归配川芎，或者生地黄配白芍，或者白芍配山茱萸、山药，或者白芍配麦冬，先生似乎极少将四物汤用全，也很少用人们认为养血的阿胶。先生将四物汤中的药物与六味地黄汤中的"三补"——熟地黄、山药、山茱萸灵活配伍。先生在养血的量级上出现了逐渐递增的特点。

对于两大类养血方，先生似乎认为六味丸濡养有余，通络不足，而四物汤通络有余，荣养不足。对于头痛、头昏、心悸、四肢酸痛者，病机多为水虚不能涵木，而有肝阳上亢，肝风内动之势，故而先生多用六味地黄丸为基础来制养血方。除用石决明、菊花、桑叶、明天麻、银柴胡等以潜镇或平息肝风，有时更加入麦冬、白芍、天花粉等，以加强补益阴血之功。若遇患者四肢麻木、疼痛者，则以四物汤为主，或合六味地黄丸，或并桂附地黄丸。若遇阳气不足者，先生往往重用黄芪，故而方中暗含当归补血汤。先生虽为养血而设此法，却始终不忘调理肝气，故而常合逍遥散，且总调其脾胃，运用云茯苓、冬瓜皮等防止滋腻药物有碍运化及转输，而反成邪气。

对于麻木痹痛等症，心清先生认为是血虚不足以养筋柔脉而成各种虚风亢动之象，治疗以养血为主。心清先生注意温养，除用熟地黄、山茱萸来补阴益血之外，更用制附片、安桂或桂枝、生姜以温阳通阳，使阳化阴生而泉源不竭。对于麻木而言，先生更是着意于对气、血、水的运行加以疏通，如用当归活血通脉，乳香、独活、伸筋草等祛风湿除痹痛，茯苓、冬瓜皮以健脾利水，又加牡丹皮、盐黄柏等清虚热，以防温药燥烈反伤阴血。对于风象而言，无论风自内生，或自外招，先生坚持祛风治标，故用蝉蜕以祛其风。

一般而言，心清先生用重剂量黄芪、附片（15g～30g）以温补阳气，用熟地以养血而息风，用轻剂量桂枝、盐黄柏、车前以调平寒热，用牛膝以潜阳，用中剂量独活、伸筋草以解疾病之标，动摇之证。

【案例】

（1）冯某，女，32岁，1953年5月10日来诊。牙出血已一年，由于血虚生热，拟以养血之法。处方：干地黄18g，牡丹皮6g，茜草3g，炒栀子仁6g，盐黄柏4.5g，浙贝母12g，麦冬12g，桔梗3g，生甘草24g，薄荷4.5g，夏枯草18g。

（2）胡某，女，20岁，重庆大学学生，1953年5月9日来诊。治以养血方，处方：六味地黄丸120g，每次用开水吞服6g，每日2次，饭前吞服。

（3）张某，女，64岁，住两路口菜市场54号，1953年5月29日来诊。年高血虚生风，发生右半边麻木不仁，拟以养血之法已较好，拟以前法再进。处方：石决明18g，菊花12g，酥地龙6g，秦艽3g，桑枝24g，生黄芪18g，当归12g，广陈皮4.5g，伸筋草12g，甘草1.2g。

（4）刘某，女，53岁，1953年5月18日来诊。右肘及左肩作痛，由于血虚生风，拟以养血之法。处方：当归12g，独活4.5g，川芎4.5g，制乳香3g，陈皮

4.5g，赤芍 12g。

（5）陈某，男，37 岁，住道冠井 14 号，1953 年 5 月 18 日来诊。寒热已退，失眠，拟以养血之法。处方：鳖甲 24g，银柴胡 6g，薏苡仁 24g，白芍 12g，石决明 18g，甘草 1.5g，薄荷 4.5g，木抱茯神 18g，枯黄芩 3g，炒鸡内金 9g，橘络 9g。

（6）谭某，男，46 岁，1953 年 5 月 15 日来诊。右口眼喎斜，拟以养血之法。处方：当归 12g，赤芍 12g，酥地龙 6g，独活 4.5g，川芎 3g，石决明 18g，蝉蜕 6g，菊花 12g，甘草 18g，陈皮 4.5g，伸筋草 12g。

（7）张某，男，27 岁，1953 年 5 月 22 日来诊。四肢发麻胀痛已两星期，拟以养血为治。处方：生黄芪 2.1g，秦艽 3g，石决明 18g，当归 12g，独活 3g，甘草 2.4g，制附片 12g，盐黄柏 3g，生姜 9g。

（8）杜某，女，56 岁，1953 年 5 月 22 日来诊。头昏，由于血虚生风，拟以养血为治。处方：菊花 12g，山茱萸 6g，泽泻 4.5g，浙贝母 12g，石决明 18g，谷芽 6g，云茯苓 12g，厚朴花 6g，甘草 1.5g，橘络 6g，天花粉 2.1g。

1953 年 5 月 26 日复诊。处方：石决明 18g，云茯苓 12g，泽泻 4.5g，山茱萸 6g，安桂 4.5g，天花粉 24g，蝉蜕 6g，桑枝 24g，怀牛膝 6g，橘络 6g，蒲公英 24g。

（9）高某，女，34 岁，1953 年 5 月 20 日来诊。吐血已止，头昏、口渴，拟以养血之法。处方：银柴胡 6g，干地黄 12g，厚朴花 6g，牡丹皮 6g，云茯苓 12g，浙贝母 12g，薄荷 3g，天花粉 24g，炒枳壳 12g，菊花 12g，盐黄柏 2.1g。

（10）徐某，女，56 岁，1953 年 5 月 7 日来诊。咳嗽、心悸、两膝及腰部作痛，由于血虚生风，拟以养血为治。处方：旋覆花 6g，云茯苓 12g，菊花 6g，干地黄 12g，杏仁 6g，安桂 3g，山茱萸 6g，制乳香 3g，赤芍 12g，牛膝 6g。

1953 年 5 月 16 日复诊。处方：旋覆花 6g，紫苏子 6g，杏仁 6g，桂子 4.5g，云茯苓 15g，炙甘草 2.4g，厚朴花 6g，生姜 6g。

（11）曹某，女，34 岁，住下梦乐洞 68 号，1953 年 5 月 6 日来诊。血虚心悸，拟以养血为治。处方：六味地黄丸 120g，每次用开水吞服 6g，每日 2 次，饭前吞服。

（12）刘某，女，46 岁，1953 年 7 月 19 日来诊。治以养血方，处方：六味地黄丸 120g，每次用开水吞服 6g，每日 2 次，饭前吞服。

（13）高某，女，34 岁，1953 年 5 月 3 日来诊。吐血及头昏、心悸，拟以养血之法。处方：生地黄 24g，炒麦芽 12g，阿胶（水蒸兑服）6g，牡丹皮 6g，云茯苓 12g，女贞子 12g，浙贝母 12g，怀山药 12g，炒薏苡仁 24g，夏枯草 12g（3 剂）。

（14）冯某，女，32 岁，1953 年 5 月 3 日来诊。牙出血一年，心悸，拟以养血之法。处方：生地黄 24g，侧柏炭 12g，盐黄柏 3g，牡丹皮 6g，荆芥炭 4.5g，茜草 1.2g，浙贝母 12g，天冬 12g，阿胶（水蒸兑服）6g，炒杜仲 6g，夏枯草 18g（3 剂）。

1953 年 5 月 16 日复诊。处方：生地黄 24g，荆芥炭 4.5g，麦冬 12g，云茯苓 12g，牡丹皮炭 6g，茜草 1.2g，浙贝母 12g，炒杜仲 6g，山茱萸 6g，蒲公英 24g，炒栀子仁 6g（3 剂）。

（15）陈某，女，47 岁，住邹容路 10 号，1953 年 4 月 19 日来诊。头痛，口干，由于血虚生风，拟以养血之法。处方：石决明 18g，菊花 12g，赤芍 15g，桑叶 3g，云茯苓 12g，明天麻 2.4g，银柴胡 6g，炒麦芽 12g，金银花 12g，浙贝母 12g，炒鸡内金 6g，冬瓜皮 12g。

（16）孙某，女，40 岁，1953 年 4 月 21 日来诊。乳房因割治乳癌后发生胸脊部作痛，拟以养血之法。处方：熟地黄 30g，白芥子 9g，桂枝 4.5g，麻绒 1.2g，炮姜 3g，白芍 12g，甘草 2.4g（6 剂）。（此处方颇为特别，有仿治疗阴疽之阳和汤，取其温化之意。此方既可消经络玄府之癌闭，又可散瘀血阴邪之疼痛。心清先生绝少运用麻绒、桂枝，而在此案中先生小量运用，以通其闭。）

（17）居某，女，51 岁，住西三街 5 号，1953 年 4 月 22 日来诊。腰痛，由于血虚，拟以养血之法。处方：熟地黄 18g，制附片 12g，菊花 12g，炒杜仲 6g，桂枝 4.5g，牡丹皮 3g，续断 4.5g，盐黄柏 2.4g。

（18）张某，男，42 岁，1953 年 4 月 22 日来诊。血压已正常，头昏已减，拟以养血之法再进。处方：生黄芪 24g，制附片 15g，牡丹皮 6g，熟地黄 18g，山茱萸 6g，桑枝 24g，桂枝 4.5g，盐黄柏 1.2g，怀山药 12g，怀牛膝 6g（4 剂）。

（19）刘某，女，50 岁，住新生市场 53 号，1953 年 7 月 11 日来诊。四肢关节肿痛已两年，半年来不能行动，病久血虚，拟以养血为治。处方：生黄芪 2.1g，冬瓜皮 12g，蝉蜕 3g，当归 12g，云茯苓 12g，酥地龙 6g，独活 3g，怀牛膝 6g，甘草 2.4g，陈皮 4.5g，浙贝母 12g。

（20）王某，男，51 岁，住民族路 281 号，1953 年 7 月 1 日来诊。肩手抽动，由于血虚生风，拟以养血之法。处方：浙贝母 18g，金铃子 12g，菊花 12g，蝉蜕 6g，生白芍 12g，玄参 12g，云茯苓 12g，石决明 18g，天花粉 2.1g，厚朴花 6g，生栀子仁 4.5g。

（21）贺某，女，77 岁，住美术校街 34 号，1953 年 5 月 29 日来诊。年高血虚生风，以致两膝部现酸麻，拟以养血为治。处方：蝉蜕 6g，牛膝 6g，杜仲 6g，生黄芪 18g，当归 12g，甘草 1.8g，桑枝 18g，广陈皮 4.5g。

（22）李某，女，52 岁，住枣下风垭村 41 号，1953 年 7 月 12 日来诊。头发热并摇摆，以养血之法已减轻，拟以前法再进。处方：熟地黄 2.1g，山茱萸 6g，安桂 6g，女贞子 12g，菟丝子 6g，云茯苓 12g，菊花 12g，石决明 18g，木抱茯神 15g，桑枝 24g。

（23）张某，男，49 岁，1953 年 7 月 6 日来诊。中风，左手麻木不仁，神志不清，拟以养血之法。处方：石决明 18g，菊花 12g，石菖蒲 6g，桑枝 24g，浙贝母 12g，蝉蜕 6g，山茱萸 6g，云茯苓 12g，冬瓜皮 12g，阿胶（水蒸兑服）9g，栀子仁 3g，伸筋草 12g。

（24）程某，男，35 岁，1953 年 5 月 10 日来诊。头昏，左颜面神经麻痹，金针刺激以养血之法，麻痹大减拟以前法再进。处方：石决明 18g，干地黄 15g，云茯苓 12g，蝉蜕 6g，尖贝母 6g，安桂 3g，菊花 12g，橘络 9g，牡丹皮 6g，嫩桑枝 24g，夏枯草 18g。

（25）郭某，女，33 岁，住凯旋路 96 号，1953 年 7 月 30 日来诊。两手发生麻木已十余日，拟以养血之法。处方：制附片 12g，安桂 4.5g，盐黄柏 1.5g，当归 12g，独活 4.5g，炙甘草 3g，川芎 3g，蝉蜕 4.5g，生姜 6g。

（26）郝某，血虚生风，拟以养血之法。处方：制附片 12g，云茯苓 12g，山茱萸 6g，熟地黄 15g，桂枝 3g，冬瓜皮 12g，制乳香 3g，牡丹皮 3g，伸筋草 12g。

（27）徐某，女，26 岁，1953 年 6 月 24 日来诊。关节作痛已两年余，心悸，拟以养血之法。处方：干地黄 15g，厚朴花 6g，独活 3g，云茯苓 12g，冬瓜皮 12g，天花粉 2.1g，蝉蜕 6g，炒薏苡仁 24g，泽泻 3g，蒲公英 30g。

1953 年 6 月 27 日复诊。处方：生地黄 15g，石决明 18g，菊花 12g，橘络 9g，炒薏苡仁 30g，浙贝母 12g，蝉蜕 6g，云茯苓 12g，盐黄柏 3g，蒲公英 30g，夏枯草 12g。

1953 年 8 月 2 日三诊。处方：菊花 12g，银柴胡 6g，炒薏苡仁 30g，白芍 12g，生扁豆衣 12g，怀山药 12g，云茯苓 12g，冬瓜皮 15g，天花粉 2.1g，炒鸡内金 9g。

（28）蒋某，女，43 岁，住燕喜洞 315 号，1953 年 5 月 9 日来诊。四肢发麻，头昏膝软，拟以养血为治。处方：生黄芪 2.1g，制附片 15g，桑枝 18g，桂枝 4.5g，当归 12g，独活 3g，盐黄柏 3g，怀牛膝 6g，甘草 2.4g，生姜 9g。

（29）江某，女，48 岁，住青年路 108 号，1953 年 5 月 31 日来诊。左半边手足麻木已近两年，乃是血虚生风，拟以养血之法。处方：生黄芪 2.1g，云茯苓 12g，牛膝 6g，菊花 12g，桑枝 24g，甘草 2.4g，浙贝母 12g，秦艽 4.5g，蝉蜕 6g，酥地龙 6g，广陈皮 3g，盐黄柏 3g，伸筋草 12g。

（30）李某，住解放东路 137 号。头昏，精神疲倦，拟以养血之法。处方：生黄芪 2.1g，蝉蜕 6g，桑枝 24g，当归 12g，紫苏梗 3g，炙甘草 3g，菊花 12g，安桂 4.5g，陈皮 3g，伸筋草 18g。

（31）赵某，女，53 岁，住曾家岩 93 号，1953 年 7 月 10 日来诊。四肢麻痛，心悸，由于血虚生风，拟以养血之法。处方：生黄芪 2.1g，当归 12g，川芎 3g，秦艽 4.5g，蝉蜕 6g，云茯苓 12g，桑枝 24g，菊花 12g，怀牛膝 6g，冬瓜皮 18g。

（32）陈某，女，47 岁，1953 年 7 月 8 日来诊。四肢发麻，由于血虚，拟以养血之法。处方：云茯苓 12g，盐黄柏 4.5g，扁豆衣 12g，蝉蜕 6g，天花粉 24g，菊花 12g，牡丹皮 6g，厚朴花 6g，白芍 12g，甘草 1.5g，蒲公英 24g。

（33）徐某，女，43 岁，住十九中学，1953 年 7 月 19 日来诊。有时头昏，由于血虚生风，拟以养血之法。处方：熟地黄 15g，安桂 6g，蝉蜕 4.5g，砂仁 6g，花椒 2.4g，浙贝母 12g，云茯苓 12g，炒麦芽 12g，炒鸡内金 9g。

（34）徐某，男，住市委会，1953 年 7 月 9 日来诊。治以养血方，处方：生地黄 12g，熟地黄 15g，山茱萸 6g，菊花 12g，木抱茯神 15g，炒阿胶珠（水蒸兑服）6g，牡丹皮 6g，厚朴花 6g，冬瓜皮 12g，远志肉 4.5g。

（35）周某，女，26 岁，住陕西路 54 号，1953 年 8 月 23 日来诊。治以养血方，处方：生黄芪 2.1g，当归 9g，云茯苓 12g，秦艽 4.5g，川芎 4.5g，甘草 1.8g，制乳香 3g，白芍 12g，陈皮 4.5g，夏枯草 18g。

（36）盛某，女，60 岁，住新民街 91 号，1953 年 7 月 19 日来诊。头昏时倒地，以养血之法已减，拟以前法再进。处方：石决明 18g，金银花 12g，云茯苓 12g，泽泻 4.5g，浙贝母 15g，青皮 4.5g，生白芍 24g，菊花 12g，生甘草 1.8g，夏枯草 2.1g，蒲公英 24g。

（37）冯某，女，50 岁，住强华公司，1953 年 7 月 17 日来诊。手足发麻已三年，拟以养血之法。处方：明天麻 6g，菊花 12g，陈皮 4.5g，石决明 18g，牡丹皮 6g，甘草 2.4g，云茯苓 12g，白芍 15g，夏枯草 18g。

1953 年 7 月 22 日复诊。处方：续断 4.5g，紫苏梗 6g，广陈皮 6g，当归 12g，桂子 6g，炙甘草 3g，川芎 4.5g，独活 4.5g，生姜 6g。

（38）李某，男，54 岁，住大同路 95 号，1953 年 7 月 7 日来诊。右肩作痛，右手不能上举，拟以养血疏气为治。处方：赤芍 12g，乳香 3g，陈皮 4.5g，当归 12g，云茯苓 12g，炙甘草 3g，川芎 6g，蝉蜕 6g，生姜 6g。

（39）周某，女，57 岁，1953 年 6 月 23 日来诊。左手发麻，由于血虚生风，拟以养血之法。处方：生黄芪 2.1g，制附片 12g，当归 12g，桂枝 4.5g，炙甘草 3g，秦艽 3g，陈皮 4.5g，蝉蜕 3g。

（40）张某，女，18 岁，血虚发热，拟以养血之法。处方：银柴胡 6g，云茯苓 12g，浙贝母 12g，薄荷 4.5g，橘络 9g，白芍 12g，牡丹皮 6g，生栀子仁 6g，夏枯草 12g。

（41）张某，女，62 岁，1953 年 6 月 8 日来诊。年高血虚生风，以致发生右肩作痛，拟以养血之法。处方：当归 12g，紫苏子 6g，旋覆花 6g，川芎 4.5g，赤芍 12g，广陈皮 6g，制乳香 3g，炙甘草 3g，独活 6g，伸筋草 12g。

（42）赵某，女，53 岁，住曾家岩 95 号。四肢作痛，由于血虚生风，拟以养血之法。处方：生黄芪 30g，制附片 15g，车前子 6g，熟地黄 18g，怀牛膝 6g，独活 3g，云茯苓 12g，桂枝 4.5g，盐黄柏 1.5g，伸筋草 12g。

（43）胡某，女，30 岁，住中四路 93 号，1953 年 6 月 15 日来诊。头昏，失眠，由于血虚，拟以养血之法。处方：干地黄 18g，淮山药 12g，山茱萸 6g，云茯苓 12g，牡丹皮 6g，女贞子 12g，橘络 9g，菊花 12g，盐黄柏 2.4g，浙贝母 12g。

（44）李某，女，52 岁，1953 年 5 月 11 日来诊。头时发热并摇摆，由于血虚生风，拟以养血之法。处方：石决明 18g，菊花 12g，云茯苓 12g，明天麻 2.4g，泽泻 4.5g，安桂 3g，厚朴花 6g，浙贝母 12g，甘草 1.5g，蒲公英 24g，白芍 15g

（2 剂）。

（45）田某，女，48 岁，1953 年 5 月 12 日来诊。心悸，头痛，由于血虚生风，拟以养血之法。处方：干地黄 15g，牡丹皮 6g，泽泻 4.5g，车前子 6g，盐黄柏 3g，云茯苓 12g，厚朴花 6g，浙贝母 12g，夏枯草 18g。

（46）王某，男，42 岁，1953 年 6 月 26 日来诊。头昏，心悸，由于血虚所致，拟以养血之法。处方：生地黄 18g，厚朴花 6g，泽泻 3g，牡丹皮 6g，枯黄芩 4.5g，怀山药 18g，云茯苓 12g，山茱萸 6g，金银花 12g，蒲公英 30g。

（47）陈某，女，31 岁，住海棠溪烟雨路 394 号，1953 年 5 月 3 日来诊。心悸，四肢作痛已愈，拟以养血之法再进。处方：干地黄 18g，云茯苓 12g，怀山药 12g，山茱萸 6g，薏苡仁 24g，冬瓜子 12g，女贞子 12g，麦芽 12g，菊花 12g，夏枯草 12g（3 剂）。

1953 年 5 月 7 日复诊。心悸，四肢酸痛，给以养血之法已大减轻，拟以前法再进。处方：干地黄 12g，云茯苓 12g，怀山药 12g，熟地黄 15g，山茱萸 6g，牡丹皮 6g，菊花 12g，厚朴花 4.5g，浙贝母 12g（4 剂）。

（48）李某，男，1953 年 7 月 31 日来诊。治以养血方，处方：麦冬 12g，远志肉（去心）4.5g，白芍 12g，云茯苓 15g，菊花 12g，蝉蜕 6g，石决明 18g，厚朴花 6g，山茱萸 6g，牡丹皮 6g，天花粉 2.1g。

（49）万某，男，54 岁，1953 年 6 月 26 日来诊。治以养血方，处方：天花粉 2.1g，蝉蜕 6g，桑枝 24g，云茯苓 12g，当归 12g，甘草 1.5g，菊花 12g，厚朴花 6g，蒲公英 24g。

1953 年 7 月 12 日复诊。治以利湿清热方，处方：蝉蜕 6g，石决明 18g，菊花 12g，云茯苓 12g，嫩桑枝 24g，浙贝母 12g，泽泻 4.5g，天花粉 2.1g，甘草 1.5g，蒲公英 24g，栀子仁 6g。

（50）崔某，男，27 岁，住民生路 27 号，1953 年 8 月 1 日来诊。治以养血方，处方：独活 6g，竹柴胡 6g，川芎 4.5g，当归 12g，云茯苓 12g，甘草 2.4g，紫苏梗 6g，蝉蜕 6g，枳壳 6g，生姜 9g。

补气养血法
【叶案原文实录】

左手、足痛并发麻，由于年高，气血两虚，拟以补气养血之法。

四肢麻木，血压高，由于血虚生风，拟以补气养血之法。

【案例】

马某，女，59 岁，1953 年 4 月 23 日来诊。左手、足痛并发麻，由于年高气血两虚，拟以补气养血之法。处方：生黄芪 24g，制附片 12g，怀牛膝 6g，当归 12g，桂枝 4.5g，甘草 2.4g，嫩桑枝 24g，陈皮 3g，盐黄柏 1.2g，生姜 6g。

固气养血法

【叶案原文实录】

两手冷麻已两年有余，血虚生风，拟以固气养血之法。

发生右半边麻木已一月余，此症由于血虚生风，拟以固气养血之法。

三月前发生左半边麻木不仁，由于年高血虚生风，乃致发生中风，拟以固气养血之法。

【常用方剂】

（1）固气养血方一：生黄芪 21g，嫩桑枝 2.4g，菊花 12g，当归 12g，怀牛膝 6g，甘草 2.4g，独活 4.5g，伸筋草 12g。

（2）固气养血方二：生黄芪 24g，独活 4.5g，云茯苓 15g，浙贝母 12g，白芍 24g，桂枝 4.5g，嫩桑枝 24g，怀牛膝 6g，甘草 2.4g，秦艽 3g，橘络 6g，伸筋草 18g。

【案例】

（1）王某，男，53 岁，1953 年 5 月 9 日来诊。疏以固气养血方，处方：生黄芪 30g，怀牛膝 12g，竹柴胡 6g，当归 12g，独活 6g，赤芍 15g，嫩桑枝 30g，蝉蜕 6g，甘草 3g，盐黄柏 1.2g，生姜 12g，制附片 12g。

（2）陈某，女，24 岁，在北碚西师附中工作，1953 年 5 月 30 日来诊。两腿作痛，左腿较剧，由于血虚生风，拟以固气养血之法。处方：生黄芪 21g，怀牛膝 12g，秦艽 3g，当归 12g，独活 4.5g，菊花 12g，紫苏子 24g，广陈皮 4.5g，甘草 2.4g，怀山药 12g。

（3）赵某，女，54 岁，住来龙巷 60 号，1953 年 4 月 19 日来诊。治以固气养血方，处方：生黄芪 2.1g，桑枝 24g，菊花 12g，当归 12g，怀牛膝 6g，甘草 2.4g，独活 4.5g，伸筋草 12g。

（4）陈某，男，59 岁，1953 年 7 月 3 日来诊。三月前发生左半边麻木不仁，由于年高血虚生风，乃致发生中风，拟以固气养血之法。处方：生黄芪 24g，桂枝 3g，制附片 12g，当归 15g，川芎 3g，山茱萸 6g，独活 3g，嫩桑枝 24g，怀牛膝 6g，甘草 2.4g，伸筋草 12g。

（5）易某，女，33 岁，1953 年 6 月 27 日来诊。治以固气养血方，处方：生黄芪 2.1g，熟地黄 15g，天冬（去心）12g，桑枝 24g，云茯苓 12g，菊花 12g，砂仁（打破）4.5g，山茱萸 6g，安桂 4.5g，蝉蜕 6g。

（6）易某，男，64 岁，住五四路 62 号，1953 年 8 月 23 日来诊。治以固气养血方，处方：生黄芪 24g，秦艽 6g，桑枝 24g，当归 12g，云茯苓 12g，牛膝 6g，白芍 12g，陈皮 4.5g，甘草 1.8g，夏枯草 18g。

（7）王某，女，42 岁，1954 年 6 月 23 日来诊。两手冷麻已两年有余，血虚生风，拟以固气养血之法。处方：生黄芪 24g，制附片 12g，当归 12g，山茱萸 12g，桂枝 6g，甘草 3g。

清热养血法

【叶案原文实录】

心跳、头昏，由于血虚肝旺，拟以清热养血为治。

头痛，每夜发热已十四天，由于血虚生热，拟以清热养血法为治。

肝火上升，头右部发麻，拟以清热养血之法。

【常用方剂】

（1）清热养血方一：生地黄 18g，银柴胡 6g，枯黄芩 4.5g，白芍 12g，使君子肉 7 枚，厚朴 4.5g，薄荷 4.5g，生栀子仁 4.5g，夏枯草 18g。

（2）清热养血方二：熟地黄 18g，牡丹皮 6g，薄荷 3g，蝉蜕 6g，云茯苓 12g，明天麻 2.4g，厚朴花 6g，石决明 18g，盐黄柏 3g，泽泻 4.5g，夏枯草 18g。

（3）清热养血方三：生地黄 15g，厚朴花 6g，云茯苓 12g，金银花 12g，泽泻 3g，薄荷 3g，连翘 6g，草薢 6g，薏苡仁 24g，生栀子仁 6g，蒲公英 30g。

【案例】

（1）李某，女，29 岁，住五四路，1953 年 7 月 3 日来诊。心跳头昏，由于血虚肝旺，拟以清热养血为治。处方：生地黄 24g，云茯苓 12g，菊花 12g，牡丹皮 6g，薄荷 3g，盐黄柏 3g，厚朴花 6g，泽泻 4.5g，山茱萸 6g，怀山药 12g。

（2）黄某，女，37 岁，住白家街 115 号，1953 年 6 月 27 日来诊。治以清热养血方，处方：生地黄 15g，厚朴花 6g，云茯苓 12g，金银花 12g，泽泻 3g，薄荷 3g，连翘 6g，草薢 6g，薏苡仁 24g，生栀子仁 6g，蒲公英 30g。

（3）严某，女，45 岁，1953 年 5 月 14 日来诊。治以清热养血方，处方：熟地黄 18g，牡丹皮 6g，薄荷 3g，蝉蜕 6g，云茯苓 12g，明天麻 2.4g，厚朴花 6g，石决明 18g，盐黄柏 3g，泽泻 4.5g，夏枯草 18g。

（4）孙某，男，8 岁，住正阳街大巷子 3 号，1953 年 5 月 28 日来诊。头痛，每夜发热已十四天，由于血虚生热，拟以清热养血法为治。处方：生地黄 18g，银柴胡 6g，枯黄芩 4.5g，白芍 12g，使君子肉 7 枚，厚朴 4.5g，薄荷 4.5g，生栀子仁 4.5g，夏枯草 18g。

（5）张某，男，33 岁，在重庆大学工作，1953 年 4 月 23 日来诊。肝火上升，头右部发麻，拟以清热养血之法。处方：生地黄 15g，牡丹皮 6g，石决明 18g，牡丹皮 6g，厚朴花 6g，泽泻 4.5g，独活 3g，蝉蜕 6g，雅黄连 2.1g（2 剂）。

养血息风法

【叶案原文实录】

中风及呕吐已止，拟以养血息风为治。

六年前发作手足发木，昨日并发麻胀痛，拟以养血息风之法。

【常用方剂】

养血息风方：石决明 18g，橘络 9g，云茯苓 12g，当归 12g，独活 3g，蝉蜕 3g，菊花 12g，川芎 4.5g，炙甘草 3g，乳香 3g。

【案例】

（1）刘某，女，住西南统战部，1953 年 6 月 26 日来诊。中风及呕吐已止，拟以养血息风为治。处方：浙贝母 15g，蝉蜕 6g，石决明 18g，云茯苓 15g，白芍 12g，菊花 12g，橘络 9g，桑枝 18g，桑叶 3g，甘草 1.5g，伸筋草 12g。

1953 年 6 月 27 日复诊。处方：石决明 18g，云茯苓 12g，桑叶 3g，尖贝母（冲服）6g，橘络 9g，天花粉 2.1g，菊花 12g，白芍 12g，紫苏子 3g，杏仁泥 6g，蝉蜕 6g，秦艽 3g，伸筋草 12g。

1953 年 6 月 28 日三诊。处方：生黄芪 18g，牡丹皮 6g，尖贝母（冲服）6g，菊花 12g，桑枝 24g，蝉蜕 6g，云茯苓 12g，独活 3g，甘草 1.5g，陈皮 3g，白芍 12g，伸筋草 12g

（2）陈某，女，42 岁，1953 年 5 月 3 日来诊。治以养血息风方，处方：石决明 18g，橘络 9g，云茯苓 12g，当归 12g，独活 3g，蝉蜕 3g，菊花 12g，川芎 4.5g，炙甘草 3g，乳香 3g。

1953 年 5 月 15 日复诊。处方：竹柴胡 6g，枯黄芩 6g，薄荷 6g，白芍 12g，云茯苓 12g，牡丹皮 6g，厚朴 6g，浙贝母 15g，金钱草 24g。

（3）郭某，女，22 岁，在六一〇厂工作，1955 年 1 月 27 日来诊。六年前发作手足发木，昨日并发麻胀痛，拟以养血息风之法。处方：制附片 12g，紫苏叶 9g，化橘红 9g，羌活 6g，独活 6g，当归 12g，炙甘草 3g，生黄芪 18g，杏仁 6g，牛膝 6g，生姜 9g。

安神养血法

【常用方剂】

安神养血方：石决明 18g，菊花 12g，薏苡仁 24g，牡蛎 18g，厚朴花 6g，山茱萸 6g，木抱茯神 15g，炒麦芽 12g，怀山药 12g，远志肉 3g，麦冬 12g，炒鸡内金 9g。

【案例】

（1）李某，男，55 岁，市法院工作，1953 年 5 月 22 日来诊。治以安神养血方，处方：石决明 18g，菊花 12g，薏苡仁 24g，牡蛎 18g，厚朴花 6g，山茱萸 6g，木抱茯神 15g，炒麦芽 12g，怀山药 12g，远志肉 3g，麦冬 12g，炒鸡内金 9g。

（2）阚某，男，26 岁，市文化局工作，1953 年 5 月 22 日来诊。睡眠不好，饮食不佳，头昏，由于神经衰弱。此症一方面金针治疗，一方面吃药，更需要休息方可告愈。处方：牡蛎 24g，山茱萸 6g，菊花 12g，炒薏苡仁 24g，怀山药 12g，广陈皮 4.5g，木抱茯神 15g，盐黄柏 3g，远志肉 4.5g，炒鸡内金 9g（3 剂）。

润肺养血法

【叶案原文实录】

神经衰弱，近又咳嗽，由于肝旺血虚，拟以润肺养血为治。

【常用方剂】

润肺养血方：生地黄 18g，菊花 12g，天冬 12g，桔梗 3g，浙贝母 12g，蝉蜕 4.5g，麦冬 12g，厚朴花 6g，盐黄柏 3g，旋覆花 6g，荆芥花 6g。

【案例】

（1）林某，男，33 岁，住江北土坨，1953 年 5 月 6 日来诊。神经衰弱，近又咳嗽，由于肝旺血虚，拟以润肺养血之法。处方：旋覆花 9g，云茯苓 12g，天冬 12g，浙贝母 15g，菊花 12g，厚朴花 6g，款冬花 6g，生地黄 12g，牡丹皮 6g，夏枯草 18g。

（2）余某，女，20 岁，住正阳街大巷子 6 号，1953 年 7 月 7 日来诊。治以润肺养血方，处方：生地黄 18g，菊花 12g，天冬 12g，桔梗 3g，浙贝母 12g，蝉蜕 4.5g，麦冬 12g，厚朴花 6g，盐黄柏 3g，旋覆花 6g，荆芥花 6g。

1953 年 7 月 12 日复诊。处方：生地黄 18g，银柴胡 6g，云茯苓 12g，牡丹皮 6g，厚朴花 4.5g，浙贝母 12g，桑枝 3g，旋覆花 6g，桔梗 3g，蝉蜕 3g，炒鸡内金 6g。

1953 年 7 月 22 日三诊。处方：金银花 12g，连翘 6g，白芍 12g，云茯苓 12g，浙贝母 12g，甘草 2.1g，炒麦芽 12g，麦冬 12g，菊花 12g，夏枯草 18g。

1953 年 8 月 17 日四诊。处方：菊花 12g，山茱萸 6g，白薇 4.5g，云茯苓 12g，生地黄 18g，薄荷 4.5g，麦冬 12g，天冬 12g，牡丹皮 6g，盐黄柏 4.5g，知母 6g，夏枯草 18g。

1953 年 8 月 20 日五诊。处方：生地黄 24g，炒栀子仁 6g，侧柏 12g，牡丹皮炭 6g，茜草 1.2g，尖贝母末（吞服）6g，荆芥炭 4.5g，厚朴花 6g，雅黄连 1.2g，麦冬 12g，云茯苓 12g。

1953 年 8 月 22 日六诊。处方：生地黄 24g，牡蛎 18g，牡丹皮 6g，茜草 1.2g，生栀子仁 6g，冬瓜皮 12g，冬瓜子 12g，荆芥炭 4.5g，薏苡仁 24g，麦冬 12g，薄荷 4.5g，桑叶 3g，厚朴花 6g，夏枯草 12g。

1953 年 8 月 29 日七诊。处方：生地黄 24g，银柴胡 6g，蝉蜕 3g，玄参 12g，石决明 18g，知母 6g，麦芽 12g，桔梗 3g，菊花 12g，厚朴花 6g，蒲公英 30g。

养血润肠法
【案例】

罗某，住西南统战部，1953 年 6 月 26 日来诊。治以养血润肠方，处方：当归 45g，白菊花 45g，煎水服。

开窍养血法
【案例】

邹某，女，1955 年 5 月 13 日来诊。治以开窍养血方，处方：阿胶珠 12g，石菖蒲 12g，煎水服。

9. 祛痰法

对于痰湿之邪，心清先生认为若痰凝气滞迁延不治，则易成有形之结核肿块，痞结于中焦，阻碍气机上下升降。治疗时应注意痰饮虽为阴物，却随患者体质而从化，故治疗有侧重清热化痰与温阳化痰之不同，须特加留意。

【叶案原文实录】

项间结痰核几年，内部痰湿严重，拟以祛痰湿为治。

咳嗽、胃不舒适，拟以祛风化痰为治。

左腮下结核肿已四天，乃是痰凝气滞，拟以内消之法。

【案例】

（1）胡某，女，60岁，住和平路24号，1953年5月22日来诊。项间结痰核几年，内部痰湿严重，拟以祛痰湿为治。处方：浙贝母 15g，云茯苓 12g，薏苡仁 24g，金银花 12g，连翘 6g，枳壳 4.5g，蝉蜕 6g，甘草 1.8g，蒲公英 24g。

1953年6月2日复诊。厥阴气痛，拟以乌梅汤为治，处方：花椒 2.4g，雅黄连 1.2g，制附片 12g，细辛 12g，盐黄柏 3g，当归 4.5g，安桂 3g，炮姜 4.5g，沙参 3g，大乌梅 3 枚。

（2）胡某，男，29岁，住凯旋路13号，1953年5月22日来诊。咳嗽、胃不舒适，拟以祛风化痰为治。处方：浙贝母 12g，桂子 3g，云茯苓 12g，紫苏子 6g，白芍 12g，炙甘草 2.1g，荆芥花 6g。

（3）田某，男，17岁，1953年4月22日来诊。左腮下结核肿已四天，乃是痰凝气滞，拟以内消之法。处方：浙贝母 15g，泽泻 4.5g，赤芍 12g，青皮 6g，制乳香 3g，川芎 4.5g，薏苡仁 24g，甘草 3g，蒲公英 24g，夏枯草 24g。

10. 消滞法

心清先生对于消滞法的运用主要在于消饮食积滞或虫积。

【叶案原文实录】

湿热滞胃，不思饮食，拟以化湿消导为治。

腹痛，胃肠蛔虫过多，拟以消灭蛔虫之法。

【常用方剂】

清热消滞方：云茯苓 15g，天花粉 2.1g，金银花 12g，炒枳壳 4.5g，使君子肉 7 枚，连翘 6g，防风 4.5g，白芍 12g，生栀子仁 6g，炒鸡内金 9g。

【案例】

（1）杨某，男，3 岁，住花纱公司宿舍，1953 年 6 月 25 日来诊。治以清热消滞方，处方：云茯苓 15g，天花粉 2.1g，金银花 12g，炒枳壳 4.5g，使君子肉 7 枚，连翘 6g，防风 4.5g，白芍 12g，生栀子仁 6g，炒鸡内金 9g。

（2）卢某，男，27 岁，市建设局工作，1953 年 5 月 17 日来诊。肠胃有滞，拟以消导之法。处方：藿香梗 6g，白芍 12g，薄荷 6g，防风 4.5g，枯黄芩 4.5g，泽泻 4.5g，云茯苓 12g，甘草 2.4g，生姜 9g。

1953 年 5 月 24 日复诊。湿热滞胃，不思饮食，拟以化湿消导为治。处方：藿香梗 6g，枳壳 6g，云茯苓 12g，薄荷 6g，枯黄芩 6g，天花粉 24g，蝉蜕 6g，炒麦芽 12g，白芍 12g，薏苡仁 24g，炒鸡内金 9g。

（3）梁某，男，4 岁，1953 年 4 月 19 日来诊。腹痛，胃肠蛔虫过多，拟以消灭蛔虫之法。处方：使君子肉 7 枚，白芍 12g，花椒 2.4g，薄荷 3g，炒枳壳 3g，甘草 1.5g，枯黄芩 3g，当归 6g，炒鸡内金 9g（3 剂）。

（4）王某，女，25 岁，住四德里 5 号，1953 年 8 月 18 日来诊。饮食滞胃作痛，拟以消导为治。处方：藿香梗 6g，厚朴花 6g，雅黄连 2.4g，炒麦芽 12g，枯黄芩 4.5g，白芍 12g，薄荷 6g，干姜 6g，云茯苓 12g，甘草 2.4g，炒鸡内金 12g。

11. 温化法

心清先生用温化法治疗外寒束经络、肺系，而四肢、腰膝麻木疼痛，头痛，咳嗽者；或寒内陷胃肠而腹泻者；或肾阳不足，寒湿内生而腰痛者。

【叶案原文实录】

咳嗽、头痛，乃是感寒，拟以温化之法。

咳嗽一个月余，夜间咳剧，拟以温化之法。

两大腿作痛然，常由于风湿凝滞，拟以温化之法。

两膝部肿，四肢发麻已一星期，拟以温化之法。

右坐骨一带作痛已两年矣，拟以温化之法。

两脚板肿已三个月，由于肾虚，拟以肾气汤主治。

感寒腹泻，拟以温化之法。

咳嗽气喘，夜间额部发痛，拟以温化之法。

腰痛一月，拟以温化之法。

风湿下注，左大小腿作痛，拟以温化之法。

坐骨痛，经络痛，拟以温化之法。

【常用方剂】

（1）当归 12g，桂子 6g，紫苏梗 6g，紫苏子 6g，蝉蜕 6g，杏仁 6g，炙甘草 3g，生姜 9g。

（2）温化方：制附片 15g，山茱萸 6g，牡丹皮 3g，熟地黄 18g，怀山药 15g，桂枝 6g，车前子 6g，怀牛膝 6g，泽泻 3g，茯苓 12g。（济生肾气丸为基础方）

【评述】

先生温化之法按：同为温化，有表里之别，脾肾之异。始终注意温而不燥。使阳复气行，阳气通行，自无阴邪留滞。从下而温，固其元阳之本；从上而温，温养肺气，培其天阳以固至高之气；平补中阳，使金水自能相生，颇有汪绮石治疗虚劳"三本二统"之意。

【案例】

（1）任某，女，22 岁，住民族路 31 号，1953 年 4 月 21 日来诊。咳嗽、头痛，乃是感寒，拟以温化之法。处方：当归 12g，桂子 6g，紫苏梗 6g，紫苏子 6g，蝉蜕 6g，杏仁 6g，炙甘草 3g，生姜 9g。

（2）罗某，男，22 岁，1953 年 6 月 1 日来诊。咳嗽一月余，夜间咳剧，拟以温化之法。处方：当归 12g，云茯苓 12g，厚朴 6g，桂子 4.5g，杏仁 6g，炮姜 12g，紫苏子 6g，旋覆花 6g，炙甘草 3g，生姜 9g。

（3）胡某，男，56 岁，住铜鼓台 61 号，1953 年 4 月 21 日来诊。两大腿作痛然，常由于风湿凝滞，拟以温化之法。处方：桂枝 6g，制附片 15g，独活 6g，生黄芪 30g，当归 15g，炙甘草 4.5g，桑枝 24g，炒杜仲 12g，盐黄柏 1.2g，生姜 12g。

（4）李某，女，46 岁，1953 年 7 月 8 日来诊。腰痛一个月，拟以温化之法。处方：熟地黄 15g，山茱萸 6g，炒杜仲 6g，桂枝 4.5g，制附片 12g，云茯苓 12g，牡丹皮 6g。

（5）唐某，女，30 岁，1953 年 4 月 23 日来诊。两膝部肿，四肢发麻已一星期，拟以温化之法。处方：制附片 15g，茯苓皮 15g，桂子 4.5g，怀山药 12g，冬瓜皮 12g，生黄芪 24g，竹柴胡 6g，山茱萸 6g，盐黄柏 3g，熟地黄 18g。

（6）乔某，男，28 岁，1953 年 5 月 19 日来诊。右坐骨一带作痛已两年余，拟以温化之法。处方：制附片 15g，山茱萸 6g，牡丹皮 3g，熟地黄 18g，怀山药 15g，桂枝 6g，车前子 6g，怀牛膝 6g，泽泻 3g，茯苓 12g。

（7）赵某，男，33 岁，1953 年 6 月 9 日来诊。背脊作痛已八个月，气紧咳嗽，拟以温化之法。处方：紫苏梗 6g，旋覆花 6g，紫苏子 6g，熟地黄 15g，独活 3g，杏仁 6g，砂仁 6g，山茱萸 6g，云茯苓 12g。

（8）赵某，女，53 岁，住下解放 30 号，1953 年 6 月 24 日来诊。两脚板肿已三个月，由于肾虚，拟以肾气汤主治。处方：制附片 12g，怀牛膝 6g，牡丹皮 3g，熟地黄 15g，桂枝 6g，冬瓜皮 12g，车前子 6g，茯苓 15g，怀山药 12g，老姜皮 3g。

（9）袁某，男，34 岁，住学田湾 157 号，1953 年 8 月 21 日来诊。右大小腿作痛，乃是风湿所致，拟以温化之法。处方：熟地黄 18g，制附片 12g，云茯苓 12g，牡丹皮 6g，桂枝 22g，泽泻 4.5g，怀牛膝 6g，山茱萸 6g。

（10）邓某，女，46 岁，住华一村 83 号，1953 年 7 月 11 日来诊。咳嗽气喘，夜间额部发痛，拟以温化之法。处方：旋覆花 9g，云茯苓 12g，泡参 12g，法半夏片 12g，紫苏子 6g，炮姜 4.5g，厚朴花 6g，杏仁 6g，炙甘草 2.4g，蝉蜕 6g，生姜汁十余滴。

（11）廖某，男，24 岁，住长顺旅馆，1953 年 8 月 19 日来诊。治以温化法，处方：熟地黄 18g，制附片 12g，牡丹皮 3g，桂枝 6g，山茱萸 6g，泽泻 3g，怀山药 12g，云茯苓 12g，炒杜仲 12g。

（12）李某，男，1953 年 6 月 13 日来诊。感寒腹泻，拟以温化之法。处方：藿香梗 6g，干姜 6g，枯黄芩 4.5g，防风 4.5g，云茯苓 12g，当归 6g，泽泻 4.5g，苍术 12g，甘草 1.2g，生姜 6g。

1953 年 7 月 1 日复诊。治以养血安神，健脾胃方。处方：菊花 12g，砂仁（打破）6g，炒薏苡仁 24g，干地黄 15g，怀山药 12g，炒麦芽 12g，云茯苓 12g，石决明 18g，炒鸡内金 12g。

（13）冯某，男，24 岁，1954 年 6 月 20 日来诊。风湿下注，左大小腿作痛，拟以温化之法。处方：独活 6g，川牛膝 6g，菟丝子 6g，当归 12g，生黄芪 24g，炙甘草 3g，桑枝 8g，补骨脂 4.5g。

（14）王某，女，46 岁，住九天坎 19 号，1953 年 5 月 3 日来诊。右臀部发生痰核如盏大，作痛，难于安枕，拟以阳和汤为治。处方：熟地黄 24g，白芥子 9g，炮姜 3g，麻绒 1.5g，鹿角胶（水蒸兑服）6g，甘草 2.4g，桂枝 4.5g。

（15）周某，女，57 岁，1953 年 6 月 12 日来诊。处方：熟地黄 15g，制附片 12g，山茱萸 6g，牡丹皮 6g，生黄芪 2.1g，车前子 6g，云茯苓 12g，安桂 4.5g，盐黄柏 1.2g。

12. 润肺法

【叶案原文实录】

咳嗽两月余，拟以润肺之法。

咳嗽，小腹右侧作痛，拟以润肺理气为治。

咳嗽，又颈部结核，口渴，拟以润肺化痰。

咳嗽，觉胃部发热，拟以清热润肺为治

咳嗽，手心发热，拟以润肺清热之法。

胸前作胀，肋间作痛，拟以疏气润肺。

【常用方剂】

（1）润肺治咳方：旋覆花 9g，云茯苓 12g，天冬（去心）12g，款冬花 6g，菊花 12g，白芍 12g，浙贝母 12g，蝉蜕 3g，玄参 12g，生甘草 2.1g，广陈皮 4.5g。

（2）润肺清热方：浙贝母 12g，云茯苓 12g，枳壳 4.5g，薄荷 4.5g，菊花 12g，金银花 12g，牡丹皮 6g，白芍 12g，甘草 1.5g，枯黄芩 3g，蒲公英 24g，夏枯草 12g。

（3）润肺祛风方：旋覆花 9g，白芍 12g，厚朴花 6g，款冬花 6g，薄荷 6g，浙贝母 12g，竹柴胡 6g，法半夏片 12g，枯黄芩 6g，甘草 1.8g，生姜 6g。

【加减】

（1）热盛者，加枯黄芩 3g，蒲公英 24g，夏枯草 12g，牡丹皮 6g，金银花 12g。

（2）胁痛、腹痛者，拟以润肺理气为治，加甘草 2.1g，佛手片 4.5g。

（3）咳嗽痰少者，可加天冬（去心）12g，天花粉 24g。

【评述】

咳嗽既久，致内伤津液，症状虽一，润肺俱同，然仍可因邪气、主症之异，而将治法分为润肺祛风、润肺清热、润肺治咳、润肺化痰等。

治咳之法，初咳则祛风为首务。肺合皮毛，外邪袭表，肺首当其冲被侵袭。咳嗽不止于肺，但又不离乎肺，故用降肺气而兼有止咳化痰之品为上选。心清先生治咳善用旋覆花、杏仁泥、紫苏子等品。咳嗽患者除气逆作咳之病状外，多有痰涎。《内经》有云："五脏六腑皆令人咳，非独肺也。"若脾失健运，则脾可为生痰之源，故先生喜用纹党参、云茯苓、生姜、麦芽、炒鸡内金等以健脾开胃，以杜生痰之源，亦蕴"治痰当以温药和之"之义。此外，痰为津液失于气化而致，根本原因是气机失于调畅，故需治气以治痰，用竹柴胡、陈皮等疏肝理胃，以恢复气机之升降出入，则津行有常，液流无滞，痰无由以生，且已生之痰可得以外祛或回归气化。故先生所拟祛风治咳方包含云茯苓、旋覆花、枯黄芩、白芍、杏仁泥、甘草、紫苏子、竹柴胡、生姜，则不难理解矣。若欲加强降肺气之功效则可加紫苏子、厚朴花；若久咳则加入当归、款冬花以养血润肺止咳；若患者咳嗽、气紧、头昏，则可加白芍、赤芍等，以和血缓痉，经络通畅；若久咳、口渴者，则可加入浙贝母、枯黄芩，以疏肺清胃。

【案例】

（1）彭某，女，52岁，住江北陈家坡，1953年5月7日来诊。咳嗽气紧，由于感受风邪，拟以祛风为治。处方：旋覆花9g，厚朴花6g，云茯苓12g，款冬花6g，紫苏子6g，炙甘草3g，法半夏片12g，当归12g，杏仁6g，生姜6g。

1953年5月8日复诊。咳嗽两月余，拟以润肺之法。处方：熟地黄15g，紫苏子6g，制附片12g，云茯苓15g，桂子4.5g，牡丹皮6g，山茱萸6g，怀山药12g，泽泻3g。

1953年5月20日三诊。咳嗽两月余，拟以祛风润肺之法。处方：旋覆花9g，云茯苓12g，厚朴花6g，款冬花6g，杏仁泥6g，蝉蜕6g，浙贝母12g，紫苏子6g，甘草2.4g，夏枯草12g。

（2）余某，男，12岁，1953年6月14日来诊。咳嗽，又颈部结核，口渴，拟以润肺化痰。处方：浙贝母12g，云茯苓12g，蝉蜕6g，枳壳4.5g，青皮4.5g，枯黄芩4.5g，金银花12g，白芍12g，生甘草2.4g，夏枯草12g。

（3）欧某，女，24岁，1953年5月14日来诊。咳嗽，手心发热，拟以润肺清热之法。处方：生地黄18g，旋覆花9g，杏仁6g，牡丹皮6g，栀子仁6g，盐黄柏 4.5g，白薇 6g，厚朴花 6g。

（4）余某，女，20 岁，住正阳街大巷子 6 号，1953 年 6 月 10 日来诊。咳嗽，觉胃部发热，拟以清热润肺为治。处方：浙贝母 12g，旋覆花 6g，麦冬 12g，云茯苓 12g，厚朴花 6g，桔梗 3g，菊花 12g，生地黄 18g，盐黄柏 3g，夏枯草 12g。

1953 年 6 月 14 日复诊。处方：尖贝母（研末冲服）6g，旋覆花 6g，厚朴花 6g，生地黄 18g，款冬花 6g，炒麦芽 6g，云茯苓 12g，银柴胡 6g，牡丹皮 6g，山茱萸 6g，夏枯草 12g。

（5）刘某，男，38 岁，1953 年 7 月 11 日来诊。胸前作胀，肋间作痛，拟以疏气润肺。处方：旋覆花 6g，云茯苓 12g，天冬 12g，款冬花 6g，菊花 12g，知母 3g，厚朴花 6g，薄荷 4.5g，盐黄柏 3g，白芍 12g，蝉蜕 3g，夏枯草 18g。

（6）赵某，女，1953 年 7 月 30 日来诊。治以祛风养血方，处方：独活 4.5g，赤芍 12g，云茯苓 12g，当归 9g，橘络 9g，紫苏梗 3g，川芎 4.5g，菊花 12g，炙甘草 2.1g，伸筋草 12g。

附：通肺窍法

【叶案原文实录】

鼻流涕已两年，晨起较重，拟以通肺窍为治。

【常用方剂】

辛夷 6g，香白芷 6g，菊花 12g，白芍 12g，云茯苓 12g，桔梗 3g，蝉蜕 6g，厚朴花 6g，甘草 2.4g，夏枯草 12g。

13. 健脾胃法

心清先生极为重视健脾胃法。单纯脾胃不健者，或慢性病后期长期不愈者，先生均会从调补后天脾胃着手。

【叶案原文实录】

腹泻半月，拟以健脾胃为治。

头痛已止，发热已退，拟以调和脾胃气方。

【常用方剂】

（1）健脾胃方一：怀山药 12g，云茯苓 12g，法半夏片 12g，广陈皮 6g，炒杜仲 6g，炒薏苡仁 24g，纹党参 12g，甘草 1.2g，炒鸡内金 6g。

（2）健脾胃方二：藿香梗 6g，大腹皮 6g，半夏 12g，云茯苓 15g，砂仁（打破）6g，生白术 12g，生苍术 12g，陈皮 6g，炒鸡内金 12g。

（3）健脾胃方三：浙贝母 18g，当归 12g，菊花 12g，生黄芪 21g，陈皮 6g，甘草 1.2g，嫩桑枝 24g，川牛膝 6g，盐黄柏 2.4g，生苍术 12g，泽泻 4.5g。

【评述】

心清先生的健脾胃方主要以异功散或香砂六君丸为主方，加上炒鸡内金、炒麦芽以健脾和胃，加上槟榔、厚朴花以行气消胀。湿滞胃脘者，可加炒薏苡仁、生苍术、大腹皮、冬瓜皮以健脾利湿。遇暑夏之令，则常加藿香梗、香薷等品以解暑祛湿。

【案例】

（1）曾某，女，34 岁，住凤凰台 60 号，1953 年 9 月 30 日来诊。疏以健脾胃方，处方：怀山药 18g，沙参 12g，云茯苓 12g，菊花 12g，橘络 9g，浙贝母 12g，炒麦芽 9g，炒鸡内金 6g。

（2）牛某，男，2 岁，住凯旋路 13 号，1953 年 6 月 7 日来诊。腹泻半月，拟以健脾胃为治。处方：藿香梗 3g，枯黄芩 1.5g，白术 6g，白芍 6g，云茯苓 9g，法半夏片 6g，紫苏梗 1.5g，广陈皮 4.5g，甘草 1g，炒鸡内金 6g。

（3）张某，男，10 岁，住五四路 62 号，1953 年 8 月 23 日来诊。治以健胃祛湿方，处方：藿香梗 6g，白芍 12g，云茯苓 12g，槟榔 4.5g，紫苏子 6g，使君子肉 7 枚，甘草 1.5g，花椒 2.4g，枯黄芩 3g，炒鸡内金 9g，薏苡仁 24g（2 剂）。

（4）宋某，男，68 岁，住民生大楼，1953 年 6 月 14 日来诊。治以健脾胃方，处方：白术 15g，浙贝母 15g，纹党参 18g，云茯苓 18g，广陈皮 9g，甘草 3g，炒鸡内金 12g，以上药研细末。

1953 年 7 月 11 日复诊。肝气夹湿，滞于中焦，拟以利湿理气为治。处方：藿香梗 6g，厚朴花 6g，云茯苓 12g，薄荷 4.5g，炒薏苡仁 30g，天花粉 2.1g，生苍术 12g，大腹皮 4.5g，炒麦芽 12g，冬瓜皮 12g，炒鸡内金 6g。

1953 年 8 月 14 日三诊。以调气祛暑，利脾胃湿热为治。处方：藿香梗 6g，紫苏梗 6g，香薷 3g，枯黄芩 6g，槟榔 4.5g，厚朴花 6g，云茯苓 12g，炒鸡内金 9g，生姜 6g。

1953 年 8 月 15 日四诊。处方：藿香梗 6g，白芍 12g，云茯苓 12g，厚朴花 6g，法半夏 12g，香附 6g，槟榔 4.5g，紫苏子 6g，枯黄芩 4.5g，炒麦芽 12g，生姜 9g。

1953 年 8 月 17 日五诊。处方：藿香梗 6g，厚朴花 6g，广陈皮 6g，云茯苓 12g，炒薏苡仁 24g，泽泻 4.5g，生苍术 12g，蝉蜕 6g，白芍 12g，炒鸡内金 9g，菊花 12g。

1953 年 8 月 18 日六诊。处方：藿香梗 6g，生苍术 12g，泽泻 4.5g，金银花 12g，广陈皮 6g，薏苡仁 24g，冬瓜皮 12g，厚朴花 6g，浙贝母 12g，法半夏 12g，炒鸡内金 6g，云茯苓 12g。

1953 年 8 月 19 日七诊。处方：藿香梗 6g，郁金片 6g，槟榔 4.5g，云茯苓 12g，冬瓜皮 15g，天花粉 24g，浙贝母 12g，厚朴花 6g，法半夏 12g，生白术 12g，夏枯草 18g，炒鸡内金 9g。

1953 年 8 月 20 日八诊。处方：藿香梗 6g，大腹皮 4.5g，连翘 6g，云茯苓 12g，冬瓜皮 12g，金银花 12g，桑叶 6g，生扁豆衣 12g，厚朴花 6g，炒鸡内金 3g。

1953 年 8 月 30 日九诊。处方：藿香梗 6g，云茯苓 12g，薄荷 4.5g，炒薏苡仁 24g，白芍 12g，炒麦芽 12g，紫苏梗 4.5g，菊花 12g，桑叶 3g，滑石 12g，炒鸡内金 6g。

1954 年 6 月 20 日十诊。治以健脾胃方，处方：藿香梗 6g，大腹皮 6g，半夏 12g，云茯苓 15g，砂仁（打破）6g，生白术 12g，生苍术 12g，陈皮 6g，炒鸡内金 12g。

1954 年 6 月 22 日十一诊。处方：藿香梗 6g，生苍术 18g，炒麦芽 12g，厚朴花 6g，甘草 1.8g，云茯苓 12g，陈皮 4.5g，炒鸡内金 9g。

1954 年 6 月 24 日十二诊。处方：花椒 2.4g，雅黄连 1.2g，制附片 12g，细辛 12g，盐黄柏 4.5g，当归 3g，安桂 4.5g，炮姜 4.5g，沙参 3g，大乌梅 3 枚。

（5）宋某，女，2 岁，住重庆日报社，1953 年 7 月 18 日来诊。治以健脾胃方，处方：纹党参 24g，云茯苓 30g，浙贝母 24g，炒麦芽 18g，薏苡仁 6g，甘草 6g，广陈皮 12g，炒鸡内金 18g，以上药研细末，每顿饭后用开水吞服半汤匙。

（6）彭某，男，住西南统战部，1953 年 5 月 31 日来诊。治以健脾胃方，处方：白术 18g，云茯苓 24g，纹党参 24g，浙贝母 12g，甘草 6g，广陈皮 9g，炒鸡内金 15g，以上药研细末，每次用开水吞服一汤匙，饭后吞服。

（7）刘某，男，23 岁，住市教育局，1953 年 7 月 8 日来诊。食欲不振，拟以健脾胃为治。处方：藿香梗 6g，云茯苓 12g，厚朴花 9g，浙贝母 12g，菊花 12g，炒麦芽 12g，薄荷 6g，白芍 12g，法半夏 12g，炒鸡内金 6g，枯黄芩 3g。

（8）彭某，男，11 岁，住兴哥子 18 号，1953 年 5 月 6 日来诊。头痛已止，发热已退，拟以调和脾胃气方。处方：生扁豆衣 12g，炒麦芽 6g，白芍 12g，薏苡仁 24g，炒枳壳 4.5g，甘草 1.2g，怀山药 12g，枯黄芩 3g，薄荷 3g，炒鸡内金 6g。

（9）王老太太，女，住西南统战部，1953 年 7 月 29 日来诊。咳嗽，胃部不适，拟以润肺健脾胃为治。处方：旋覆花 6g，浙贝母 12g，厚朴花 4.5g，款冬花 6g，云茯苓 12g，白芍 12g，紫苏子 6g，杏仁 6g，炙甘草 2.1g，蝉蜕 3g，炒鸡内金 6g，菊花 12g。

养血健脾胃法

【常用方剂】

养血健脾方：纹党参 15g，云茯苓 12g，橘络 9g，生扁豆衣 12g，当归 6g，怀山药 12g，炒薏苡仁 30g，菊花 12g，炒谷芽 12g，桂圆肉 6g。

【案例】

（1）李某，男，住市法院，1953 年 5 月 7 日来诊。治以养血健脾胃方，处方：纹党参 15g，云茯苓 12g，橘络 9g，生扁豆衣 12g，当归 6g，怀山药 12g，炒薏苡仁 30g，菊花 12g，炒谷芽 12g，桂圆肉 6g，甘蔗 6 寸（3 剂）。

（2）董某，男，在西南卫生局工作，1953 年 10 月 3 日来诊。病后脾胃欠佳，自汗，拟以健脾养血为治。处方：泡参 18g，生白术 15g，炒杜仲 6g，云茯苓 15g，广陈皮 9g，法半夏片 12g，甘草 3g，续断 6g，炒鸡内金 12g（2 剂）。

【评述】

患者的突出症状体现在病后脾胃欠佳、自汗，心清先生以健脾养血为治。方子以异功散为基本方，加重泡参、生白术之量，意在健脾生气，使气旺能生血，气壮能摄津止汗。由于肾主一身之元气，故少用杜仲、续断以固其肾元，使源中之源不竭，自能康复。

利湿健脾胃法

【案例】

（1）沈校长，男，在西南工干校工作，1953 年 6 月 12 日来诊。治以利湿健脾胃方，处方：藿香梗 4.5g，冬瓜皮 12g，菊花 12g，薏苡仁 30g，炒麦芽 12g，橘络 9g，云茯苓 15g，怀山药 18g，炒鸡内金 9g。

　　1953 年 6 月 25 日复诊。治以清湿热健脾胃方，处方：天花粉 2.1g，薄荷 3g，菊花 12g，厚朴花 6g，枯黄芩 4.5g，桑叶 3g，怀山药 15g，薏苡仁 24g，云茯苓 15g，炒麦芽 12g，炒鸡内金 12g，蒲公英 30g。

　　（2）罗某，男，35 岁，住西南统战部，1953 年 7 月 24 日来诊。疏以利湿健脾胃方，处方：天花粉 2.1g，白芍 12g，炒薏苡仁 30g，金银花 12g，藿香梗 6g，独活 4.5g，泽泻 4.5g，广陈皮 6g，云茯苓 12g，枯黄芩 4.5g，生姜 6g。

14. 温肾法

【叶案原文实录】

　　周身作痛已半月之久，由于寒湿内蕴，拟以肾气汤为治。

　　左坐骨神经作痛已一月余，拟以温肾之法。

　　咳嗽，气喘，心悸，有孕九月，拟以收纳肾气为治。

【常用方剂】

　　（1）温肾方一：天雄片 60g，老姜 60g，羊肉 1 斤，炖服。

　　（2）温肾方二：安桂 6g，制附片 12g，紫苏梗 6g，续断 4.5g，制乳香 3g，炙甘草 3g，当归 12g，独活 6g，盐黄柏 1.5g，生姜 9g。

　　（3）温肾方三：熟地黄 18g，山茱萸 6g，怀牛膝 6g，牡丹皮 3g，制附片 12g，车前子 6g，泽泻 4.5g，桂枝 3g，怀山药 12g，云茯苓 12g。

【案例】

　　（1）罗某，男，住西南统战部，1953 年 7 月 17 日来诊。治以温肾方，处方：天雄片 60g，老姜 60g，羊肉 1 斤，炖服。

　　（2）张某，男，34 岁，1953 年 8 月 1 日来诊。治以温肾方，处方：安桂 6g，制附片 12g，紫苏梗 6g，续断 4.5g，制乳香 3g，炙甘草 3g，当归 12g，独活 6g，盐黄柏 1.5g，生姜 9g。

　　（3）刘某，女，51 岁，住临江支路 18 号，1953 年 7 月 3 日来诊。周身作痛已半月之久，由于寒湿内蕴，拟以肾气汤为治。处方：熟地黄 18g，云茯苓 15g，山茱萸 6g，制附片 15g，泽泻 4.5g，冬瓜皮 6g，车前子 9g，怀山药 12g，怀牛膝 6g，牡丹皮 6g。

　　（4）魏某，女，73 岁，住化龙桥正街 256 号，1953 年 5 月 4 日来诊。处方：

金匮肾气丸 250g，每次用开水吞服 3g，每日 2 次。

（5）任某，女，47 岁，住金刚塔 41 号，1953 年 8 月 19 日来诊。左坐骨神经作痛已一月余，拟以温肾之法。处方：熟地黄 18g，山茱萸 6g，怀牛膝 6g，牡丹皮 3g，制附片 12g，车前子 6g，泽泻 4.5g，桂枝 3g，怀山药 12g，云茯苓 12g。

（6）陈某，女，24 岁，住陕西路 68 号，1953 年 5 月 4 日来诊。咳嗽，气喘，心悸，有孕九月，拟以收纳肾气为治。处方：熟地黄 15g，怀山药 12g，款冬花 6g，云茯苓 12g，制附子 12g，车前子 6g，安桂 4.5g，山茱萸 6g。

附：养肾水法

【常用方剂】

养肾水方：知柏地黄丸 250g，每次用开水吞服 6g，每日 2 次，饭前吞服。

15. 特殊调理

病患在特殊的时间、空间、情绪的刺激之下，机体产生了不同于平日的反应，或者平日的病状有所增强，医者需特别留意，否则治疗难建其功。如女子处于月经前后、带下、生产的特殊时期，在处方用药时要特别注意，须照顾气与血、血与水、邪与正之间的复杂关系。又如慢性虚损性疾病患者处于缓解期或恢复期，调理时须权衡各脏腑的功用与残留邪气之间的力量对比。

月经期

【叶案原文实录】

胃痛甚剧，又加月经来，拟以调气养血为治。

月经时，小腹冷痛，拟以调气温化之法。

月经来时，小腹作痛，又感暑热，头昏痛，水泻，拟以祛暑调气为治。

右胁下胀痛，又值经期间，由于气血不调，拟以调气养血之法。

胃痛甚剧，又加月经来，拟以调气养血为治。

月经时，小腹冷痛，拟以调气温化之法。

月经来时，腰腹膝部胀痛，拟以调气养血为治。

月经来时，小腹痛及左腿上痛，拟以调气养血之法。

【常用方剂】

竹柴胡 4.5g，云茯苓 12g，橘络 9g，延胡索 6g，白芍 15g，浙贝母 12g，茺蔚子 12g，丝瓜络 12g，甘草 2.4g，益母草 21g。

【案例】

（1）黄某，女，36岁，在最高人民法院工作，1953年5月19日来诊。右胁下胀痛，又值经期间，由于气血不调，拟以调气养血之法。处方：竹柴胡6g，白芍12g，薄荷4.5g，厚朴花6g，云茯苓12g，甘草2.1g，大腹皮4.5g，白芷6g，蝉蜕6g，益母草12g，蒲公英18g。

（2）陈某，女，41岁，1953年6月15日来诊。胃痛甚剧，又加月经来，拟以调气养血为治。处方：藿香梗6g，竹柴胡6g，枳壳4.5g，云茯苓12g，乌药4.5g，薄荷4.5g，白芍12g，甘草2.4g，枯黄芩2.4g，砂仁6g，益母草12g。

（3）周某，女，23岁，1953年5月14日来诊。月经时，小腹冷痛，拟以调气温化之法。处方：竹柴胡9g，当归12g，大腹皮4.5g，乌药4.5g，枳壳6g，酒黄芩3g，川芎4.5g，吴茱萸4.5g，香附6g，甘草2.4g，益母草18g。

（4）张某，女，25岁，住中华路191号，1953年7月10日来诊。背酸痛，又值月经来，拟以调气养血之法。处方：竹柴胡6g，乌药4.5g，薄荷3g，当归6g，生苍术12g，甘草1.5g，川芎4.5g，制乳香3g，陈皮4.5g，益母草18g。

（5）冯某，女，35岁，住人民村88号，1953年8月15日来诊。月经来时，小腹作痛，又感暑热，头昏痛，水泻，拟以祛暑调气为治。处方：藿香梗6g，白芍12g，泽泻4.5g，薄荷6g，防风4.5g，香薷2.4g，枳壳6g，枯黄芩4.5g，甘草2.4g，延胡索6g，益母草12g。

1953年8月16日复诊。处方：竹柴胡6g，乌药4.5g，川芎4.5g，当归6g，枳壳4.5g，赤芍12g，薄荷4.5g，延胡索6g，郁金6g，甘草1.5g，益母草12g。

（6）郭某，女，在市妇联工作，1953年4月19日来诊。血热，月经期提前，拟以调气清血之法。处方：浙贝母12g，荆芥炭3g，白芍12g，牡丹皮6g，天花粉2.1g，生甘草2.4g，云茯苓12g，麦冬12g，益母草15g。

（7）张某，女，36岁，在贸易学校工作，1953年4月20日来诊。月经来时，腰腹膝部胀痛，拟以调气养血为治。处方：当归12g，续断4.5g，菊花6g，紫苏梗3g，赤芍12g，延胡索6g，炒杜仲6g，橘络6g，甘草2.4g，益母草12g。

带下期

【叶案原文实录】

两膝以下胀痛，口渴，白带多，乃是湿热所致，拟以利湿清热。

血已止，白带多，拟以养血清热为治。

湿热内蕴，白带多，拟以利湿热为治。

【常用方剂】

（1）利湿清热方：茵陈 9g，生苍术 12g，桑枝 24g，防己 9g，泽泻 4.5g，草薢 6g，栀子仁 6g，薏苡仁 30g，白芍 12g，厚朴 6g，蒲公英 30g。

（2）养血清热方：浙贝母 12g，女贞子 12g，草薢 6g，云茯苓 12g，荆芥炭 3g，菊花 12g，薄荷 3g，干地黄 12g，栀子仁炭 3g，天冬 12g，夏枯草 12g，橘络 6g。

【案例】

（1）李某，女，37 岁，1953 年 4 月 23 日来诊。两膝以下胀痛，口渴，白带多，乃是湿热所致，拟以利湿清热。处方：茵陈 9g，生苍术 12g，桑枝 24g，防己 9g，泽泻 4.5g，草薢 6g，栀子仁 6g，薏苡仁 30g，白芍 12g，厚朴 6g，蒲公英 30g。

（2）王某，女，53 岁，1953 年 5 月 3 日来诊。血已止，白带多，拟以养血清热为治。处方：浙贝母 12g，女贞子 12g，草薢 6g，云茯苓 12g，荆芥炭 3g，菊花 12g，薄荷 3g，干地黄 12g，栀子仁炭 3g，天冬 12g，夏枯草 12g，橘络 6g。

1953 年 5 月 10 日复诊。处方：干地黄 24g，冬瓜皮 15g，草薢 6g，纹党参 24g，山茱萸 6g，薏苡仁 30g，怀山药 18g，麦冬 15g，蒲公英 60g，皂角刺 60g。

1953 年 5 月 28 日复诊。处方：金银花 12g，草薢 6g，泽泻 4.5g，浙贝母 12g，薏苡仁 24g，赤芍 12g，车前子 6g，连翘 6g，枯黄芩 4.5g，生地黄 2.1g，蝉蜕 6g，蒲公英 30g。

1953 年 6 月 27 日三诊。处方：浙贝母 15g，生地黄 18g，盐黄柏 4.5g，云茯苓 15g，天冬（去心）12g，金银花 12g，草薢 6g，山茱萸 6g，厚朴花 6g，薏苡仁 24g，蒲公英 30g，夏枯草 12g。

1953 年 7 月 20 日四诊。处方：草薢 6g，干地黄 15g，车前子 6g，牡丹皮 6g，云茯苓 12g，盐黄柏 3g，薄荷 3g，麦冬 12g，荆芥 4.5g，蒲公英 30g，薏苡仁 30g。

（3）叶某，女，39 岁，1953 年 5 月 20 日来诊。湿热内蕴，白带多，拟以利湿热为治。处方：盐黄柏 4.5g，海金沙 12g，薏苡仁 24g，怀山药 12g，草薢 6g，泽泻 4.5g，牡丹皮 6g，金银花 12g，枯黄芩 9g，茯苓 12g，蒲公英 24g。

产后

【叶案原文实录】

产后周身作痛，咳嗽，拟以调和气血并祛风为治。

产后发生四肢关节作痛，拟以养血之法为治。

【常用方剂】

羌活 6g，独活 6g，川牛膝 6g，陈皮 4.5g，赤芍 12g，白芍 12g，云茯苓 12g，甘草 2.4g，当归 12g，菊花 12g，乳香 3g，生黄芪 2.4g，伸筋草 12g。

【案例】

钱某，女，23 岁，1953 年 8 月 20 日来诊。产后周身作痛，咳嗽，拟以调和气血并祛风为治。处方：竹柴胡 9g，石菖蒲 6g，蝉蜕 6g，浙贝母 12g，赤芍 12g，枯黄芩 6g，旋覆花 9g，厚朴花 6g，独活 6g，甘草 2.4g，云茯苓 12g，紫苏子 6g。

恢复期

【常用方剂】

（1）熬膏方一：生黄芪 180g，熟地黄 120g，广陈皮 30g，云茯苓 90g，山茱萸 60g，嫩桑枝 180g，川牛膝 45g，独活 60g，桂枝 60g，秦艽 30g，木瓜 60g，甘草 24g，冰糖收膏，每次用开水兑服一汤匙，每日 2 次，饭前兑服。

（2）熬膏方二：生地黄 360g，山茱萸 120g，白薇 60g，牡丹皮 120g，银柴胡 60g，菊花 60g，云茯苓 180g，麦冬 120g，厚朴 60g，知母 60g，盐黄柏 60g，怀山药 240g，白及 180g，以上药冰糖收膏。

（3）熬膏方三：天雄片 120g，云茯苓 150g，炒杜仲 120g，山茱萸 120g，怀山药 180g，牡丹皮 60g，熟地黄 180g，生黄芪 120g，车前子 60g，川牛膝 120g，夜交藤 180g，以上药冰糖收膏，每次用开水兑服一汤匙，每日 2 次。

（4）清热养肺膏：生地黄 240g，知母 90g，浙贝母 120g，茯苓 150g，白及 120g，白薇 90g，杏仁泥 60g，牡蛎 180g，旋覆花 60g，酸枣仁 90g，青皮 60g，蒲公英 180g，炒麦芽 120g，上药浓煎，以白蜜 250g 收膏，每日 2 次，每次一汤匙。用于肺结核后期调养，可配 2 料，连续服用 3 个月。

（5）调气养胃膏：竹柴胡 90g，杭白芍 180g，香附米 90g，吴茱萸 60g，黄芩 60g，潞党参 240g，茯苓 240g，乌贼骨 300g，砂仁 60g，蒲公英 300g，广陈皮 60，当归 180g，何首乌 240g，地榆炭 120g，茜草 90g，炒枣仁 240g，冬瓜皮子各 300g，上药浓煎，以白蜜 250g 取膏，熬至滴水成珠，每日 2 次，每次用白开水兑服半汤匙。三七粉每包 0.6g，每日服用 2 次，每次 1 包。用于治疗阴虚肝热型胃溃疡恢复期。

（6）强肾健脾膏：熟地黄 300g，杜仲 180g，桑寄生 150g，何首乌 180g，炒枣仁 180g，泽泻 60g，牛膝 120g，茯苓 180g，青皮 60g，薏苡仁 240g，麦冬 150g，蒲公英 180g，竹柴胡 30g，炒鸡内金 60g，上方浓煎，以白蜜 125g 收膏，每日 2 次，每次用白开水兑服半汤匙。

（7）治痿膏：生黄芪 150g，当归 90g，怀牛膝 60g，茯苓 120g，干地龙 30g，独活 30g，桑枝 120g，秦艽 30g，陈皮 30g，苍术 60g，黄柏 45g，泽泻 45g，甘草 12g，杜仲 120g，熟地黄 120g，桑寄生 100g，怀山药 60g，蛇床子 30g，薏苡仁 100g，蒲公英 60g，熬膏，每日 2 次，每次用白开水兑服半汤匙。连服 3 料，每晚服用云南白药 0.6g，有补气血，利湿热，通经络之效，可治疗肌肉痿软无力之症。

（8）酸枣仁膏：酸枣仁 240g，川芎 180g，茯苓 270g，知母 240g，夜交藤 300g，甘草 180g，上药浓煎两次，白蜜 250 收膏，每晚睡前服膏药 15g，同时每日上、下午服用六味地黄丸 6g，连服 2 个月，用于肝肾阴虚，虚火扰神之失眠证。

（9）养血息风丸：生黄芪 240g，当归 60g，桂枝 60g，何首乌 120g，熟地黄 180g，茯苓 120g，川芎 30g，广陈皮 45g，杜仲 60g，桑寄生 90g，羌活 60g，独活 60g，制附片 60g，黄柏 60g，上药共研细末，炼蜜为丸，每丸重 6g，每日 2 次，每次 1 丸，服药 2 料，用于身体、四肢抽搐，属于肝风内动者。

【评述】

膏方是一种高级营养物，具有滋补、治疗和预防综合作用的成药。它是在大型复方汤剂的基础上，根据人的体质不同、临床表现不同而确立的处方，经浓煎后掺入某些辅料而制成的稠厚状半流质或冻状剂型。处方中的药物尽可能选用道地药材，且经过精细加工后才可能最终成为上品膏方。

膏剂有外敷和内服两种，心清先生常用内服膏剂。根据"春生、夏长、秋收、冬藏"之理，且不拘于"冬令进补"，注意用药与四时相应，以适应温、热、寒、凉、升、降、沉、浮的规律，心清先生结合各个季节的易发病证，在不同的时令，根据病情及气候，采用相应的四时用药法，且据古医家"随时为病，当随病制方"的治疗思想，随宜选用膏剂，广泛地使用于内、外、妇、儿、骨伤、眼耳口鼻等疾患及大病后调理。

心清先生对膏方的制定，首当重视辨证论治。从病者错综复杂的症状中，分析出病因病机病位，衡量正邪之盛衰进退，探求疾病之根源，从而确定方药。先生认为应当注重体质差异，量体用药。体质弱是病邪得以侵袭，疾病得以产生的主要原因。而体质因年龄、性别、生活境遇、先天秉赋、后天调养等不同而各有差异，故选方用药也因人而异。如老年人脏气衰退，气血运行迟缓，膏方中多佐行气活血之品；妇女以肝为先天，易于肝气郁滞，故宜辅以疏肝解郁之药；小儿为纯阳之体，不能过早服用补品，如果确实需要，多以甘淡之品调养，如四君子、六味地黄等；中年人负担堪重，又多七情劳逸所伤，治疗时多需补泻兼施。除此以外，又有诸多个体差异，均需详细分析，根据具体情况，制定不同的膏方，总以"调畅气血阴阳，以平为期"。如临床所见中老年人脏气渐衰，运化不及，常常呈现虚实夹杂的复杂病理状态，如果对此忽略不见，一味投补，补其有余，实其所实，往往会适得其反。所以膏方用药，既要考虑"形不足者，温之以气""精不足者，补之以味"，又应根据病者的症状，针对瘀血等病理产物，适当加以行气、活血之品，疏其血气，令其条达，而致阴阳平衡。

心清先生注意斡旋脾胃升降。口服膏方后，胃中舒服，能消化吸收，方可达到补益的目的。故制定膏方时，总宜佐以运脾健胃之品，或取鸡内金、炒麦芽，以醒脾开胃；或用桔梗、枳壳，以升降相因；或配伍陈皮、山楂、神曲、麦芽以消食化积；尤其是苍术一味，气味辛香，为运脾要药，加入众多滋腻补品中，则能消除补药黏腻之性，以资脾运之功。中医习惯在服用膏方进补前，服一些开路药，或祛除外邪，或消除宿滞，或运脾健胃，处处照顾脾胃的运化功能。

另外，先生制膏方特别着意通补相兼，动静结合。他认为用膏方进补期间，既不能一味呆补，又不宜孟浪攻泄，而常取通补兼施、动静相合的方法。补品多为"静药"，必须配合辛香走窜之"动药"，动静结合，才能补而不滞。例如取柴胡、香附使气无凝滞；附子温寒解凝，振奋心阳；取大黄、决明子通腑排毒；取羌活、独活、地龙、葛根、丹参活血化瘀等，从而达到"气通阳温，血柔脉和，表畅腑通"的状态，通药与补药相配，相使相成，而起到固本清源之效。

先生选用膏方严格依据病情、体质而定，一般在病情相对稳定，或处于恢复期时采用，重在调理脾肾，佐以调肝，主要用于安神，养血息风，健脾补肾，起痿抗痨等。通常用白蜜收膏，每日用白开水兑服半汤匙，每日 2 次。

【案例】

徐某，男，1953 年 5 月 7 日来诊。治以熬膏方，处方：石决明 180g，干地黄 240g，木抱茯神 120g，山茱萸 60g，牡丹皮 60g，远志肉 30g，盐黄柏 30g，女贞子 60g，广陈皮 30g，怀山药 120g，上药白糖收膏，每次用开水兑服 1 汤匙，每日 2 次，饭前冲服。

1953 年 5 月 26 日复诊。治以养血清热方，处方：射干 6g，厚朴 6g，栀子仁 4.5g，龙胆 4.5g，云茯苓 12g，牡丹皮 6g，白芍 12g，薄荷 4.5g，泽泻 3g，生甘草 1.8g，雅黄连 1.2g。

16. 乌梅汤运用旨要

心清先生擅长运用《伤寒杂病论》中厥阴病主方乌梅丸，并将丸剂改为汤剂，用于厥阴肝气上逆而引起的气痛、头昏、偏头痛、胃痛、呕吐等。笔者将乌梅汤的运用辑录于此以备读者观览学习。

【叶案原文实录】

厥阴气痛，拟以乌梅汤主治。

厥阴气发动，拟以乌梅汤主治。

厥阴气上升，发生头昏痛，拟以乌梅汤为治。

头昏痛，乃是厥阴气所致，拟以乌梅汤为治。

头昏痛已 2 月，拟以厥阴调气法治之。

时发偏头风痛，拟以厥阴气治疗为治（头痛时服）。

头昏胃不舒适，时作呕，乃是厥阴气所致，拟以乌梅汤为治。

胃部发生气块两年余，拟以调气之法。

头痛，乃厥阴肝气所致，拟以乌梅汤治之。

【常用方剂】

治厥阴肝气方：花椒 2.4g，雅黄连 1.2g，制附片 12g，细辛 12g，盐黄柏 3g，当归 4.5g，安桂 3g，炮姜 3g，沙参 4.5g，大乌梅 3 枚。

【加减】

乌梅汤原方由 10 味药组成，热药 5 味（制附片、安桂、花椒、细辛、炮姜），寒药 2 味（雅黄连、盐黄柏）。1 味党参，多改成沙参，补益津液。1 味当归养血和血。剂量相对固定者为沙参 4.5g，当归 3g，大乌梅 3 枚，其余药物则视患者寒热偏重而酌情加减。

【评述】

心清先生所用乌梅汤乃《伤寒论》中乌梅丸改为汤剂而来。《伤寒论》中有关乌梅丸的论述共 1 条，即第 338 条："伤寒脉微而厥，至七八日肤冷，其人躁，无暂安时者，此为脏厥，非蛔厥也。蛔厥者，其人当吐蛔。今病者静，而复时烦者，此为脏寒。蛔上入其膈，故烦，须臾复止；得食而呕，又烦者，蛔闻食臭出，其人常自吐蛔。蛔厥者，乌梅丸主之。又主久利。"可见，在《伤寒论》中乌梅丸主要治疗蛔厥和久利。

然而先生紧紧抓住"厥者，阴阳气不相顺接也"中"厥逆"的特点，当患者有逆气随厥阴少阳表里经络上升，或乘犯胃脘，或上达巅顶，或头两侧，以致静烦交替、寒热错杂、虚实兼夹等现象时，就用乌梅汤，这极大地扩展了乌梅丸的适应证，使之广泛应用于厥阴气痛所引起的胃痛、胁痛、头昏、头痛、眩晕等症。其用方的要点为：面白、口不干或口干不欲饮、苔薄白而不燥、脉沉细不数。

在心清先生的处方中大凡注明"厥阴"者，则几乎都是选用乌梅汤为主治方。可见先生已将乌梅汤作为厥阴气逆引起胃痛、头痛、头昏、偏头痛、呕吐等症的专方了。

【案例】

（1）黄某，女，25 岁，1953 年 6 月 8 日来诊。厥阴气痛，拟以乌梅汤主治。处方：花椒 2.4g，雅黄连 1.2g，制附片 12g，细辛 12g，盐黄柏 3g，当归 3g，安桂 3g，炮姜 3g，沙参 3g，大乌梅 3 枚。

（2）吴某，男，33 岁，1953 年 6 月 8 日来诊。厥阴气发动，拟以乌梅汤主治。处方：花椒 2.4g，雅黄连 1.2g，制附片 12g，细辛 12g，盐黄柏 3g，当归 3g，安桂 3g，炮姜 3g，沙参 4.5g，大乌梅 3 枚。

（3）刘某，女，35 岁，1953 年 5 月 9 日来诊。施以治厥阴肝气方，处方：花椒 2.4g，雅黄连 1.2g，制附片 12g，细辛 12g，盐黄柏 3g，当归 4.5g，安桂 3g，炮姜 3g，沙参 4.5g，大乌梅 3 枚。

（4）刘某，女，45 岁，1953 年 5 月 30 日来诊。厥阴气上升，发生头昏痛，拟以乌梅汤为治。处方：花椒 2.4g，雅黄连 1.2g，制附片 12g，细辛 12g，盐黄柏 3g，当归 4.5g，安桂 3g，炮姜 3g，沙参 4.5g，大乌梅 3 枚。

（5）潘某，男，24 岁，住市十一中，1953 年 7 月 8 日来诊。厥阴气痛，拟以乌梅汤主治。处方：花椒 2.4g，雅黄连 1.2g，制附片 12g，细辛 12g，盐黄柏 3g，当归 3g，安桂 3g，炮姜 3g，纹党参 3g，大乌梅 3 枚。

（6）况某，女，36 岁，1953 年 5 月 31 日来诊。头昏痛，乃是厥阴气所致，拟以乌梅汤为治。处方：花椒 2.4g，雅黄连 1.2g，制附片 12g，细辛 12g，盐黄柏 3g，当归 3g，安桂 3g，炮姜 3g，沙参 4.5g，大乌梅 3 枚。

（7）张某，女，34 岁，1953 年 5 月 27 日来诊。时发偏头风痛，拟以厥阴气治疗为治（头痛时服）。处方：花椒 2.4g，雅黄连 1.2g，制附片 12g，细辛 12g，盐黄柏 3g，当归 3g，安桂 3g，炮姜 3g，纹党参 4.5g，沙参 3g，大乌梅 3 枚。

（8）吕某，女，40 岁，1953 年 5 月 18 日来诊。头昏胃不舒适，时作呕，乃是厥阴气所致，拟以乌梅汤为治。处方：花椒 2.4g，雅黄连 1.5g，制附片 12g，细辛 1.2g，盐黄柏 3g，当归 4.5g，安桂 3g，炮姜 4.5g，沙参 4.5g，大乌梅 3 枚。

（二）用药特色研究

1. 特殊药对

"药对"又称"对药"，是临床用药中相对固定的两味药物的配伍与组合形式，在方剂配伍中能起到相辅相成的作用。"药对"作为药物配伍中的雏形，在运用方式及禁忌上，经文建议"当用相须、相使者良，勿用相恶、相反者"。心清先生常用药对也基于此原则而设。

浙贝母—紫菀：浙贝母之清，紫菀之润，二者合用既利养阴又增滋降，临床对燥咳特别有效。心清先生多用浙贝母，并非取其散结化痰之功，而是用其苦寒之性以增清热之功。先生常用浙贝母 12～15g 煎汤，亦可以用浙贝母 60g，夏枯草 500g，红糖收膏，每次用开水兑服一汤匙，每日 2 次，治疗风热咳嗽。对于阴虚咳嗽，常配伍紫菀 6g，以润肺止咳。

生姜—干姜：用生姜散风寒，干姜温中土，可以除胃痛；在治疗因受寒所致咳嗽时，常用炮姜 4.5g，生姜汁十余滴配伍使用；对于感受风热，进而热移大肠，致水谷不别者，先生则以干姜 6～12g，生姜 6～9g 合用，以振奋中焦阳气，恢复运化水谷、水湿之职。

牡蛎—贝母：牡蛎可以补充钙质，利于肺结核的钙化吸收，且《得配本草》云："牡蛎和贝母，消痰结"，合用增强化痰之力。牡蛎常用粉末，汤剂中常用剂量为 18～24g。浙贝母用量为 12g，川贝母用量为 6～9g。在清热养肺膏中用牡蛎 180g，浙贝母 120g，与其他药物配伍用于肺结核后期调养，可连续服用 3 个月。

吴茱萸—黄芩：一热一寒，既可疏肝清肝，善解厥阴之滞，又可暖胃和脾，振奋中土枢机之健运。先生有时将吴茱萸写作"吴萸子"，常用剂量为 4.5～6g。在调气养胃膏中，先生用吴茱萸 60g，黄芩 60g 配伍使用。

炒枣仁—夜交藤：对心肝不宁，心烦不得眠者，重用二者至 30g，因两味均入心肝之经，既养肝又宁心，则可使卧寐酣宁。枣仁是治疗"心烦不得眠"的要药，《本草图解》云："酸枣仁味酸性收，故其主治多在肝胆二经。肝虚则阴伤，而烦心不卧；肝藏魂，卧则魂归于肝，肝不能藏魂，故目不得瞑。酸枣仁味归肝，肝受养，故熟寐也。"枣仁常配远志、茯苓、夜交藤，则宁心之力大增而安神除烦。先生用酸枣仁，强调要炒制并打碎，常用酸枣仁 12g，夜交藤 30g 入汤剂。在其常用膏剂"酸枣仁膏"中，先生用酸枣仁 240g，茯苓 270g，夜交藤 300g，浓煎为膏，睡前服用 15g，同时每日上、下午服用六味地黄丸 6g，连服 2 个月，用于肝肾阴虚，虚火扰神之失眠证。先生在调气养胃膏中用炒枣仁至 240g，强肾健脾膏中用炒枣仁 180g，以提高患者睡眠质量，从而改善生命质量。

杜仲、菟丝子、茯苓：健脾补肾须同行。菟丝子为补肝肾要药，益阴而能固阳，且健脾止泻。茯苓健脾渗湿，脾运得健，湿邪得除。心清先生对有脾虚诸证者，往往常配炒杜仲，既有益火生土之意，增强健运之力，又因杜仲温而不燥，不伤真阴，更不恋碍湿邪，常以之为佐，一则利于脾运复健，二则利于流连之湿热得以清化。此诚为卓具胆识之举。先生在祛风湿方、健脾胃方中用炒杜仲 6～12g 以助温化之功。在强肾健脾膏中用杜仲 180g 以补肾。治痿膏中用杜仲 120g 以强腰膝而起痿弱。菟丝子常用剂量为 6g。先生一般用云茯苓 12～15g，若是湿重，则常选用茯苓皮 24g。

荆芥炭、地榆炭、三七粉：荆芥炭凉血止血而疗便血，《本草求真》云："荆芥入于风木之脏，则肝即属于藏血之地，故能通利血脉，治吐衄肠风，崩痢，产后血晕，疮疡痈肿，血热等症，靡不借其轻扬以为宣泄之具。"便血量大时用 6g，减量后用 4.5g。地榆既能凉血止血，又能收敛泻火，《本草求真》称其为："热不除则血不止，其热既清则血自安。其性主收敛，既能清降，又能收涩，则清不虑其成泄，涩亦不虑其成滞，实为解热止血药也。"所以，地榆最适合于烫伤、便血。三七粉为止血要药，《本草求真》曰："世人仅知其功能止血住痛，殊不知痛因血瘀则痛作，血因敷散则血止，三七气味苦温，能于血分化其血瘀。"心清先生喜三七之止血而不留瘀的特性，故治疗各种血证时，每以其粉吞服，1 次 0.3～0.9g，每日 2 次。

鳖甲—青蒿：鳖甲可以滋阴潜阳，软坚化痰，配上青蒿芬香清透，更是疗骨蒸盗汗的要药。心清先生曾用鳖甲配伍白芍、银柴胡以滋阴养血而安神，治疗失眠。对于虚热较重者，除用青蒿，先生会加用嫩白薇、炒栀子仁、银柴胡，以清退虚热除烦。

2. 常用药及特色用药

心清先生因在重庆行医，气候湿热，故而用巴蜀之道地药材蜀椒、雅黄连、川芎等药物较多。先生治疗杂病、寒热错杂者众，辛开苦降、淡渗利湿等是其常用治法，喜用质轻味薄之品如厚朴花、薄荷、防风、夏枯草等升脾疏肝，冬瓜皮、泽泻、橘络、柴胡、香附等行气祛湿。因先生重视慢性病后期巩固正气，故对胎盘粉、三七粉的运用也颇有心得。

花椒：最佳者产于四川，故名川椒、蜀椒，为温中散寒止痛之良药，尤擅治疗胸腹冷痛。《本草纲目》谓："散寒除湿，解郁结，消宿食，通三焦，温脾胃。"常配伍吴茱萸、小茴香、肉桂，助其温中之力，以散寒凝而疗腹痛。先生在治疗厥阴肝气上逆，肝胃不和、气结不通而痛时常用川花椒 2.4g，取其强有力的辛开之功，散解诸郁结而止痛。

厚朴花：宽中利气，开郁化湿，滋而不腻。先生在降气时常用厚朴花而非厚朴。厚朴花为厚朴树未开放的花蕾，性味与厚朴相同，但药力较弱。其特点为芳香化湿，行气宽中，可用于湿阻气滞，胸闷不舒，胃脘胀满疼痛等症。厚朴花的功用偏于中上焦，而厚朴的功能偏于中下二焦。

薄荷：清利头目，既治疗头眩晕，又入肝经，清肝而引他药入肝经。在有风邪上扰，头昏时，先生常用薄荷来清利头目。

鸦胆子：先生认为鸦胆子清肠化湿之功著，但其性苦寒甚，口感不佳，患者不易接受，故用龙眼肉裹之，吞服。

蒲公英：其性寒味甘苦，入肝、胃两经，既可清利湿热、解毒，又能养胃和胃散结，而且对结核杆菌有明显的抑制作用，如《随息居饮食谱》所云，蒲公英"清肺，利膈化痰，散结消痈，养阴，凉血"。《本草衍义补遗》认为蒲公英"解食毒，散滞气，化热毒"。先生用蒲公英的剂量一般为24～30g，常与夏枯草配伍运用，治疗风湿或湿热类病患。

肉桂：温中，助膀胱气化以利湿。"通阳不在温，而在津与汗。"肉桂常用剂量为3g，可以用锉子挫成细粉，与他药调配使用。如用肉桂与白及打粉吞服，治疗胃痛。出血而见紫黑瘀血块时，可用肉桂炭，还可与黄柏配伍，起到热性反佐的作用。肉桂运用灵活，既能温中补阳，益火生土，有利于健运脾土，又可鼓舞气血之生长，利于扶正。

冬瓜皮：肝热必夹湿，冬瓜皮可使湿热由小便排出体外。对十二指肠溃疡亦可用冬瓜皮治疗。冬瓜皮常用剂量为12～15g。先生曾用小剂量冬瓜皮（6g）配伍肾气汤，用于治疗寒湿内蕴而周身作痛。在调气养胃膏中先生用冬瓜皮与冬瓜子各300g，伍以其他调肝解郁，行气活血之品共同治疗阴虚肝热型胃溃疡恢复期患者。抢救假膜性肠炎一例中，在患者后期渴喜冷饮而热毒未尽退之时，先生用冬瓜皮、冬瓜子各12g，以利小便，导其热毒从小便而出。

泽泻：大便不成形者常用。泽泻乃甘淡利水渗湿之品，湿既得渗，热亦随泄，利小便以实大便之谓也。泽泻成人常用量为3～4.5g，多与牡丹皮，云茯苓配伍运用，此三味药是六味地黄丸中的"三泻"。云茯苓若遇外感风邪，内有湿邪，则与防风配伍，内外分消。

橘络：顺气通络，如《本草纲目拾遗》中载"通经络滞气脉胀"。先生在调气养血方中频用橘络，常配伍香附或佛手以疏肝理气止痛。对于颜面麻痹的患者，先生在用金针刺激以养血之后，仍用橘络等品以行气血，使经脉、经筋得到濡养而痛止。

柴胡、防风：对于有脘部闷胀、头痛、心烦失眠、脉弦等肝郁木旺之象者，投以竹柴胡、防风以抑木。二者均常用于和解法、祛风清热法等治法中。

胎盘粉：此为血肉之品，大补气血而不燥，养精培元而不利，既助脾健运，又温振阳气。先生常用少量胎盘粉（每日 3g）缓补胃气，巩固疗效，服用时间可长至百日。

射干：《本草正义》曰："射干之主治，虽似不一，实则降逆开痰，破结泄热二语，足以概之。"对于感受风热，出现发寒热、喉痛、牙痛、颈项疼痛、精神疾患发作等症时，心清先生每取射干 4.5～6g 降逆泄热，以助龙胆、生栀子仁等药的泄火清降之功，取其破结开痰之力以助茯苓的和胃之效。

白及：味苦涩，性微寒，入肺经，收敛止血，消肿生肌。近代药理研究，白及对结核杆菌有显著的抑制作用。心清先生在组方时首先突出中医辨证论治，在此前提下尽量采用现代药理证实但又不违反辨证原则的中药来提高疗效。例如先生喜欢运用浙贝母和白及，根据 1∶4 的比例，配合异烟肼治疗肺结核，平时则以藕汁加蜂蜜当饮料服用，可达到较为满意的疗效。对于肺结核后期调养，先生在清热养肺膏中用白及 120g 与其他清热降肺，行气健脾之品炼蜜为膏，每日服 2次，每次 1 汤匙，连续服用 3 个月。

3. 服药法

（1）分时服药

心清先生认为服药的时机也很重要，以一天而论，上午犹如春夏，当补阳气为主；下午犹如秋冬，当以养阴为主，或阴阳双补。先生善后调养，重视脾、肾为先后天之本，常投以健脾和补肾法，并分上午、下午进服。一般朝补脾，用香砂六君子丸；夜补肾，用六味地黄丸，偏阳虚者服金匮肾气丸，偏阴虚者服知柏地黄丸。此用法与明代温补学派大师薛己所倡导的依时服药颇为相似。对于特殊疾病，如失眠等症，酸枣仁膏当于睡前服用，以利安眠。

（2）膏药缓图

对于病久疴沉，速效难求者，宜守法易剂，改用药膏缓图。此为顽疾治疗又一特色。心清先生对疾病的善后十分重视，主张从脾、胃、肾三者着手，改用丸药缓图方能巩固疗效。治脾用香砂六君，治肾用六味地黄，而和胃则投保和丸，午餐、晚餐后即服 3g，此乃先生治疗慢性病，巩固疗效的特色所在。

4. 其他用药特色研究

（1）以法统方，轻清灵动

叶心清先生系巴蜀人氏，然用药平和，多以甘淡、轻宣的药物为主，颇有江浙温病学家的风范。推究其源，其师魏庭兰先生虽为武汉人，但却是黄石屏之徒，而黄老先生是上海大家，似乎可为其用药风格类"海派"之一解；另行医地点为世界著名的"火城""雾都""山城"——重庆，其独特的水土特点，造成湿热偏重，而兼有风、寒、暑等邪气的致病特点，致使如何分消湿热，如何不损伤并恢复脾胃的健运功能成为医家之首念，此亦可为叶老之用药风格作出一解。

处方中除了患者的基础信息，如姓名、性别、居住地等外，叶老会简明写出患者最突出的主症，或者针灸的穴位及方法，或者写明治疗的大法，然后就是处方的药物名称、剂量以及剂数。

先生的这批手稿中可清晰辨录的有 6654 张处方（含初诊方、复诊方）。部分药物使用规律摘录于下。

药名	频次	比例（%）	所在的治法条目
甘草	3874	58.22	阳和汤、养血息风方、祛风邪方、清热养血方、祛风治咳方、解表方、祛风湿方、温化方
云茯苓	3859	57.99	养血方、降气止咳方、祛风清热方、调气养血方、调气祛风方、利湿清热方、解表方、祛风湿方
浙贝母	2156	36.91	祛风清热方、月经来时方、养血开窍方、清热养血方、调气养血方、调和气血方、调气祛风方、利湿清热方、健脾利湿方
白芍	1880	28.25	祛风邪方、月经来时方、养血开窍方、调气养血方、养血清热方、温化方、调气祛风方、解表方、调气养血方、养血开窍方、熬膏方
夏枯草	1375	20.66	祛风清热方、养血方、养血清热方、养血开窍方、利湿清热方
枯黄芩	1249	18.77	利湿清热方、祛风分利水谷方、调气方、祛风邪方、祛暑热方、解表方、祛风治咳方、调气养血方

续表

药名	频次	比例（%）	所在的治法条目
泽泻	1195	17.96	利湿清热方、分利水谷方、祛风利湿方、祛风邪方、养血方、治白带方、清热养血方、祛风止咳方
制附片	665	9.99	乌梅汤、温化方、祛风邪方
安桂	657	9.87	乌梅汤方、养血方、养血息风方、调气方
旋覆花	652	9.80	祛风止咳方、止咳方、润肺止咳方等
薏苡仁	643	9.66	利湿清热方、养血方、调气养血方、固气养血方、健脾利湿方、复诊方治白带
生黄芪	554	8.33	固气养血方、健脾胃方、养血息风方、养血方、祛风邪方
防风	521	7.83	和解法、清热方、祛风清热方、分利水谷方、治咳嗽方、祛风邪方、祛风治咳方
藿香梗	480	7.21	祛风清热方、祛风理气方、养血方、利湿清热方、健脾利湿方、祛风邪方、调气养血方、祛风清热消滞方
炮姜	452	6.79	祛风邪方、调气养血方、治咳嗽方、乌梅汤
炙甘草	436	6.55	祛风治咳方、养血息风方、治咳嗽方、固气养血方、祛风邪方
细辛	398	5.98	乌梅汤
当归	392	5.89	固气养血方、养血方、养血息风方、降气止咳方、养血方
桂枝	381	5.72	养血方、温化方、祛风邪方等
乌梅	375	5.63	乌梅汤及复诊方
党参	202	3.03	乌梅汤
荆芥	157	2.36	祛风邪方、调气养血方、养血降气方、调和气血方
远志	138	2.07	养血方、养血健脾方、养血清热方
荆芥炭	132	1.98	清热止血方、调气养血方、养血降气方、调和气血方

续表

药名	频次	比例（%）	所在的治法条目
干地黄	119	1.79	祛风清热方、调和气血方、养血清热方、养血方
白术	89	1.34	健脾胃方、分利水谷方、祛风治咳方、养血方
砂仁	84	1.26	祛风清热方、调和气血方、养血方
火麻仁	72	1.08	祛风清热方、利湿清热方、养血清热方、调和气血方
吴茱萸	32	0.48	温化方、调理小肠气方、调和气血方、调气方
天雄	21	0.32	温肾方、熬膏方
黄芪	18	0.27	
藿香	1	0.0015	
麻黄	1	0.0015	

从上表可知，叶老所用药物不偏不怪，极为常见易取，极少用滋腻质重，或具有攻伐性质的药物，以免伤及正气。

（2）沿用经方，自创验方

叶老治病讲究方法，以养血之法、分利水谷法、调气养血法这三者居多，并且喜用某一类方子，常常以主方加减化裁。叶老推崇经方，常用经方有乌梅汤、肾气丸、六味地黄丸等，其中又以乌梅汤最多。叶老大大扩展了千古名方"乌梅丸"的运用，不只是将其囿于蛔厥的治疗，他改丸为汤，将其广泛应用于各类杂病的治疗，比如叶老1953年4月23日（谷雨）治疗一高姓女患者，31岁，主症为胃部发生气块已2年，叶老以"调气"为法，而其处方为乌梅汤也。在这批处方中，叶老明确写了"乌梅汤"的有78次，其中大乌梅3枚、花椒2.4g，细辛1.2g，盐黄柏1.15g，安桂3g均用78次，制附片12g用了77次，当归1.15g用了75次，炮姜1.15g用了71次，沙参3g用了63次。

（3）用药平和，重视调气

叶老喜用麦芽、云茯苓、厚朴花（厚朴却少用）、浙贝母、薄荷、菊花、蝉蜕、冬瓜皮、栀子仁、杏仁、麦冬、薏苡仁、白芍、山药、桑枝、桑叶、蝉蜕……这些均为常见药物，性质平和。在他的药方里，很难找到动物类药物，如全蝎、乌梢蛇等品，即便在治疗风湿痹症时也仅用地龙。叶老不仅用药平和，而且处处顾及脾胃，在用味厚之药、苦寒之药等会碍及脾胃者时，他通常会加入健运脾胃的云茯苓和鸡内金。其自创验方——健脾胃方共记载了10次，云茯苓用了10次，甘草用了9次，泡参、炒鸡内金各用了7次，白芍用了4次，淮山药、防风、泽泻各用了3次。

叶老很注重气血的调养，常以柴胡、牡丹皮、薄荷等疏理肝气，但是他很少用血药，即使在需要养血的时候也只是用少量血药配上较多的调气药物。一因补血药易滋腻碍脾，二因有形之血不可速生。叶老的"养血方"用黄芪为主药，有时用至21g，加柴胡、牡丹皮、薄荷、夏枯草以疏肝理气，加鸡内金、白芍、云茯苓、陈皮、山药以健脾，有的还加入了浙贝母、蝉蜕、车前子、紫苏梗、旋覆花等。如此配伍让人感觉他并非徒补其血，却是去充分疏通各个脏腑，让它们动起来最终达到生血的目的。金元四大家之一的张子和有以攻为补之例，叶老的以疏为补则可谓法外之法。相对于理气药来说，叶老很少运用补血药、活血药，百病皆生于气，气机顺畅，血、肌肉这些有形之质才能处于一种健康状态。

（4）善用风药

叶老的处方中，风药居多。"风为百病之长"，用解表药先顾护肌表，使腠理致密，外邪不可干是可以理解的，但是否还有深层次的考虑，值得进一步探索。

风药多为味辛，气香，升散之品。其作用特点为能向上向外、能散能通。既能上达巅顶，又可宣通玄府，能无微不入，无处不到，可使上下之风邪、湿邪、瘀血、痰饮得以从玄府、经隧、脏腑中祛除。对于防风，叶老在分利水谷方中比在外感治疗中用得多。分利水谷方中大都用到藿香梗，在《别录》中记载藿香梗能"疗风水毒肿，去恶气，疗霍乱、心痛"。在《本经逢原》中又载："其茎能耗气，用者审之。"可以推知藿香梗祛湿的力量比藿香更强。

（5）妙用单味药和药对，用意独特

叶老常用的伸筋草，乃蜀中草药，有通经活血，舒展经络之功。另如叶老喜用旋覆花一味，既可降胃气、肺气，还可除胶痰，无论是外感疾病，还是杂病，凡需调气养血都会用到。厚朴花也经常用于外感，厚朴却很少用，可能是由于外感病位轻浅，那些药物相对于花来说质还是相对较重，菊花、金银花也经常被用到。针对脾胃不调者，叶老常用鸡内金；对有热象含肝风上扰者，多加夏枯草；针对胃热、外感风热、湿邪、热邪的病症，多加蒲公英；有痰饮或湿滞者加生姜汁；对女人气血不调，须调气养血者，往往会加益母草等。这些药不是随便添加，而是针对某一类特殊病理体质而采用的。

以下是几个比较有趣的方子：

①射干6g，薄荷6g，龙胆6g，雅黄连2.4g，白芍12g，生甘草3g。

②射干6g，栀子仁6g，薄荷6g，龙胆4.5g，云茯苓12g，金银花12g，白芍15g，枳壳6g，生甘草2.4g，蒲公英30g。

③射干6g，生栀子仁6g，云茯苓12g，龙胆6g，浙贝母15g，薄荷4.5g，枳壳6g，白芍15g，生甘草2.4g，夏枯草2.1g。

④射干4.5g，薄荷4.5g，蝉蜕6g，龙胆4.5g，白芍12g，枳壳4.5g，云茯苓12g，栀子仁4.5g，生甘草2.4g，夏枯草18g。

⑤射干6g，生地黄18g，厚朴6g，龙胆4.5g，生栀子仁4.5g，云茯苓12g。

以上处方皆用以治疗邪热所致的牙痛。诸方均有射干、薄荷、龙胆，由于是火热性的牙痛，用薄荷和龙胆是很容易理解的，但是我们可以看出心清先生在第一时间就想到了射干，他用其降火利水，能入肝经之性能，配伍薄荷、龙胆，加强了清降肝胆湿热之效。这样的特色用药还有浙贝母的广泛应用，咳或不咳，养血或调气均可运用。另外，无论外感或是内伤腹泻，均可运用藿香梗，这些都是值得总结的宝贵经验。

（6）遵从天道，尚时令疗养

叶老注重顺应天道四气的变化，以指导养生及调治疾病。例如在大暑时，叶老对一复诊的患者开出了《金匮》中的当归生姜羊肉汤，具体处方如下：天雄片60g，老姜60g，羊肉1斤。可以看出叶老借助隆盛之天阳，雄壮之药阳，以资助人身之弱阳，此可谓深得《内经》所立"春夏养阳，秋冬养阴"之精神。

四、特色技术——金针术

（一）金针医术的特色

金针起源甚早，长沙马王堆汉墓曾出土实物。但历代只闻其神效而昧于其使用，各家文献皆无明确记载。叶氏金针肇始于清朝末年，由山东泰山僧人圆觉创制并兴起，其形制明显不同于马王堆汉墓出土之金针。嗣后，传与黄石屏氏，黄师术成后传与汉口名医魏庭兰，然后传给叶心清先生。先生将金针之术发扬光大，蔚成"叶氏金针"一门，昭灼在人口耳。其后再传弟子诸人及胞弟叶德明先生。

叶氏金针所宗近代神针先师黄石屏之法（见黄石屏《针灸诠述》），黄氏江西后人已失传，仅叶氏之门生沿用至今，窥其大略，有以下特色：

1. 材质形制独特

叶氏原所用金针确系 90% 的赤金，加入 10% 的赤铜，混合冶炼而成，去除杂质，抽成直径约 0.28mm 的细丝，相当于不锈钢针 32 号，然后制成不同长短的针具，长者 5 寸（125mm），短者 3 寸（75mm）或 1 寸（25mm）。该针体长而细韧，针柄短小，针尖钝圆，呈青果之钝圆形。其太老师黄石屏老先生认为："铁之本质太粗，而针以炼精金为贵。"因金针"性纯而入肉无毒""质软而中窍无苦""体韧而经年无折"，金针入体后无异物感，患者感觉舒适而放松。亦有人研究认为，金针刺入人体后产生生物电的正电荷，相当于补的作用；而银针刺入人体则产生生物电的负电荷，相当于泻的作用。因此，对金针这一独特材质，似宜认真研究。

2. 手法操作独特

先生采用金针直针法操作，包括验针、进针、行针及手法补泻等步骤。

验针：金针操作者以左手持针柄，右手拇指及示指端扶持针体，从针体根部逐渐向针尖方向滑动，使针身得以展开，以测针体是否有损伤或者断裂，针尖是否有钩尖倒刺。

进针：金针操作者以刺手拇、示两指持住针体下端，对准穴位皮肤并运指力到针尖，刺手持针与穴位皮肤成 15°～30° 夹角，押手拇指紧靠并按压针尖及穴位皮肤，同时刺手发力将针尖及针体送入穴位内。此法进针，既适应金针体长细韧的性状，又可尽量避免进针时病员的痛感。其双手配合法度诚如《标幽赋》所训："左手重而多按，欲令气散，右手轻而徐入，不痛之因。"阐明了左右手配合进针的要领。"右手轻而徐入"指针尖透皮后缓慢进针的手法，在透皮时仍需重而速，才可能进针无痛。另外因为金针多用斜刺，可因点成线，促进一条或多条经络经气的流注，亦可有利于在隆冬时节留针时覆厚被以取暖，使患者毫无寒冷不适，故易为老幼所接受。押手在进针后，可探知患者的得气感觉，同时又可固定穴位皮肤，压穴以聚经气。

行针及补泻：叶氏金针补泻手法以缓进疾出、重插轻提为补；疾进缓出、轻插重提为泻；不徐不急为平补平泻。此亦遵《灵枢·九针十二原》所云："凡用针者，虚则实之，满则泄之，宛陈则除之，邪胜则虚之。"

叶氏除行针以催气，使气至病所外，临床多留针以候气。主穴一般均留针半小时，使神与气相随，增强疗效。叶氏不主张用重手法强求针感，其针感使患者无生硬不适感，亦无畏惧，自然轻松。

3. 练功心法独特

练功即为练指、练气、练意、练神。

练指：因金针针体至柔，针尖圆钝，所以金针的进针需要相当的指力方能完成金针刺破皮肤并进入深层肌肉的过程。此力之运用要招之即来，运用灵活自如，柔中有韧，韧中有刚。故而为获得此指力，医生平时须练功不息，如练针刺墙缝或飞针穿悬纸等。近代名医"神针黄石屏"疗效之所以出众，其中重要原因之一就是他在平时就刻苦练功习武，因而在针刺临证之时能够做到"上守神"和"上守机"。

练气：黄石屏老先生认为，对于施金针者，要求具有内功基础，所谓"制金针易，用金针贵有精力以运之"。著名针灸家承淡安先生也十分强调练气的重要性，他说："以前的针灸家在修习针术时，最主要的就是练气和练指力，这几乎要占去三分之二的学习时间。"据淡安先生记载："神针黄石屏衣钵弟子魏庭兰与我神交多年。他的弟子叶心清在重庆，曾一针治愈某人的胃病，名噪一时。1938年，我在成都，因患背脊痛，请叶君来针，欣悉其师即为魏庭兰君。承叶君告以魏君每天练拳术与气功，及以针钻捻泥壁，历久不断，修炼相当艰巨，收效也很巨大。"（《承淡安针灸选集》），"练习指力的方式种种不一，先父传授的透钻陈帖，神针黄石屏传授的是透钻泥墙。"

练意和练神：《素问·宝命全形论》云："凡刺之真，必先治神……如临深渊，手如握虎，神无营于众物。"《灵枢·终始》亦记载："深居静处，占神往来，闭户塞牖，魂魄不散，专意一神；精气不分，毋闻人声，以收其精，必一其神，令志在针。"此"专意一神"的功夫即为针灸操作的高阶心法。练意与神，既要求金针操作者能够进入某种虚空与澄明状态，掌控和把握整个治疗过程；又是说明临床治疗过程中，针者与患者的形神志意相互影响和相互交融的一种状态。因此，《灵枢·九针十二原》篇载："睹其色，察其目，知其散复。一其形，听其动静，知其邪正。右主推之，左持而御之，气至而去之。"《灵枢·小针解》："粗守形者，守刺法也。上守神者，守人之血气有余不足，可补泻也。"叶氏金针讲究进针、行针、留针过程，医患双方都不得随意谈笑，均须凝神定气，全神贯注，仔细体会得气之感。即医者有手下沉紧，如鱼吞饵之感，而患者亦须有酸麻重胀之感，方为得气。心清先生常引《灵枢》"气至而有效，效之信，若风之吹云，明乎若见苍天，刺之道毕矣"，以强调金针取效的根本。

4. 尤擅透穴，以穴串经

叶氏长于透穴，认为以穴为"点"，以经为"线"，透刺可点线结合，配上点刺则可线面结合，经穴并用，加强疗效。金针透穴，可一针双穴，甚至一针多穴。

（1）本经透穴：即从一个穴位进针，向着同经的穴位或上或下地透刺。

中脘透下脘：健胃运脾，主治中气下陷，脾胃虚弱。

大杼透风门：解表助气，主治外感表症。

气海透关元：补气益肾，主治腰痛、久利、闭经、痛经、遗尿、阳痿、早泄。

外关透支沟：主治热病、头痛、耳鸣、胁痛、肩臂酸楚、上肢麻木。

间使透内关、大陵：主治心痛、惊悸、癫痫狂证、呕吐、脘痛、肢挛而肿。

足三里透上巨虚：主治消化不良、肠鸣腹泻、腹胀纳呆、肠痈腹痛。

足三里透下巨虚：主治乳痈肿块、下肢痿证、痹痛。

（2）异经透穴：包含一针透双经，或者一针透多经。前者即从一经一穴进针，透刺他经他穴，通常表里经内外相对而透，或相邻两经相透。后者从一经一穴进针，透刺多经多穴。

内关透外关：安神定志兼疏风，主治头痛、耳鸣、心痛、惊悸。

阴陵泉透阳陵泉：利湿强筋，主治中风、下肢瘫痪、下肢脉管炎。

内膝眼透外膝眼：主治膝关节诸疾病。

太阳透下关：主治面部三叉神经痛。

翳风透瞳子髎：主治面部三叉神经痛。

地仓透颊车：主治面部三叉神经痛、中风面瘫、失语流涎、牙关紧闭。

外关透三阳络：主治中风上肢瘫痪。

中脘透天枢：健胃主运化，主治胃肠疾患。

一针透多穴，如：曲池透尺泽、曲泽、少海、小海，主治肘关节疼痛，屈伸不利。

5. 选穴谨严，法度兼备

心清先生认为针灸取穴如中药之立方，有君、臣、佐、使之分，如此，方可取穴少而效力精专，体现中医辨证论治特点。诚如《灵枢·官能》曾云："先得其道，稀而疏之。"叶氏取穴，一般主穴不超过四五个，留针候气30分钟。出针后，视病情追加辅助穴位，以快针取之。所谓快针，即针刺入穴位后得气即出针，不再留针候气。《灵枢·九针十二原》强调："刺之而气不至，无问其数。刺之而气至，乃去，勿复针。"留针与快针相结合，突出了治疗重点，加强了疗效，也最大限度地避免了患者不必要的刺痛，减轻了紧张感。这是叶氏金针深为老幼所接受的原因之一。

如对于痹症而言，心清先生认为，治疗痹证，不能仅顾其邪，采用诸如祛风、散寒、利湿等治法，还应标本兼顾，针药并用。本虚者从补气养血，强壮肝肾着手。标实者抓住湿阻，温化利之。针刺常以主穴留针30分钟，次穴点刺，以便疏通经络、调畅气血而助药力。

如双膝及肩关节寒痹者，可针足三里、鹤顶、曲泉、肾俞、命门、大肠俞、阳陵泉、肩髃、肩井。每次轮换取3～4穴，留针30分钟。针刺隔日1次。

如双肘膝关节着痹者，可针足三里、曲泉、鹤顶。左右轮流留针30分钟，点刺肾俞、曲池、肩髃、膝眼。针刺隔日1次。腰部外贴虎骨追风膏。

如肩关节周围炎者，可针患侧肩髃，留针30分钟，点刺阿是穴。

6. 精于点刺，应用灵活

点刺亦为叶氏针法特色之一。术者持针，以手腕用力，根据需要施力或轻或重，以皮肤潮红或出血为度，点于穴位或患处。这是叶氏对《灵枢》"毛刺"法的发挥，具有激动人身卫气，调和营卫的效应。《灵枢·官针》指出："毛刺者，刺浮痹，皮肤也。"本刺法适用于小儿不耐受或不配合留针者，或头部、肢体需大面积刺激的部位。轻点刺仅令局部皮肤潮红，使气血聚汇而濡养肌肤；重点刺令血出而邪气散。

点刺亦可代替快针刺激辅助穴位，适于不宜强刺激者。较之梅花针，此法有操作简便、刺激面积可大可小、力度控制灵活的特点，叶氏临床多用之。

试举一眩晕验案以说明之。

胡某，女，37 岁，病历号：27088。1959 年 3 月 4 日来院治疗。（摘自《叶心清医案选》）

主诉：发作性头晕胸闷，不能言语 3 年余。

患者 1955 年 8 月某日晨起后，突感恶心，头晕欲倒，胸闷气塞，四肢厥冷，手足发紧，唯神志尚清，但不能言语，约 2 小时后方好转。以后每因工作紧张、劳累过度、心绪不宁等诱发。自 1958 年以来发作频繁，且与月经有关，每在经期前后发作，发作前感全身发紧，烦躁不安，随即出现胸闷气塞，身躯强硬，不能动弹，言语謇涩。且常有头晕失眠，烦急易怒。经某医院诊断为"神经官能症"，西医多方治疗无效。

检查：发育、营养中等，神清合作，面色稍黄，血压 128/85mmHg，心、肺、腹部未见异常。脉沉细弦，苔边淡黄，中间白腻。

辨证：肝失疏泄，郁久化热。

治法：养阴清热，调肝解郁。

处方：银柴胡 6g，合欢皮 6g，生地黄 18g，黄柏 6g，知母 6g，麦冬 12g，丝瓜络 12g，橘络 6g，玄参 12g，浙贝母 12g，夏枯草 12g，每日 1 剂。

针三阴交、足三里、灵道，均取双侧，留针 30 分钟，起针后，点刺大椎、中脘、期门（右）、神门（双）。隔日 1 次。

针药 12 天后，睡眠转佳，肝厥未作，月经来潮，色黑有块，苔脉同前。月经期间以养血调经为主，佐以疏肝。

处方：银柴胡 6g，当归 9g，赤芍 9g，生地黄 18g，郁金片 4.5g，枳壳 3g，麦冬 9g，茯苓 12g，陈皮 6g，益母草 12g，夏枯草 12g。

上方服 4 剂，经后亦未发病，仅略有胸闷，脉力大增，苔薄淡黄，再以初诊方 1 剂服 2 天，并加服保和丸，每日 2 次，每次 3g，服至第 2 次月经来潮止。第 2 次月经前有头晕，但肝厥未作，经色转红无块，略感疲劳，舌尖红。以后经期服用第 2 方加党参 15g，白芍 12g。平时服第 1 方。针药 4 个月余，情况良好，肝厥一直未发，精神、体力日增，睡眠良好，心烦止，舌脉均恢复正常。停止治疗，恢复全日工作。

按语：《内经》指出："诸风掉眩，皆属于肝。"后世有责之"风火""痰""虚"等。然先生抓住肝失条达这一关键病机，本例患者肝阴亏损，虚热上扰，治当养阴清肝，先生就以增液汤、知柏地黄丸为主方，特别加用浙贝母、银柴胡清降为其特点。针灸处方中以三阴交、足三里、灵道为主穴，然加用点刺大椎、神门（双），助手少阴心经经穴灵道宁心安神止癔；加用点刺中脘以健脾胃，点刺期门（右）以疏肝降肝气。最后在善后调理中，充分考虑到肝木与脾土之间密切的内在联系，故配合健脾开胃之保和丸并针刺足三里，兼顾脾胃，故而取得良效，多年眩晕得以治愈。

（二）临床常见病症金针治疗

1. 胃痛

针刺双侧足三里，留针 30 分钟，点刺大椎、右期门、中脘、神门。

2. 胃胀痛

针刺大肠俞、胃俞、肝俞、内关、足三里、上脘、中脘。每次酌取 2～3 穴，平补平泻，留针 30 分钟。

3. 反胃，神经性呕吐

足三里、中脘、期门。平补平泻，针刺隔日 1 次。

先生认为反胃必须配合针刺，针足三里、中脘调胃理气，刺期门平肝降逆。且配以少量胎盘粉（每日 3g）缓补胃气，巩固疗效。

4. 寒性腹痛，发作性肠痉挛

针双侧三阴交，留针 30 分钟，再点刺中脘、右期门、神门。

三阴交系肝、脾、肾三阴经之交，针刺该穴，可通调该三经之经气，令寒邪以散，气行热除。点刺中脘可健运脾胃，刺右期门可疏肝，刺神门可宁心止痛。心清先生在治疗疑难杂症时多采用此方法。

5. 久泻

针刺足三里、气海，每周 1 次，采用补法，留针 30 分钟，可健脾止泻。

6. 胁痛（慢性肝炎）

针刺双侧足三里，平补平泻，留针 30 分钟。点刺右期门、中脘。两胁下及右腰部梅花针叩刺。

7. 痹证

心清先生认为，治疗痹证，不能仅顾其邪，应标本兼顾，针药并用。本虚者从补气养血，强壮肝肾着手。标实者抓住湿阻，温化利之。针刺常以主穴留针 30 分钟，次穴点刺，以便疏通经络，调畅气血而助药力。

如双膝及肩关节寒痹者，可针足三里、鹤顶、曲泉、肾俞、命门、大肠俞、阳陵泉、肩髃、肩井。每次轮换取 3～4 穴，留针 30 分钟。针刺隔日 1 次。

如双肘膝关节着痹者，可针足三里、曲泉、鹤顶。左右轮流留针 30 分钟，点刺肾俞、曲池、肩髃、膝眼。针刺隔日 1 次。腰部外贴虎骨追风膏。

如肩关节周围炎者，可针患侧肩髃，留针 30 分钟，点刺阿是穴。

8. 腰痛

针刺腰阳关、右大肠俞，留针 30 分钟。

9. 梅尼埃综合征

针刺双侧三阴交，留针 30 分钟。点刺大椎、中脘、神门（双侧）、期门（右侧）。隔日 1 次。

方中针三阴交滋水涵木，刺中脘和胃，刺期门疏肝，刺大椎、神门宁心。再配合平肝泻火之药，则肝火得清而眩晕止。

10. 神经性耳聋

针刺三阴交（双侧），补法。患侧取翳风、耳门，取双合谷，平补平泻，留针 30 分钟。点刺对侧翳风、耳门。针刺隔日 1 次。

11. 痿证（神经根炎）

如肩部痿弱，肢体颤抖，可针刺大椎及患侧肩髃、肺俞，平补平泻。

如颈椎变形引起上臂内侧至指端触电样麻木，可针双侧外关、曲池或双侧大陵、少泽，留针 30 分钟。点刺大椎，或梅花针叩打双前臂。隔日针刺 1 次。

心清先生认为，治疗麻木可以针药并用，特别是配以梅花针，常取脊柱两侧和感觉障碍的区域，手法的强弱随感觉恢复的程度而定，麻木重时叩打手法宜重，麻木转轻时叩打手法宜转轻。梅花针可通达经脉，配合药物，可以疏经活络，增强疗效。

如进行性肌营养不良，肢体动作不灵活，不能上下台阶，肩部肌肉萎缩者，可以针刺肩髃、曲池、曲泉、外关、足三里、大椎，平补平泻。

脊骨手足痿证是为督脉宗筋之病。心清先生认为，治痿需理督脉兼养宗筋。针刺可取手阳明经的肩髃、曲池，足阳明经的足三里，胃的募穴中脘，足厥阴肝经的合穴曲泉，督脉手足三阳之会的大椎，共奏调气活血、疏通经络、柔养宗筋之效。

12. 脊髓空洞症

心清先生认为该病属于"营卫俱虚则不仁且不用"，是由于气血亏虚，营卫不和，而兼有寒湿之邪阻滞经脉，血脉失养。故而以补益气血为治疗大法，辅以温经除湿。该病的治疗特别强调针药并施。一方面可取双侧足三里、外关，针刺且留针 30 分钟，可健脾益气；另一方面可用梅花针叩打脊柱两侧和感觉障碍区，以便调和气血营卫；亦可用梅花针叩打腰骶常规刺激部位，并轮换取患侧胃经、膀胱经、胆经、脾经之循行线路。

13. 癫痫持续状态

抽搐、神昏、高热、无汗者，可针神门（双侧），刺大椎、期门（右侧）。神志转清后，行走不便者，针刺患侧足三里、三阴交、昆仑、太溪、行间、太冲等穴位。

14. 输卵管粘连

针足三里（双侧）、三阴交（双侧）、关元，轮换取 1 穴，留针 30 分钟，点刺右期门，带脉双侧。针刺隔日 1 次。亦可配用梅花针叩打腹部及腰骶部增强疗效。可调肝健脾，止带化湿，既止痛经，又消癥瘕。

15. 崩漏

带脉、足三里、三阴交、肾俞均取双侧，另取关元，上述穴位每次针刺 1～2穴，留针 30 分钟。

16. 湿疹

针曲池双侧，留针 30 分钟，点刺大椎。针刺隔日 1 次。同时配以内服祛风渗湿、清热解毒之品。患部皮肤用地肤子、苍耳子各 15g 煎水熏洗。五味去湿散3g，冰片 0.9g，和匀，局部搽抹。

17. 神经衰弱

对以头痛、眩晕、失眠和低热为主症，甚至出现抽搐者，治疗大法要抓住肝、肾、脾三脏。以调肝为主，养阴为先，健脾为辅。针刺三阴交、足三里，留针 30 分钟以养阴健运，点刺期门以平肝阳，泻神门以宁心神，刺大椎、中脘以通调督任，和顺气机。

如发作性头晕、胸闷,不能言语者,针双侧三阴交、足三里、灵道,留针30分钟,点刺大椎、中脘、双侧神门、右侧期门。针刺隔日1次。

如头晕、头痛、失眠者,针双侧足三里、三阴交、大椎以调整阴阳,刺太阳以止头痛,刺双侧神门以宁神,刺右侧期门以疏肝,针刺隔日1次。

(三)金针医案举隅

1. 神经衰弱

熊某,男,32岁,住九龙坡西艺,1953年7月29日来诊。眼视线差,神经衰弱。针刺太阳、风池、期门、足三里。

1953年8月30日复诊。眼视线差,两肩部作痛。针刺太阳、风池、肩髃、攒竹、足三里、颊车、丝竹空。

1954年2月27日复诊,眼视线差,神经衰弱。针刺太阳、风池、期门、足三里、膝眼。

按语:患者神经衰弱、视力减退皆因血虚血燥生风而致,先生先以风池、太阳祛风为主。但"治风先治血,血行风自灭",故配伍足三里、期门以养血行血。足三里为足阳明之合,补益气血之要穴;期门为肝之募穴,又为足太阴、厥阴、阴维之会,为调节气血之要穴。本案很好地反映出先生"治血"的心法,值得仔细研究。

2. 失眠

(1)潘某,女,30岁,1954年8月12日来诊。失眠,头昏,食少。针刺风府、攒竹、太阳、中脘、期门。

1954年9月14日复诊。失眠,头昏,食少。针刺风池、期门、太阳、中脘。

1954年10月25日三诊。失眠,头昏,食少。针刺风府、期门、太阳、中脘、攒竹。

1955年2月3日四诊。失眠,头晕痛,饮食少纳。针刺风府、太阳、中脘、期门。

按语:先生对血虚风燥之证少用穴性峻猛之方。案中期门一穴的使用,涵义深刻,直中血与风之联系。期门是肝经募穴,穴名意指中部的水湿之气由此输入肝经,故而可养血润燥以祛风。

（2）周某，男，29岁，1954年9月14日来诊。失眠，头昏。针刺风池、攒竹、三阴交。

1954年10月8日复诊。失眠，头晕。针刺风池、太阳、攒竹、三阴交。

按语： 此案改用三阴交，似更重视脾、肾、肝三脏。

3. 痿证

潘某，男，24岁，1954年11月10日来诊。两小腿作痛一年余，微发热，久走即软麻。针刺足三里、阳陵泉、三阴交。

1954年12月5日复诊。两小腿作痛，发热，麻软。针刺足三里、三阴交、中脘、攒竹。

1955年2月5日三诊。两小腿作痛一年余，行久发热，软麻，头晕。针刺足三里、阳陵泉、三阴交、风池。

1955年2月22日四诊。两小腿发热作痛一年余，肌肉现萎缩。针刺足三里、委中、三阴交。

1955年5月23日五诊。两小腿发热，发软，发麻。针刺足三里、三阴交、曲泉、中脘、曲池、风池。

1955年6月29日六诊。两小腿作痛，发热，发软，发麻，头晕。针刺足三里、曲泉、三阴交、期门、风池。

1955年7月19日七诊。两小腿发热，发软，发麻。针刺足三里、三阴交、曲泉、中脘、腰眼。

按语：《内经》虽有五脏痿之分，但其治又有"独取阳明"之训。先生谨遵经旨，选穴不离足阳明经，又不断在肝、脾、任脉经穴之间出入，法度井然，圆融可爱。

4. 痹证

李某，男，1954年11月25日来诊。右肩肘作痛，肝旺血虚生风，拟以养血之法为治。针刺肩髃、曲池、外关、合谷；内服中药，处方：赤芍18g，白芍2.1g，独活3g，橘络9g，川芎6g，甘草2.4g，制乳香3g，云茯苓15g，伸筋草15g。

按语： 此为针药合治案。金针以祛风通络为法，药以养血通络止痛为主。

学术思想

川派中医药名家系列丛书

叶心清

叶心清先生随汉口名医魏庭兰先生学医，他为人忠厚诚信，魏老赞赏其人品与学问，于是口传心授，耳提面命，精心栽培。师徒二人朝夕相处，心清先生白日随师临证实践，夜晚攻读医学经典，着意研习针灸经络理论，终得金针绝技真传及各科诊疗心法。学习历时十二载，于1933年学业结束返回四川行医。返川后，他在成都、重庆设医寓和国粹医馆，坐堂应诊。因医术独到，对针灸及中医内科有较深造诣，且临床经验丰富，在当时四川医界颇有影响，享有"叶金针"之誉。

先生临证治病，经验心得良多，现从如下几个方面论述其主要学术思想。

一、医易相通，"精诚"为本，知行合一

易学与医学同源，二者之间最大的交集是阴阳思维。《黄帝内经》吸取易学的阴阳思维，发展成中医学的阴阳五行理论。唐代大医孙思邈说过"不知易不足以言太医。"王冰《素问注》则以易理（尤是《系辞》、《象传》）作为研究《内经》的理论指导。宋代之后，由于从医者多为习儒之读书人，宋明理学进一步影响渗透到中医理论里，号为"群经之首"的易经哲学进一步影响到从医者。众多名医用易经理论与中医理论相互阐发，医易相参艺自高，如明代大医张景岳，清代大医黄元御、郑钦安，近现代有清末唐宗海，近代恽铁樵等。恽铁樵在近代中医存废的大辩论中，多从医易相通之处立论。虽阴阳已备于《内经》，而变化莫大乎《周易》，故曰天人一理者，一此阴阳也；医易同源者，同此变化也。中医作为实证科学，为易经哲学提供了实用支撑与证明，以事实证其理论；易经作为抽象哲学，为中医提供哲学概念的解释预测体系，以抽象概念指导医者的诊断思维过程。通过巧妙地融合抽象与具体，达到体用合一，体用一源，有是体即有是用，不易者其体，变易者其用。明朝张景岳概括："予故曰易具医之理，医得易之用。学医不学易，必谓医学无难，如斯而已也，抑孰知目视者有所不见，耳听者有所不闻，终不免一曲之陋；知易不知医，必谓易理深玄，渺茫难用也，又何异

畏寒者得裘不衣，畏饥者得羹不食，可惜了错过此生。"学习易经，仅仅纠缠在抽象概念，不做实用验证，就会流于空疏，渺茫难用。

心清先生极为重视中国传统文化的学习与运用，其嫡侄叶成炳教授曾回忆道："中华人民共和国成立前，在成都有一位号称'百花潭主'的肖公远老师，他是与柳亚子齐名的南国社诗人，伯父与我的父亲、蔡福裔老师、周子伦老师（杨氏太极拳李亚轩的学生）一道拜于肖公远老师门下攻习易学。蔡福裔老师是大师兄，后传教于成都中医学院的邹学熹教授，邹学熹教授后来撰写《易学九讲》，为易学在医学的应用做出了贡献。伯父非常尊重肖公远老师，因为有这样的师承渊源，易学的思想对伯父看病处方治疗的指导作用是很大的。在重庆时，伯父让我和叶成鹄（伯父的次子）向周子伦老师学习太极拳，练推手。"

为大医，无"精诚"为本源则无以成之。"精"者，精一也；"诚"者，践形也。"上士闻道敏而行"，先生身体力行，感受阴阳气血在体内变化，坚持平时练气，每天步行上下班。先生喜欢钓鱼，却意不在鱼肉之鲜美，而是在调动身心去仔细感受"如鱼吞饵"的感觉。近代针具多以不锈钢为原材料，以金针作为针具是针灸学中的一支独特流派。黄金乃贵重金属，古人认为其有息风止痉，祛风镇痛之效。金针质柔而韧，针体细长，针柄短小，针尖较圆钝似青果形，故操作中要有较强指力才能顺利进针，且运针时不能引起患者的痛感和反感。先生苦心练功，坚持训练手下的感觉，无怪乎其能在金针术上达到别人无法企及的高度。

《阴阳应象大论》记载："黄帝曰：阴阳者，天地之道也，万物之纲纪，变化之父母，生杀之本始，神明之府也。治病必求于本。"先生认为其中"治病必求于本"是临床取效的关键。他常叮嘱学生："临证治病，错杂者十之八九，单纯者少见，尤其是疑难重症，病证更加错杂。临证不怕错杂，也不可能不见错杂，要透过现象看本质，善辨别，谨分析，细观察，只有抓住本质才能识破表象，取得疗效。"

比如在治疗口腔溃疡一案中，患者咽部充血红肿，反复发作，其他医者多以火毒论治，投清热解毒泻火之剂，疗效甚微，经久不愈。心清先生则抓住该患者咽疼难以进食，进则疼甚一症，诊其脉细数，察其舌红少苔，认为是肾经经络上循颃颡，过咽喉，故认为此火非实火，是由虚火上炎所致，所谓"寒之不寒，是无水也，壮水之主以制阳光"，故而非但不能用苦寒清热祛火之品，反伤阴津而虚火更炽，故改用引火归原法，令上浮之龙雷之火下降而安。先生投六味地黄丸滋肾补水，稍加肉桂引火下归肾原，且配针刺双侧足少阴肾经原穴太溪，因而水得滋而升，虚火得补反而降，多年顽固口疮，服 5 剂药而痊愈。

二、中西互补，针药兼施，辨证为纲

心清先生虽是研习传统中医出身，然对从西方传来的现代医学保持着极大的开放包容心态。他在北京工作时，常常到同仁医院、协和医院会诊，他会非常谦虚地向西医专家请教患者的西医病因病理以及诊疗的结果。有时不耻下问，向自己带的西学中的学生请教。自己诊病时，抽屉里放着一本西医检验方面的小手册，时常翻看。先生五个子女中，三个学了中医，其中一个是先学的西医后学的中医，有一个女儿则完全学的西医。先生认为中医西医各有其长，中医在宏观气象把握见长，而西医在微观病理急救方面有优势，故在具体运用时要扬长避短，如在肺结核治疗中先生要求患者规范吃抗结核药物，同时配合中医针药治疗，处方时也会结合一些现代药理，选用被证实有抗结核作用的白及、百部等。

心清先生从医 50 载，古今融合，医术精湛。他常对学生们强调：治病之道，如能针药并用，常可得心应手而起沉疴重疾。基于中医的整体恒动观，根据病变之部位，病因之侧重，病机之所主系，分清在经、在络、在脏、在腑之异而辨证取穴。精心组穴，穴位选取贵精不贵多，守法不在重而在巧。配穴上要遵循《素问·阴阳应象大论》中所言"善用针者，从阴引阳，从阳引阴；以右治左，以左治右"。而守法亦要遵循"盛则泻之，虚则补之，不盛不虚，以经取之"（《素问·厥论》）。如对于胃肠消化道疾病，心清先生主张针药并施，以增药力。一般针双侧足三里，留针 30 分钟，起针后刺中脘，有木旺者刺期门，脾虚者灸神阙。

以下试举一抽搐验案说明先生针药兼施的妙处。

戴某，男，39 岁，病历号：42453。于 1962 年 3 月 27 日初诊。（摘自《叶心清医案选》）

主诉：入睡后右手足抽动两年余。

患者于 1959 年开始有入睡后右足轻微抽动现象，但未经常发作。从 1961 年10 月以后发作逐渐频繁，并伴有右手抽动。近月余来每夜入睡后均因右半身抽动而惊醒，醒后自觉心烦，因而影响睡眠。自觉右半身沉重，性情急躁，腰酸困，精神差。

检查：形体消瘦，面色㿠白，精神倦怠；心肺大致正常，腹软，肝脾（－），四肢关节正常，神经系统检查无异常发现；脉沉细，苔薄白。

辨证：血虚风动。

治法：滋补肝肾，养血息风。

针灸处方：针足三里、外关（右），留针 30 分钟；刺中脘、期门（右）、神门（双侧），隔日 1 次。

中药处方：生黄芪 18g，干地龙 6g，当归 12g，桑寄生 12g，伸筋草 15g，川芎 6g，白芍 12g，菊花 6g，桂枝 6g，夜交藤 30g，青蒿 6g，甘草 3g，酸枣仁（炒，打）12g。

患者经针药并治一个半月后，病情显著改善。后因外感，右半身抽动又增，睡眠亦差，又以前方进行针刺，药物则加上老鹳草、党参各 9g，配以少量六味地黄丸，症状又继续减轻，体力大增，可恢复半日工作。治疗 7 个月后，抽动基本消失，睡眠正常，唯在工作紧张或用脑过度后，才有轻微抽动及肢体麻木、沉重。以补气养血，益肾通络之药，研末炼蜜为丸，长期内服，以图缓效。

处方：生黄芪 240g，熟地黄 180g，川芎 30g，制附片 60g，羌独活 60g，茯苓 120g，广陈皮 45g，何首乌 120g，杜仲 60g，桑寄生 90g，当归 60g，黄柏 60g，桂枝 60g。

上药研细末，炼蜜为丸，每丸重 6g，每日 2 次，每次 1 丸。

治疗 11 个月后，右半身抽搐完全停止，麻木、沉重感消失，腰酸疲乏全除，恢复全日工作，观察半年多，情况良好。

本例中由于患者肝血亏损，虚风内动而抽搐不止。劳累，用脑过度伤及气血会再度发作即是明证。故应以养血息风为主，重用当归补血汤配桂枝汤以调和营卫，用地龙、菊花平息亢阳虚风，加酸枣仁、夜交藤宁神，以助息风之力。更需提出的是，针刺对于治疗肝风亦起到了重要作用，心清先生的经验是，足三里或三阴交健脾调肝肾，留针 30 分钟，再点刺期门以疏肝，神门以宁神，大椎以开窍，通督以息风。因此本例针药配伍得当，直息肝风，诸恙痊愈。

心清先生认为无论是处方用药，或针灸选穴操作，都要辨证精准，论治方能奏效。辨证要"准"，治法要"活"，二者结合构成中医临证治病的全过程。如果医生不知脏腑经络的关系，针灸的效用就不能很好发挥。如偏侧头痛，位于顶颞部，正好为肝胆经所循行部分，足厥阴肝经有分支于前额与督脉会于巅顶。足少阳胆经起于目外眦，上抵头角，分布于耳前后，故针肝经原穴太冲、募穴期门，再配以风池、太阳、头维以祛风平肝，疏通气机，加率谷养肝活血。这样辨证配穴，远近相引，头痛方止。

孙思邈曾云良医应当"胆欲大而心欲小，智欲圆而行欲方"。《灵枢·百病始生》云："有余不足，当补则补，当泻则泻，毋逆天时，是谓至治。"心清先生认为要达到《内经》所谓的"是谓至治"，须胆大心细，临床见证复杂多变，诊察时必须细心，切勿因粗心大意而遗漏细小但关键的症状。比如胃痛时当问有无泛酸以知是否肝旺，以确定治疗是否需要配入抑木之品。处置须果断，不可犹豫，如毒扰心神者，须重用西洋参 12g 以上，以浓煎兑服；出血量虽多，但见有血块发黑者，属有瘀血，当大胆去瘀生新，用肉桂炭、牡丹皮炭、丹参炭等药物。

心清先生在临证中时刻注意病情的变化，寻找辨证论治的真正依据，比如1959 年 3 月 15 日治疗蒙古外宾一案，患者因胃痛呕吐四年请先生会诊。患者自1955 年起胃脘部隐痛，每在饱食或近油腻食物后发作，1956 年检查胃液酸度减低，1958 年后胃痛加剧，食后呕吐，虽到苏联温泉治疗 45 天后有所缓解，但数月后又加剧。中途妊娠一次，因呕吐甚剧，不得不终止妊娠。来我国治疗时，大便秘结，情绪激动，时哭时笑，因畏惧呕吐不敢进食，使用各种镇静解痉药物均无效果，每日呕吐量约 600 毫升，饭后 1～2 小时作吐，以后逐渐加重，发展至每半小时 1 次，会诊时查验胃液分析游离酸为零。小便调大便干。两关脉沉弦，舌上无苔。先生辨证为肝胃不和，气郁化火。先后用连理汤和左金丸辛开苦降，泻肝和胃，降逆止呕，佐以理气养阴之品。并平补平泻针刺足三里、中脘、期门，隔日 1 次，每周 3 次。针药并用 8 天后，呕吐停止，心情愉快，纳谷渐增。但患者微感头痛及左上肢酸痛，脉弦亦减，先生加针印堂及左侧肩髃、曲池，5次后疼痛消失。前后针药并用 26 天，肝胃得和，胃气得降，诸证消失。嘱继续服胎盘粉，一日 3g，共服百日，半年后呕吐未作，情况良好而回国。

在该案中先生秉承"观其脉证，知犯何逆，随证治之"的古训，抓住肝胃郁火的病机，针足三里、中脘以调胃理气，针期门以平肝降逆。而后又加针印堂及左侧肩髃、曲池，以处理新出现的头痛和左上肢酸痛，且获良效。先生辨证精准，论治灵活，不能不令人叹服。

心清先生认为针刺亦须辨证取穴，当明病变在经在络，在脏在腑，取穴宜少而精。

三、肝脾着手，善调气血，胃气为本

心清先生认为五脏六腑中肝脾尤为重要。肝主谋虑，影响人体的七情六欲，肝又主一身之气，是调节气机功能的重要环节。脾主五味，影响人体的饮食，关系人体的消化吸收。肝脾失调是诸病之源。例如他治妇科经带诸病，多从调肝健脾入手。这类女患者大部分是18～40岁，更年期患者亦不少。女子以血为本，肝为先天。妇科经带之病常有七情之因，首先肝郁不畅，影响脾主升清和健运消谷，导致血海失调，生化乏源，经期紊乱，烦而痛经，或清气不升，浊阴下注而带下不止，秽浊腥臭。调肝即调血止痛，健脾即升清止带，这是心清先生治疗妇科经带为病的特殊之处。

先生调肝健脾的思想也在针灸治疗中得以体现，先生常在治疗以及善后过程中，针刺双侧足三里、三阴交、中脘，以健脾运，而点刺期门以舒达肝气。

心清先生认为人之一身，阴阳谐和，血气流通，则无由以病。先生所列十余种大法中，调气法、养血法分类尤为细密，着意调其气而无滞耗，养其血而不滋腻，深合《黄帝内经》中"疏其血气，令其调达，而致和平"之意旨。与金代攻邪大家张从正之"贵流不贵滞""贵平不贵强"的论治思路相吻合。在6000余张遗留处方中，涉及调气养血方或者调气养血法的处方占三到四成，数量庞大，且心清先生在提及该法时，少有叙及具体症状，可见该法的运用指征在先生心中已经相当圆熟。先生应对血虚肝旺的患者，一用千古经方乌梅丸，谨守方药组成，极少加减；二用调气养血方，变化无穷。以后者的变化线索来推测，先生临证拟方之时通常考虑调气和养血两端。调气者，气之运行无碍乃首务也，常用柴胡、香附、郁金、延胡索、橘络、独活、乌药、陈皮等疏肝理气止痛之品；调气之升宣，用薄荷、蝉蜕、金银花之属；调气之清降，用射干、栀子仁、龙胆、酒黄芩、菊花、浙贝母、厚朴花、夏枯草等类。养血者，血凝涩而成瘀血，碍新血以生者，用吴茱萸、安桂、小茴香、当归、益母草等品也；行血中之气，用川芎、桃仁、红花等；清血分之热用牡丹皮；生阴津以增血源者，用干地黄、白芍、麦冬、天花粉、阿胶珠也。然二端以调气为主，养血为辅。真正用厚味阿胶以补血者，气厚之参以补气者，不过十中之一二，然总不忘木旺乘土，或以淮山药、云茯苓、薏苡仁、砂仁健脾除湿，或以炒鸡内金、生姜、甘草健运中土，使中焦枢纽恒转不停，一气周流不息，自然气行有常，血布有源。

医圣张仲景在《伤寒杂病论》中曾指出："夫治未病者，见肝之病，知肝传脾，当先实脾，四季脾旺不受邪，即勿补之。"金元著名易水学派之中坚人物李杲指出："元气之充足，皆由脾胃之气无所伤，而后能滋元气""胃者，十二经之源，水谷之海也。平则万化安，病则万化危。"清代名医叶天士在《临证指南医案》中亦说："有胃气则生，无胃气则死，此百病之大纲也。"故胃气强健与否，决定人体壮与不壮，病与不病，病后能恢复与否，以及恢复的时间快慢，程度的好坏等等。

心清先生认为保护胃气，应在治疗全程、全方中体现。清热要防伤胃阳，香燥要防伤胃阴。治疗过程中慎用温燥伤阴之品如半夏、厚朴等；滋腻碍胃之熟地黄当配伍芳香开胃之砂仁、陈皮；补气养血要不滞，酌加山楂、神曲、麦芽、木香等醒脾和胃；少用苦寒败胃之龙胆、栀子、苦参，改用轻苦之连翘、蒲公英，清热而不伤阳；脘闷纳呆舌苔腻，当先祛湿开胃再补益，保和香砂炒麦芽，木香陈皮鸡内金；合用针刺保胃气，留针三里中脘为要穴，更加点刺太冲右期门，抑木和胃功效全。饮食有节勿急暴，油腻煎炸防食复，治疗善后胃为本，得胃昌来失胃亡。

四、巧用经方，有主有从，小药大用

心清先生对中医理论体系的把握非常全面，他既重视学习经典理论，又注意后世医家对中医理论的新贡献。他在诊疗中经常参照唐代孙思邈，金元四大家，明代张景岳、李中梓，以及清代温病诸家的治疗思想，潜移默化地运用在自己临证选穴用药中。他对乌梅丸、干姜黄芩黄连汤、肾气丸、酸枣仁汤、小柴胡汤等经方的运用法则心领神会，对时方香砂六君丸、保和丸、龙胆泻肝汤、滋肾通关丸、知柏地黄丸、当归补血汤、羊肉当归汤等灵活化裁。

　　心清先生认为运用经方宜"守"，时方则宜"守变结合"。乌梅丸在《伤寒杂病论》中被用来治疗蛔厥和久利，今人多以之治疗胆道蛔虫证，但心清先生则师古而不泥古，另辟蹊径，首先进行了剂型的改革，将乌梅丸改为汤，扩大其适应证，使之可广泛用于头痛、眩晕、胁痛、胃痛等病证。

　　无独有偶，心清先生还将《金匮要略》中的"酸枣仁汤"改制为"酸枣仁膏"，在广安门医院作为院内制剂使用，得到患者的认可。该方原治疗"虚劳虚烦不得眠"，先生认为酸枣仁一味药物，为心家要药，然而其养肝养血之功才是其安眠功效之来源，正如《本草图经》所言："酸枣仁味酸性收，故其主治多在肝胆二经。肝虚则阴伤而烦心不卧；肝藏魂，卧则魂归于肝，肝不能藏魂，故目不得瞑。枣仁酸味归肝，肝受养，故熟寐也。"其他药物如宁心安神之茯神，清热除烦之知母，祛风止痛且行血中之气的川芎，调和诸药并能泻火热之生甘草，心清先生皆一一遵循经旨使用，然为增益其助眠之功，先生常加夜交藤（又名首乌藤），直入心、肝两经。先生通常以汤剂每日 1 剂，水煎，分 2 次服用，再配合针刺三阴交、神门等穴位以养阴宁神。获效后，则以汤剂 10 倍量浓煎，以白蜜收膏，制成膏剂，每晚睡前服 1 汤匙（15g）以巩固疗效，安神助眠。

　　心清先生重视"三因制宜"，即因人因时因地制宜。重庆地区天气湿热，因阳气外泄，而易生内寒，故应收敛其外泄阳气，而温其内寒，常会用到安桂、附片、干姜等品；并且湿热缠绵兼之巴人喜食辛辣刺激之品，而增其热邪者，又当清化，常运用浙贝母、蒲公英、夏枯草、冬瓜皮等。后来心清先生到京工作以后，较之巴蜀，北京气候相对干燥，所以在药品选择和剂量上就有了适当的改变，比如附片的量通常不超过 9g 了。

　　金代医家张元素最早提出归经学说，并发明引经报使理论，他非常重视引经药的运用，并仔细研究药物的归经。心清先生对此深表赞同，认为君臣药物虽是方剂之"主角"，作为"配角"的佐使药物同样应给予足够的重视，反佐药往往是君臣药物某些副作用的有力牵制者，如附片加用黄柏，麻黄加用石膏，薤白加用全瓜蒌，黄芪、党参加用蒲公英，半夏加用贝母等是寒性反佐，以牵制其热性；而黄柏加用苍术、肉桂，竹茹、知母加用橘红、生姜则是热性反佐，以牵制其寒性。

使药能引诸药直达病所，以发挥更强更直接的作用。如以五脏归类，引药各入其脏，入心者，黄连、远志等；入肝者，薄荷、川楝子等；入脾者，砂仁、厚朴等；入肺者，杏仁泥、桑叶等；入肾者，肉桂、山萸肉等。

然妙用引经药，或巧用反佐药，都需要以辨证论治为基础，不可生搬硬套，恰如徐灵胎指出："故不知经络而用药，其失也泛，必无捷效；执经络而用药，其失也泥，反能致害。总之，变化不一，神而明之，存乎其人也。"

此外，在遣药组方上，除了遵循中医理论，辨证论治结果精准，理法方药明确以外，配伍一些临床较少使用的药物，常常可出奇制胜，明显提高疗效。比如先生常用的特色药物有蒲公英、白薇、射干、蛇床子、阿胶珠、老鹳草、橘络、三七粉、鸦胆子、厚朴花、扁豆花、密蒙花、牡丹皮炭、荆芥炭、肉桂炭、紫河车粉、云南白药等，先生还在内科病证中运用"六神丸""犀黄丸"以奏清热解毒，活血祛瘀，散肿消炎之功。

五、虚劳杂病，建功不易，善后防复

心清先生认为虚证为杂病之首，其要在肾亏，其病机在阴损，其症为虚热。故养阴清热为理虚之大法，知柏地黄丸为理虚之要药，更可加用银柴胡、地骨皮、青蒿、嫩白薇。理虚之法可用于哮喘、肝炎、再生障碍性贫血、风湿热、痹证、崩漏等诸症见虚象者，常获良效。

如心清先生善治燥咳，外感燥咳则以清肺为治，内伤燥咳则以养阴为先，抓住此两纲，则屡治屡效。如在治疗巴西女宾一案中，患者万某，女，25岁，近两年干咳无痰，晨起尤甚，时有鼻衄，气短乏力，口干欲饮，手足心热，午后头痛，夜间盗汗，苔黄燥，脉弦细数。先生疏以生地黄、天冬、麦冬、沙参以养阴，银柴胡、地骨皮、青蒿、知母以清虚热，浙贝母、紫菀、桑叶以清降肺气，杏仁、百部以润肺止咳，并且为防以上养阴之品有滋腻之嫌，又酌加麦芽和胃，甘草和中，乃能滋而不腻。7剂之后，患者肺阴得复，虚火得降，遂减清降之品，加百合以润肺止咳，兼以清心宁神，用菊花以滋阴清肝而止头痛。续进7剂，症除，减量隔日服用，再以丸剂缓服收功。追踪1年未再复发。

疑难杂症取效不易，巩固更难。心清先生非常重视从脾肾着手，善后收功，谨防复发。他常提醒后学要重视《医宗必读》的原文，"一有此身必资谷气，谷入于胃，洒陈于六腑而气至，和调于五脏而血生，而人资以为生者。故曰后天之本哉。"先生善后调治的主要原则为：脾宜健，可用香砂六君子丸每日口服 3～6g；胃宜和，可用保和丸在午、晚饭后服 3g；肾宜养，治分阴阳，阳衰者，用金匮肾气丸；阴虚者，用六味地黄丸；内热者，用知柏地黄丸；肝亢者，用杞菊地黄丸，每日服用各 1 枚（每丸重 6g）。

先生对于痼疾顽症的善后收功，方法包括：其一可用有效原方隔日服用或隔两日服用 1 剂；其二可用有效原方 10 倍量，加开胃之品如麦芽、鸡内金、蒲公英、木香、陈皮、砂仁等制成膏剂或丸剂，每日坚持服用，一般连用 2～3 料；其三，每日吞服 1 次云南白药或三七粉 0.6～0.9g，以使营卫畅通；其四，紧密结合针灸手段，隔日针刺 1 次，取三阴交或足三里留针 30 分钟，起针后点刺大椎、中脘、神门、右期门，以调脾疏肝，补肾之经气。

总之，先生运用汤、膏、丸、散、针多种方法配合来善后收功，以巩固疗效，使患者疾病不再复发。

学术传承

川派中医药名家系列丛书

叶心清

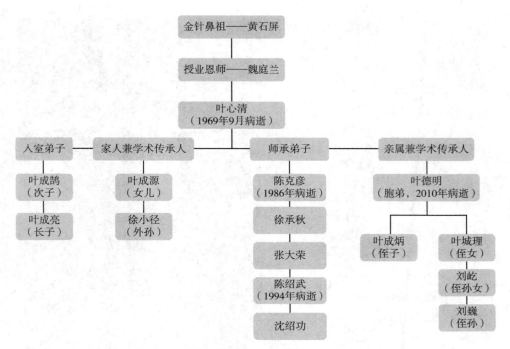

图 1   叶氏金针学术渊源及学术传承人关系图

　　金针流派鼻祖——黄石屏（1850—1917），原名黄灿，石屏为其号，祖籍江西省清江县大桥乡程坊村。曾从圆觉长老习针灸及内家功法。黄氏蒙先人余荫，曾在淮阳任盐务官 10 年。任职期间，黄氏常用金针救治百姓疾苦，后因厌倦官场生活，遂弃官而去，专操金针之术，在上海、扬州、南通一带以"江右金针黄石屏"挂牌行医。因其内家功夫深厚，针术精湛，治病常获奇效。公元 1916 年黄氏著《针灸诠述》一书，该书乃黄石屏临床经验之总结。他为人治病，能推察人的气血脉络变化，针之所下，气随以行，病者毫不觉苦，而病立除，聋者聪，瞎者明，偻者直，蹇者驰，咳者止，所至南北各地，福音广被，且英人亦服其神，有神针之目。黄氏以为针灸之善有三：性纯而入肉无毒，一善也；质软而中窍无苦，二善也；体韧而经年无折，三善也。对于药灸，他说："药灸之益亦有三。培元可助兴奋力，一益也；宣滞可助疏通力，二益也；功坚可助排泄力，三益也。"用药灸亦难，（药灸）贵用精力以透之。"

黄氏传弟子三人，分别为魏庭兰、方慎庵、黄岁松，一说"黄氏生一女，弟子除合肥方慎庵外，还有侄孙黄翼昌、黄岁松，侄曾孙黄伯康。"

授业恩师——魏庭兰（生卒年不详），湖北人，本业医，以方脉为主。三十余岁时，因妹病，久治不愈，乃携其求治于"金针"黄石屏，经黄氏针刺后痊愈，遂拜黄氏为师，习金针及内家武术，出师后返故里行医。魏氏是黄石屏金针流派的重要传承者，从师门习内家拳法后，长年坚持习练，非常重视基本功。对此承淡安曾在其著作中有所描述："承叶君（笔者按：即叶心清）告以魏君每天练拳术与气功，及以针钻捻泥壁，历久不断，修炼相当艰巨，成效也很巨大"。悬壶武汉，收有弟子三人，大弟子治好北洋军阀要人之疾被授以淮海盐运使显官而中断医术；二弟子在长沙大火中失踪；独存三弟子川人叶心清。由于早年行医以内科方脉为主的缘故，魏氏出师后的行医生涯一直针药并用，这与其师黄石屏略有不同。

部分传人简介

叶德明，叶心清先生之胞弟，得心清先生亲自授以金针之术。曾任成都市中医医院金针科主任医师，被评为成都市首届名老中医，因善用自制金质毫针而被人称"叶金针"。叶德明临证选穴少、透穴多，善从脾肾论治，治疗痹症、痿症、中风后遗症及多种胃肠道疾患效果颇佳。叶德明没有著作传世，有子女2人，皆从医而继承金针术，并且是目前唯一沿用黄石屏金针直针进针法者。能将金针术传承下去，是叶明德对黄氏金针流派做出的最大贡献。

陈克彦，原中国中医研究院针灸研究所针法研究室主任，全国头针研究协作组组长。其倡徐疾补泻，擅头针治病。

徐承秋，原中国中医科学院广安门医院内科主任，国家中医药管理局冠心病急症协作组顾问，中国中西医结合心血管病委员会委员，北京中西医结合心血管病委员会副主任委员，国务院政府特殊津贴享受者。

张大荣，曾任中国中医研究院广安门医院党委副书记，第五届全国政协委员，国务院政府特殊津贴享受者。

叶成亮，曾任中国中医研究院西苑医院针灸科主任，现任中国针灸学会常务理事，《中国针灸》编委，中国中医科学院专家委员会委员，美国纽约国际针灸学院教授。

叶成鹄，四川大邑县人，自小随父亲叶心清学习中医及针灸，1964年到北京中医学院系统学习中医学，毕业后分配到中国中医研究院广安门医院针灸科工作，曾任广安门医院针灸科主任。叶成鹄临床精于辨证论治，针药并用。他取穴少而精，注重手法，继承了父亲叶心清的提插补泻手法，有时亦使用金制针具。弘扬灸法是他对黄氏金针流派的贡献之一。黄氏金针流派历来注重灸法，黄石屏在《针灸诠述·针灸说》中云："跨竹马扛踏长蜡索，而灸功邃奥，有热达丹田，春回寒谷之能焉。"这是对灸法临床效用的高度评价。叶成鹄对灸疗的研究颇有建树，其改进灸具，开发古灸法，如曾用温针灸、苇管器灸治疗面神经麻痹；用隔核桃壳眼镜灸法治疗视神经萎缩等；用骑竹马灸治疗痈疽等。除了临床广为实践灸法，叶成鹄还编著《实用灸疗》一书，系统地总结了古今灸法，并附录了临床病案。此外他还著有《神志病的针灸法》（西班牙文版）。他曾任中国中医研究院广安门医院针灸科主任，中国针灸学会针法灸法研究会副理事长，北京针灸学会理事兼刺灸委员会主任委员，澳大利亚布里斯本针灸学院理事兼针灸系主任，美国纽约国际针灸学院教授。

韩碧英，叶成鹄夫人，叶心清学术传承人之一，曾任中国中医研究院广安门医院针灸科主任，现任中国针灸学会理事，中国中医科学院专家委员会委员。

叶成源，曾任中国中医研究院望京医院针灸科副主任，现就职于瑞士某州立意大利医院中医部，任瑞士华人中医药学会会长。

陈绍武，曾任中国中医研究院院长兼北京针灸骨伤学院院长，北京中日友好医院院长，国际针联主席，第九届全国政协委员。（1994年患心梗病逝）。

沈绍功，曾任中国中医研究院基础理论研究所副所长，胸痹急症研究室主任，博士生导师，中国中医研究院学术委员会委员，国家中医药管理局冠心病、急症协作组组长，国务院政府特殊津贴享受者。

论著提要

川派中医药名家系列丛书

叶心清

心清先生一生忙于诊务，撰著不多，但所幸其弟子及传人出版和发表了一些叶老的医案和学术思想。本次整理的遗留处方按时间次序装订成册，比较系统完整，可见心清先生平时注重记录和整理自己的临床经验。他也经常教育自己的子女和学生"好记性不如烂笔头"，一定要做到有闻必录。以下对心清先生及其传人的论著进行了简要整理。

一、论文

（一）本人论文

1. 叶心清，徐承秋，张大荣. 中医治愈慢性子宫附件肿块 1 例［J］. 上海中医药杂志，1963，7：6.

在这篇论文中，心清先生以临床个案的形式报道了中医对慢性子宫附件肿块的显著疗效。文中叙述了先生在治疗"癥瘕"顽难之证时，胸有成竹，辨证精细，采用内服外敷，针药兼施的综合治疗，使有形之包块消散于无形，展示了中医的神奇疗效。

该患者为 28 岁的已婚女性，从 1958 年 5 月起小腹两侧疼痛，月经期间更为严重，同时伴有白带增多，痛经和经期间隔延长。婚后一直未孕，两年多来，常有腹胀、嗳气、胃脘疼痛，稍进油腻冷食之后，即泄泻不止。曾在某市各大医院多次检查，均诊断为慢性附件肿块及慢性胃肠炎。使用过各种中西药治疗，均无效果。于 1960 年 4 月来北京治疗。经北京协和医院、北医、妇产等医院检查后，诊断为：右侧输卵管卵巢粘连并有肿块形成，肿块大小约 5cm×2.5cm×1.5cm，压痛明显，左侧输卵管管壁也有增厚，压痛较轻。未经其他治疗，后转到心清先生所在的医院治疗。

先生根据患者小腹疼痛，经期尤甚的特点，认为是肝郁。舌苔黄腻乃化热之势，但同时兼具脘胀泄泻，冷食后加重，带下多而长期不孕的状态，诊断为内寒中阻和寒凝胞脉。故治以调肝理气、健脾和胃之法，方用竹柴胡、金铃子、广木香调肝郁，当归去瘀血，党参、白术、吴茱萸温中寒，配以萆薢、蒲公英、黄芩清湿热。同时配合中、晚餐后服用保和丸，并隔日针刺一次，选穴依然本着疏肝健脾之原则，选用足三里、关元穴以强壮气血补其虚，选用期门、带脉以解其郁，针药 10 天后，患者右下腹疼痛减轻，20 天后疼痛大减，经检查右侧输卵管肿块略有减小，左侧已属正常。之后，先生将前方木香减量一半，继续配合保和丸按前法服用。在前针法的基础之上，针对患者腰痛的问题，在腰部外贴龙骨追风膏，并配合梅花针中等强度叩刺腹部、双侧腹股沟部及腰骶部。治疗后，患者腰痛、腹胀大减，胃纳转佳，精神好转。然后停服汤药，改为丸药治疗。分别选用犀黄丸、小金丹活血化瘀、软坚散结以去其肿块，并继续用保和丸和胃调中，使癥瘕得以平复，随访 2 个月，未见复发。

　　这例病患，证候虽然复杂，但心清先生根据标本缓急，有条不紊地进行治疗，其配方温而不燥，清而不凉，补中有消，真正立体生动地展现了其"中西互补，针药兼施，辨证为纲；肝脾着手，善调气血，胃气为本；虚劳杂病，建功不易，善后防复"的学术思想。

　　2. 叶心清，徐承秋，张大荣. 抢救伪膜性肠炎一例报告［J］. 江苏中医，1964，8：14-15.

　　在这篇论文中，心清先生以临床个案的形式报道了中医在治疗危急重症"伪膜性肠炎"中的神奇疗效。患者男性，23 岁，钢铁厂工人。1960 年 3 月 2 日因工作不慎，掉进钢水冷却池中烫伤，当时仅有双手及头部露于池面，烫伤面积为 81.5%，其中三度 61%，二度 14%，一度 6.5%，受伤后六小时内入某医院急诊，当时患者重度休克，采取的治疗包括抗休克，纠正酸中毒及多种抗生素大量使用以控制感染。曾交叉应用青霉素、链霉素、四环素、合霉素、氯霉素等 60 天，症情逐渐好转，并经十二次植皮后创面大部分封闭。5 月 1 日突然腹泻，初为稀水样，大便培养无菌生长，继而便中出现脱落的肠黏膜及大量鲜血，便次增至一日数十次，每次多则三百余毫升，少则几十毫升。随后出现重度休克，体温 38℃以上，脉搏微弱，血压测量不到，面色苍白，虽大量输血及输血浆，补充水分及钾等电解质，并使用了新霉素、红霉素等，亦未能控制病情发展，服中药也无效。经各大医院专家会诊，一致认为是严重烫伤并发伪膜性肠炎，西医各种方法无效，建议从中医方面着手。

5月7日夜，请心清先生紧急会诊时查见：患者神志模糊，躁扰不宁，口中谵语，面色苍白，形体消瘦，全身有烫伤及脱水症状，唇干口燥，舌面焦而无泽，舌苔边黄中黑厚且燥烈，脉极微弱无力。

诊断：伪膜性肠炎。

辨证：火毒炽盛，津液耗竭，元气将脱。

治法：滋阴止血，清热解毒。

处方：西洋参18g（另煎频服），生地黄24g，麦冬18g，荆芥炭6g，地榆炭6g，炒栀子6g，玄参18g，茯苓12g，金银花12g，橘络6g，生甘草6g，三七粉2.4g（隔3小时1次，每次吞服0.6g）。

结果：上方水煎，当夜即用汤匙每隔1~2小时灌入药汁1次，并以西洋参频频滴入，三七粉每隔3小时灌入0.6g，停用抗生素，但仍配合输血及输液。第2天，大便次数减为12次，但仍有大量的肠黏膜及鲜血，且有呕血。患者躁扰不安，药物难以灌入，病情仍处于危急之中，故加用镇静剂，使之安静，服从治疗，再进原方1剂。第3天，大便减为5次，脱落直肠黏膜及鲜血已经完全消失，体温逐渐下降，神志转清，已知饥饿，面色好转，渴思冷饮，口服大量西瓜汁及冰淇淋，苔黄，舌心有黄色泡点，舌质仍燥而乏津，脉象虽较前好转，但仍细数无力。

可见，热毒虽有减退之趋势但仍炽烈，故再投生津解毒健脾之品，处方如下：西洋参12g（另煎兑服），生地黄30g，川贝母6g，白芍12g，炒栀子9g，蒲公英12g，金银花15g，荆芥炭4.5g，地榆炭6g，炒麦芽6g，茯苓15g，冬瓜皮子各12g，三七粉0.6g。

上方每日1剂，水煎，分2次服，三七粉每次口服0.6g。共服6剂，大便完全正常，一般情况明显好转，患者已经脱险，加强饮食调养后，再度植皮。

按语：伪膜性肠炎是由于应用、广谱抗生素大量杀灭肠道内的细菌，而耐药之金黄色溶血性葡萄球菌得以大量繁殖，释放毒素而引起。本病死亡率极高，发病急骤，而且迅速导致肠道及全身的中毒性反应，因此早期诊断与早期治疗是本病的关键。

在面对患者大面积烫伤，又大量失水失血，既有阴液极度亏损，热盛气伤之阴阳俱有亡脱之虞，同时又有火毒炽烈，内陷心包之邪气亢盛之象。心清先生当机立断，多管齐下，滋清涩利并举，既重用生地黄、麦冬、玄参滋阴清热，凉血止血；更用蒲公英、炒栀子、金银花清热解毒；还妙用诸炭急止其血，如荆芥炭、地榆炭等，合止血化瘀妙药三七粉，使阴损有补而无再耗，达"留人治病"之目的；又用西洋参清润补津；以橘络、冬瓜皮子行气通络利水，使邪热从小便排出而不继续伤阴；白芍酸敛生阴，川贝润肺以灭火之炽张；且以麦芽、茯苓健脾开胃，以保中州之固。

此论文很好地说明了中医可以治疗急重症，在运用恰当的情况下，可以寻找到中西医互补的契合点，更好地为民众的健康服务。

（二）传人整理论文

1. 虚肿（整理者：陈克彦，中医资料，1959 年第 9 期 34 页）

患者，张先生，男，50 岁，于 1957 年 1 月 26 日因全身浮肿 20 余天而入建筑公司职工医院。当时患者呈极度酸弱，全身皮肤苍白色，全身浮肿，以手足为著，胃纳欠佳，不能起床，言语无力，医院诊断为①贫血；②恶性肿瘤。血红蛋白 8%，红细胞 55 万，白细胞 2000，急请叶医师会诊。

一诊（1 月 29 日）：脉浮大，无力，自汗出，胸腹头面及四肢浮肿，心悸，口渴，拟以强心脏，生津液，以防虚脱为治。

生地黄 15g，橘络 6g，银柴胡 6g，冬瓜皮 15g，山茱萸 6g，茯苓皮 12g，西洋参 12g（另煎兑服），麦冬 12g，上安桂 1.5g（研末冲服）。（1 剂）

二诊（1 月 30 日）：脉较平稳，汗已止，小便黄，拟以养血清理虚热，兼调气为治。（此时精神好转，可少进饮食，血象略见上升，血红蛋白 20%，红细胞 75 万，白细胞 1350，血小板 19 万）

银柴胡 6g，白薇 6g，潞党参 15g，西洋参 12g（研末分四包，每日吞服一包），云茯苓 12g，炒麦芽 12g，冬瓜皮 12g，橘络 9g，川贝母 9g，白芍 15g，山茱萸 9g，菊花 12g，炒鸡内金 6g。（4 剂）

三诊（2 月 4 日）：脉已好转，仍以调气生血之法再进。

银柴胡 6g，橘络 9g，川贝母 9g，生地黄 21g，冬瓜皮 12g，淮山药 18g，山茱萸 9g，牡丹皮 6g，白薇 6g，泽泻 4.5g，潞党参 15g，上安桂 2.4g（研末冲服），

茯苓皮 12g，车前子（布包）9g，炒麦芽 12g，外西洋参 21g（研末，分 7 包，每日吞服 1 包）。（7 剂）

四诊（2 月 25 日）：银柴胡 6g，潞党参 12g，大腹皮 3g，橘络 9g，菊花 6g，莲肉（去心）12g，杭白芍 12g，川贝母 6g，炒麦芽 9g，炒薏苡仁 18g，夏枯草 15g。并嘱低盐，忌萝卜。（18 剂）

患者经第三诊后已能下床活动，浮肿逐渐消失，患者无不适等感觉，精神大振，血象上升，3 月 19 日检查血红蛋白 0%，红细胞 401 万，白细胞 5400，患者恢复正常乃出院。追踪观察，患者非常健康地从事日常工作。

2. 血虚生热（整理者：陈克彦，中医资料，1959 年第 9 期 34 页）

患者王某，女，于 1952 年 10 月发现头部轰轰作响，心跳剧烈，失眠，头晕，呕吐，走路难，而入重庆市立第一医院，诊断为再生不良性贫血，血色素 12%，红细胞 62 万，白细胞 3500，虽经 8 次输血（共 1400mL），但出院时血红蛋白仍为 14%，红细胞 82 万。病情无改变又入西南医院，输血 7 次，共 2000mL，无效乃出院，于 1953 年 6 月请叶大夫诊治。

一诊（6 月 12 日）：患者头部作响，昼夜不停，心跳，两腿发酸不思饮食，周身发热、头昏，呕吐，走路困难，已 9 个月，日渐加剧。辨证诊断为肝旺，血虚生热，以养血清热之法治疗。

处方：生地黄 18g，牡丹皮 6g，云茯苓 12g，银柴胡 6g，薄荷 3g，浙贝母 12g，盐黄柏 3g，嫩白薇 4.5g，知母 3g，厚朴花 6g，夏枯草 12g。

二诊（6 月 23 日）：因腹痛水泻已七八次，诊断为外感风邪，分利水谷治之，拟以祛风之法。

处方：白芍 12g，泽泻 4.5g，沙参 9g，防风 3g，干姜 4.5g，枯黄芩 4.5g，云茯苓 12g，甘草 2.4g，生姜 6g。（1 剂）

三诊（6 月 29 日）：服上药四剂，水泻已愈，再以养血清热治之。

处方：生地黄 18g，牡丹皮 6g，天冬（去心）12g，银柴胡 6g，玄参 12g，浙贝母 12g，嫩白薇 6g，盐黄柏 3g，麦冬 12g，知母 3g，橘络 9g，蒲公英 15g。

患者经诊治 12 次，历两个月的时间，共服用 61 剂中药，病情痊愈，两腿已不发酸，能整夜入眠，心脏不觉跳动，走路不费力，能抬动六七十斤重的东西，脸色已转正常，唇、手、足现红色，食欲亦增。

3. 黄疸

患者李先生，男，39 岁，发热，无力，全身皮肤黄，胃纳欠佳，于 1957 年 7 月 10 日入建筑公司职工医院。当时检查，发现巩膜发黄，腹部无明显移动性浊音，肝可触及一横指，肝区无压痛，黄疸指数 60，胆红素 8，住院第 6 天病情恶化，肝大 4 横指，压痛，黄疸色加重，住院第 11 天出现头晕，腹部、腰部、出血点增加，肝脏继续增大，肝在剑突下五横指，黄疸指数增加到 100，胆红质 16，医院发出重病通知，乃请叶大夫诊治。

一诊（8 月 12 日）：脉弱，周身发黄，小便难，色深黄，腹胀大，不思食，苔厚腻，拟以调气利小便退黄为治。

处方：银柴胡 6g，吴茱萸 6g，山茱萸 6g，干姜片 6g，川黄连 2.4g，潞党参 15g，茵陈 24g，泽泻 6g，茯苓皮 15g，冬瓜皮 12g，黄柏 9g，苍术 12g，生姜 6g。

针刺期门、中脘、关元、大椎。

二诊（8 月 17 日）：病情显著减轻，肝功能检查较前进步，大便次数增加，每日 8 次。原方续服 4 剂。

针刺期门、中脘、关元、足三里。

三诊（8 月 28 日）：睡眠食欲均好，周身黄已退尽，腹胀全消，脉平，苔薄，精神焕发，拟以养血健脾为治。

处方：山茱萸 9g，云茯苓 12g，生地黄 15g，车前子 6g，冬瓜皮 12g，丹参 6g，潞党参 12g，橘络 9g，川贝母 6g，炒麦芽 12g，杜仲 12g，炒鸡内金 9g。（6 剂）

针刺足三里、大椎、期门、关元。

患者自觉症状消失，在肾功能好转情况下出院。

以上虚肿、血虚生风、黄疸患者的案例均由心清先生的学生陈克彦整理。由数个案例不难看出先生针药兼施、重视通调脾胃、和畅气血的学术思想。

二、著作

（一）《叶心清医案选》

该书由心清先生的弟子徐承秋、张大荣、叶成亮、陈绍武、叶成鹄等人整理，1991 年 12 月由中医古籍出版社出版。该书收载了当代著名医家叶心清医案50 余例，该批病例的就诊时间主要集中在 1959 年到 1972 年，病种涉及内、妇、儿、皮科及骨科等多种疑难杂症，较全面、系统地介绍了该时期叶老从医的临床经验和学术思想。从各案中可观叶老临证独到的遣方用药、佐针疗疾的整体施治经验。

（二）《中国百年百名中医临床家——叶心清》

该书由心清先生的弟子沈绍功、叶成亮、叶成鹄编著，2001 年 1 月由中国中医药出版社出版。该书在前书所收集的病例基础上，增加了新的医案、医论、医话，以及金针度人的要点介绍等。比较全面系统地反映了叶老的临床经验和学术思想。该书还附了叶老的传略和年谱，使叶老逐步成长为一个中医临床名家的脉络更为清晰。

川派中医药名家系列丛书

学术年谱

叶心清

1908 年 1 月 16 日，出生于四川省大邑县韩镇乡。

1921 年，陪同祖母到湖北省武汉市居住。因祖母患重病，请汉口名医魏庭兰老先生诊治，经魏老先生针药并施，祖母很快痊愈。由此，叶老对中医产生浓厚兴趣，遂拜魏老先生为师，刻苦研习中医经典、针灸经络理论及操作技艺，并随师临床应诊，历时 12 年。

1933 年，回到重庆，与唐阳春、张乐天、龚志贤等于凯旋路开设"国粹医馆"。医馆除了门诊，兼设少量病床收治住院病人，且招收学员，培养中医学人才，具有一定规模，在四川中医界颇有影响。

1936 年，在四川成都包家巷 54 号开设诊所。

1939 年，抗日将领、国民党 29 军军长宋哲元中风偏瘫，在四川灌县（现都江堰市）休养，叶老应邀前往治疗。

1942 年，国民党高级将领胡宗南因严重神经衰弱，专程请叶老前往陕西西安市为其治疗。此行同时还为国民党将领蒋鼎文、宋希濂、吴允周等人诊断治疗。

1950 年，到重庆市新生市场 26 号开设诊所。

1954 年，当选为重庆市第一届人民代表大会代表，并任重庆市中医学会委员，中西医学术交流会委员。

1955 年，12 月中国中医研究院在北京成立。卫生部邀请包括叶老在内的 30 名全国著名老中医来院任职。到京后，叶老在中国中医研究院广安门医院高干外宾治疗室工作，除日常治疗工作外，还担当中央负责同志的保健工作。

1957 年，苏联主管原子能生产的部长会议副主席患急性白血病，苏联政府紧急吁请我国政府派中医专家前往参加抢救。叶老奉派与秦伯未一同前往莫斯科。此行开创我国派遣中医专家赴国外治病的先河。

1957 年 6 月，全国人大副委员长沈钧儒先生书写毛主席《长征诗》相赠。

1958 年，也门国王太子巴德尔访华时，请求中国政府派中医前往治疗也门国王艾哈迈德的严重风湿病。叶老奉派与邝安堃、陶寿淇前往也门首都萨那。经叶老中药和针灸并用，艾哈迈德的多年顽疾霍然而愈，欣喜万分，赞誉其为"东方神医"，并赠表面绘有国王图像和也门地图的金表一只。

1960 年 9 月 4 日，吴玉章先生题诗相赠，"赠叶大夫，今日华佗又复生，治疗医术有经纶。中外驰名人增寿，针灸兼施方法新。堪笑阿瞒多忌妒、沉冤百世得重申。神州自古多奇迹，尚在人们善继承。"

1960 年，被评选为中央卫生部先进工作者代表。

1961 年，应邀到河内，为越南共产党政治局委员、越南政府总理兼国防部长武元甲大将治病。

1962 年，应邀到河内，为越南共产党总书记、国家主席胡志明治病。同年 10 月 1 日中国国庆节时，胡志明主席赠送彩色照片一张并附亲笔签名。

1963 年，携学生徐承秋大夫赴河内为越南共产党政治局委员、政府总理范文同治病。

1964 年，当选为中国人民政治协商会议第四届全国委员会委员。

1964 年，秋应邀到河内，为越南共产党政治局委员、越南政府总理兼国防部长武元甲大将及政治局委员黎德寿、黄文欢治病。越南政府为表彰其功绩，由范文同总理亲自授予金质"友谊勋章"一枚，并举行隆重的授勋仪式。

1965 年，响应党的号召，参加农村巡回医疗，担任中国中医研究院农村巡回医疗队队长，到北京顺义县南法信公社巡回医疗。这次巡回医疗反响巨大，中央电视台对叶老进行了专访，并向全国播映。

1964 年 8 月 28 日，在《江苏中医》发表"抢救伪膜性肠炎一例报告"一文。

1969 年 9 月，病逝。

1981 年 11 月，在八宝山革命公墓大礼堂召开追悼会，参加者有四百多人。叶老骨灰存放于八宝山革命公墓。

1984 年 5 月 30，日由弟子张大荣、徐承秋、叶成鹄、叶成亮等在《四川中医》发表"叶心清医案选录"一文。

1991 年，由弟子徐承秋、张大荣等整理的《叶心清医案选》在中国古籍出版社出版。

2001 年 1 月，由弟子沈绍功，儿子叶成亮、叶成鹄编著的《中国百年百名中医临床家丛书·叶心清》在中国中医药出版社出版。

2011 年、2013 年，四川省中医药管理局先后两次立题对川派医家叶心清的学术思想及临床经验进行专项研究。

2014 年 6 月，由弟子徐承秋、张大荣等整理的《叶心清医案选》在人民军医出版社出版。

2016 年 1 月，"川派医家叶心清学术思想及临床经验研究"课题组成员江花等在《中国中医药现代远程教育》发表《巴蜀名医叶心清先生遗留处方用药特色研究》一文。

附 录

一、回忆及逸闻趣事

（一）回忆父亲（口述：叶成亮，整理：江花）

父亲不爱说话，任应秋先生为父亲的医案所作的序里有句话"讷于言而敏于行"，这是父亲的真实写照。

父亲要求我们学习中医、针灸要有信心。对于医德方面，我印象最深的一句话是父亲说过的"医不叩门"，意思是作为医生，不去巴结权势，别人不求助于你，你别主动去，但如果有人来寻求帮助，不管对方是谁，我们都应该真诚地去服务。

父亲在四川使用金针治病很出名，但实际上他经常是针药并用的，到北京工作之后也使用不锈钢针。他给也门国王治病时，国王既吃中药，又接受针灸治疗。

父亲把拇指、食指指甲留长，便于在穴位定位准确后切按出印记，然后消毒，把针尖放在印记上，用押手按住穴位，刺手同时用力，患者就不痛，如果患者痛或是怕遇到血管、肌腱等，就把针退出一点。

父亲喜欢用透刺法，比如用禾髎透人中、攒竹透鱼腰、阳陵泉透阴陵泉等，有时甚至可以透出皮肤，透出时皮肤会有点痛。不同的部位选取不同的针，如内关透外关用一寸半的针，颊车透地仓用 4 寸的针。

父亲治疗胃病，用平刺期门的方法，手法很轻，还配合点刺大杼穴。

20 世纪 50 年代，父亲就有一台电子管的电针仪。他不排斥西医。他几乎不生病，经常走路上班，喜欢吃辣椒。

父亲用艾条灸比较多，一般采取无瘢痕灸，因为他认为瘢痕灸会破坏穴位。

乌梅汤是他的"绝招"，他把乌梅丸改为汤剂，对于治疗偏头痛、胃痛有特效。父亲对乌梅丸的运用遵从辨证要点，脾胃虚寒，脉沉细，苔薄白是基础。该方寒热皆可用，如果病证热重时，则加重黄连；如果寒重，原方的热药已经非常众多了。

父亲对我们严格要求，但一般不会打我们，他通常是让母亲来教化我们。家里有子女五个，其中四个都学医。中华人民共和国成立之初，我们家就卖了包家巷的房子到重庆开医寓。1952 年，我跟着父亲到了重庆，在沙坪坝住校上学。后来我考上了北京医科大学。弟弟叶成鹄因为有严重的风湿病，二尖瓣狭窄，所以就休学养病，也跟着父亲学习，1958 年考入北京中医学院（北京中医药大学的前身）。

（叶成亮：叶心清先生之长子，曾先后在中国中医科学院广安门医院针灸科和中国中医科学院西苑医院针灸科工作，2016 年 9 月逝世于北京）

（二）我心中难忘的老人——叶心清（韩碧英）

缘分

我第一次见到老人是在 1962 年国庆节前夕，这与叶成鹄有关系。我是 1961年考取北京中医学院的，在迎新晚会上与叶成鹄相识，后来我们接触多了，有一次他突然对我说去他家，当时我一愣，但并没有拒绝。大约晚上七点多我们一同走进西便门国务院宿舍 10 组 56 号，这就是他的家。

进门第一眼看见坐在沙发上的两位老人，老人仪表不俗，又见到两位中年人（二哥、二嫂）及一小女孩（小妹），他们都将微笑投向我。老人用浓重的川音叫我坐下，并问及家庭情况，得知我家亦住在成都，他高兴地说："咱们还是同乡么！"我告诉老人我的父亲因工作需要 1956 年由铁道部调往成都铁路局工作，全家随迁而居。

短暂的见面，老人给我的印象是性格直爽，笑容可掬，平易近人。

1965 年，大姐和四妹来京探亲，我参加了聚会。吃完中午饭后，老人说："全家人都聚齐了，照个全家福吧！"这时我就起身说："我回学校了。"向他们告别后就起身走到门口。老人叫住了我说："一起去吧！"当时我脸一红，不知说什么好了，就随大家一起去照相了，在回学校的路上我一直在想，老人家已经接受我了？难道我与这个家真的有缘吗？

关爱

有一次离老人比较近的时候，老人突然问我："你的脸上起黑斑了？"我脸一红说："近一年来消化不好，月经不正常。"于是老人把我拉过去把脉，问了一些症状，然后对我说："两天以后到家里取药。"当时我想，住在学校怎么煎药呢？没想到，第三天中午到家中，伯母（婆婆）已经将药煎好，并嘱服法，经一个多月的治疗，黑斑消失了，脸上泛起了红晕。

三年自然灾害后虽然经济逐年好转，但仍用票证购物。老人经常让叶成鹄带我回家吃饭。一次中秋佳节，饭后临走时，伯母拿出一盒广东月饼说："带回去吃吧！"我在回校的路上想，困难时候物质短缺，家中有那么多人，却对我照顾有加，我心中涌出一股暖流，我深深地感谢他们对我的关爱。

幸运

人民大会堂是中华人民共和国成立初期十大建筑之一，也是国家领导人制定国策的地方。一天，老人说带我们去观看"革命史诗——东方红"节目，我们乘车前往演出地点。一下车，一座雄伟的建筑——人民大会堂呈现在我的眼前，我兴奋不已，这是我第一次迈进人民大会堂。

有一段时间，老人经常不在家，我试着问过叶成鹄，他告诉我，老人负责中央保健工作并常为外国首脑人物看病。这时，我想到了他的家庭住址、食品特供、大会堂观看演出等情况，明白了原来他是一位不平常的中医。想到这里，我对这位老人更加敬仰。

家庭幸福，享受天伦之乐

大姐和四妹均留在成都工作，先后把孩子送到北京由伯母和阿姨照管。老人对晚辈疼爱有加，闲时便带孩子到西便门附近的护城河钓鱼。两个孩子也非常喜欢老人，经常缠着老人与他们捉迷藏，老人从不厌烦。1963年二嫂喜得贵子，老人更是兴奋之极，连声说："后继有人！后继有人！"每逢外出回家，进门直冲到孙子面前，摸摸头，捏捏小手，长孙似乎对老人亦不陌生，小手小脚不停地舞动。这时，伯母就会急呼："脱衣服，洗手，别把病菌传给他。"1966年，二嫂又生一女，老人更是激动地说："一儿一女一枝花，叶家人丁兴旺。"

心地善良，治病不分贫富

我时常见到他在家中为一些普通人针灸。阿姨对我说："我们爷爷是个好人。这些看病的人都是我的同乡，他们看了好多医生，病不见好，经爷爷的治疗都好多了，而且不嫌我们的身份，治病又不收钱，哪里能找到这样的好人！"

避门户之见

少年学习中医，临床近四十年，但仍不满足，时常学习西医的一些知识，扩大自己的思维，丝毫没有门户之见。我偶尔见到老人向二嫂问些西医方面的问题，比如怎样看化验单的结果或是神经系统疾病的情况，扩展自己的知识。他常说，治病不分中医、西医，应各取长处，补不足，因为医生以治病救人为目的。在他的五个子女中，除大姐未学医，二哥和四妹学习西医，叶成鹄及小妹学习中医，这些都反映出老人的胸怀。

我与老人学习中医的机会擦肩而过

我虽然断断续续与老人接触五年多，但向老人学习中医的时间甚少。老人工作繁忙，加之我对中医理论的理解、掌握还很肤浅，又没有临床机会，即便老人有时讲解一些中医方面的知识，由于我与老人的知识水平相距甚远，因此交流起来比较困难。没好好和老人学习中医是我终生的遗憾。

虽然失去了学习的机会，但他留下的遗稿（大部分已丢失）还能给我一些启示。例如，对针灸特定穴的论述，问诊，判断正邪的盛衰以及疑难杂症的验案，中药的应用等，这些对我后期临床工作、解读中医名著启发很大。

永远的怀念

转眼间到了1969年，我期盼着形势好转，期盼着老人平安回家，我多么希望老人能再次看到自己的孙女，但就在1969年9月，噩耗传来，这位不平凡的老人永远地离开了我们。

今年是老人走了的第四十三个年头，四川省中医药管理局收集川籍名老中医资料，借此机会我想向深深怀念的老人说一句话："我永远怀念您！"

2013年4月25日写于北京新怡家园。

（韩碧英，心清先生次媳。在北京广安门医院针灸科工作）

（三）回忆我的父亲（叶成源）

父亲1969年离开我们，距今已经46年了。我现在只能从我当时作为一个孩子的视角和理解来回忆我尊敬、爱戴的父亲——叶心清。

父亲出生于1908年，我在7岁时来到北京，那时候他已经52岁了。在我的记忆中，他总是精力充沛，从未见到他疲倦，每天早上5点钟准时起床，一年四季不管是风雪三九，还是炎热酷暑，打开窗户，在房间内做气功及他自拟的健身操，从没有见过他间断。做完运动后吃永远不变的早餐，一磅牛奶，把两个鸡蛋搅散煮开，少许放糖。1961年大姐的儿子来北京，孩子缺营养，父亲心疼外孙，留下孩子，自己减掉鸡蛋给外孙吃，另外加点馒头。

从家到广安门医院乘19路公车三站路的距离，他买了月票，早上却总是走路上班，他的说法是："乘车人多，不能保证准时到诊室。"在医院，周一、周三、周五上午他在高干病房看患者；周二、周四、周六到门诊为广大患者看病。父亲对待患者永远一视同仁，决无高低贵贱之分。对每个患者都是认真负责的。下班后乘车回家。午餐也是定时定量，米饭、蔬菜，总要有点肉、要有汤。家里吃饭每个人都有各自的座位，他要求我们吃饭时少说话，对我们吃饭的坐姿、端碗、握筷、夹菜、咀嚼不能出声音等都有严格的规定，出现不规范，会马上督促改正。我现在在欧洲生活，才知道，欧洲的家庭都是这样教育孩子的。父亲从小让孩子知道：要有规距，不能随性而为。当时觉得很委屈，现在才感到，严格的家庭教育，对人的成长多么重要。

父亲是中央保健局医生，当时家中配备了电话，他告诉我们怎么用客气的语言说话。我刚到北京一口川腔，父亲还请了楼上小妹妹教我说普通话。父亲每天下午是出诊，到中南海、各部委、国家机关、各军队大院、北京医院、301医院等，都是提前安排好的。那时我就读的学校是二部制，下午没有课，做完作业，父亲经常要带上我去出诊，门口的路上常常有车等待，经常是下一辆车，又上另一辆车，一个下午要去两家，三家，甚至四家，我拿着父亲的针盒，忙忙叨叨，再一看父亲，永远是一脸平静，不管给谁看病都是神态祥和，我就是在这样的环境中成长。我是北京知识青年下乡，当知青，跟着伯父学针灸，1988年调回了北京。我20岁在林业单位学习了三个月的《赤脚医生手册》就去当护士，第一次给患者打针，同伴都紧张得手直哆嗦，我平时胆子也小，但是我的表现让患者满意，当时在我头脑中想到的是记忆中的父亲。

冬天父亲出完最后一趟诊回到家，天都黑了，他丝毫没有一点倦意，家中有一台分期付款买的收音机，父亲到家就要打开，50多岁时他学会跳交际舞，听到乐曲就踩着节奏在客厅里慢慢转动，身心投入，那是他唯一的娱乐活动。他晚饭要喝一小杯泸州老窖，由于不耐受酒精，只在家中喝酒，在外从不喝酒。他曾带我去参加过越南大使馆的国庆宴会，宴会上他推说不会饮酒。他晚饭少许吃点饭菜，然后到客厅坐会儿，看看报纸，听着音乐敲打着节奏，晚上9点准时睡觉。父亲一天的工作、生活、娱乐、吃饭、睡觉永远都是准时准点，对每一件事都认真对待，又轻松自在。

父亲言语不多，但是喜欢广结善缘，听说在四川家中，时常有经济窘迫而有才学的先生，经人引荐来家中长住，日有三餐，常备酒菜，平时有零用钱，换季有新衣，父亲与他们谈天说地，其乐融融。

住在国务院宿舍的时候，我家的大门，白天从不上锁。楼上住着的阎宝航老先生，孙超老伯，下班喜欢先到我家客厅小坐，讲些时事新闻，父亲都是安静地听，高兴时开怀大笑。记得我国第一颗原子弹爆炸的新闻播出时，我在院子里玩，都能听到从家里传出父亲的朗朗笑声。

父亲是在1956年调到北京的，1964年当选为政协第四届全国委员会委员。原四川的旧交故友到北京开全国人民代表大会、全国政协会，如卢作孚的兄弟卢子英老伯，成都中医学院李斯炽院长等，父亲都要先邀请到家中，还要到宾馆回访，一定要送些礼品。父亲与人相处礼仪到位。

父亲与四川籍几位领导的私交甚好，有川剧进京演出，都要相邀一同观看。在我记忆中父亲曾讲到陈毅副总理的父亲不习惯北京生活，又不好向儿子提出，父亲去他家中看病，老先生请我父亲向陈毅副总理提出，父亲耐心劝导老先生，也理解老人的心情。1983年我在成都随叔父学习针灸，正好陈毅副总理的弟弟来看病，得知我是叶心清的小女儿，马上说到："那年我家老爷子不习惯在北京生活，还是叶老说服了家兄，把父亲送回四川。"

我家、叔父家的几个哥哥全都学的中医，四姐、五姐学的西医。按照父亲的构想，我这个小女儿也该学西医。但在我们求学的时期，想上大学，想做医生，这一切如同痴人说梦。可是帮我坚持这信心的还有父亲的一位特殊患者——宋庆龄先生。父亲带我去出诊，只是为了满足一个小毛丫头想坐汽车的欲望，我都是在花园或客房里玩耍，看书，吃东西。有一次偶然被宋先生发现了，宋先生对所有孩子都有博大的爱，她让我进到治疗室，轻声问询，现在我还清楚地记得她问我："你长大想做什么？"我回答："不知道。"宋先生说："和爸爸一样做个医生。"走时还送给我一本儿童的精美画册，那本书讲述的是一个和蔼的口腔科医生给一个小姑娘治牙，这本画册定格在我的记忆中，成为我一生的追求。所以，在我19岁时，学校推荐几个同学去报考解放军歌舞团，通知回家后征求父母意见，没主见的我第一次勇敢地告诉老师，我不去。我心中已经有了明确的想法，报考大学12个志愿要全部填写——北医口腔系。

在国难家破时，我下乡，当工人，做护士，冥冥之中进了成都中医学院，最后随叔父学习针灸，总感到这是父亲在荫护着我。虽然我小时候心里就想学西医，当牙医，但是我现在在瑞士从事中医和针灸，患者对中医学的认可，使我越干越有劲头，老祖宗真是对我们子孙太好了！留下的东西就是神奇，就是管用！

前几年我有幸找到留美心理学徐浩渊博士，那是我从小崇拜的姐姐，在心理学领域颇有建树。我们一起回忆起父亲，她动情地说到："是叶伯伯的医术和人格魅力引导我走进医学的大门。"

在我跟随叔父学医期间，叔父告诉我，父亲曾经提到过两点，一是"西医学是平面思维，中医学是立体思维，两种医学都要好好学"；二是"患者都是医生的衣食父母"。回想小时候家中经常宾客满座，走时父亲都只是在客厅拱手送行。但是只要是来看病的患者，不管是官员、朋友，还是隔壁的保姆阿姨，父亲都要亲自送出大门。他以前是私人开业，到北京后在医院工作，在家看病分文不收。他言之必行，忠行一生。至今院内的老人们仍然记得，得了病打个电话或者直接到家敲门，只要父亲在家，从来不推辞，坐下就看病，或针灸，或开药。拿到处方去药房取药，从来不收半文钱币。

父亲对家人的身体也是尽心呵护，伯妈有慢性支气管炎，冬病夏治，用艾灸；二哥生重病住院，父亲忧心如焚，一夜间头发急白了好多；三哥有病开了药，熬好催促服药；小哥哥考高中患失眠症，每晚给他扎针；至今清晰记得，8岁那年，冬天半夜我咳嗽不止，懵懵懂懂被父亲从热被窝里拉起来，背部一阵梅花针叩，又糊里糊涂睡下，两次治疗后我也就不咳了；大姐夫从成都到北京探亲，他有胃病，父亲给他配药，买了上等肉桂，亲自用锉子锉成细粉，调配好，叮嘱每次用量，每天次数，服用方法；保姆病了也是马上给予治疗。近几年我见到小时候一些同学，不由得回忆起一些往事，最多的是得了病被家长带到家中，刚到时紧张、害怕，看完病就被叶伯伯和善的面容，亲切的语言说服了，从那时开始知道，扎针不疼，可以治病。

父亲一生不吸烟，不喝茶，只喝白开水，在家喝少许酒，但是有个特殊的嗜好，喜欢钓鱼。国务院宿舍东门出去就是护城河，在春夏秋季，父亲经常星期天天不亮就去河边钓鱼。当我学针灸手法，讲到进针感觉——如鱼吞饵时，我才恍然大悟，父亲当时已经是名扬国内外的大医了，乐此不疲的天不亮去钓鱼，是在感受如鱼吞饵的感觉。可见，父亲在医术上是何等的寻求精益求精。

父亲重视养生，不同的节气有特殊的饮食安排，比如到了三伏天，家里是一定要吃附片当归炖肉汤的。平时也注重防病治病，定期给孩子们吃新鲜的使君子来驱虫，并告诉我们必须得掐掉两头，以免引起膈肌痉挛。

父亲用小处方很有特色，例如他用肉桂和白及打粉，吞服来治疗胃痛、胃出血，效果很好，也多从患者的体质角度出发，通过增强体质来提高疗效和善后。

父亲从小勤奋好学，在乡间读私塾，12 岁时随叔父到汉口。因为父亲的祖母生病，求医于汉口名医魏庭兰，后来祖母病愈，当时尚年幼的父亲喜欢上了中医，执着地要求拜师学艺，历时 12 年刻苦攻读中医经典及针灸学论著，并随师傅临床应诊。

1933 年，父亲学成后返回四川，和重庆唐阳春、张乐天、龚志贤等在民国路开设"国粹医馆"。他们是中医内科、妇科、针灸和骨科方面的人才，除门诊治疗外，还设有少量病床收治患者，并招收学员，培养中医人才，当时具有一定规模，对四川中医及中医教育有一定影响。

三年后回到成都，在包家巷 54 号购置房产，医寓两用，这是父亲事业的发展时期。他为广大民众治病，遇到生活困难、缺钱的患者，不收诊费，还赊药，据说与人合资的药房最后关门了。1984 年，我在叔父医院遇到当年父亲的老患者，他深情地回忆当时的情景，不停地喃喃自语："叶医生是难得的大好人。"父亲也为当时军界和政府界人士治疗了不少疑难病症，在社会上声誉很高。

1950 年，父亲只身一人去重庆行医，并积极参加社会活动，任重庆中医学会会员，中西医学术交流委员会会员，并当选为重庆市第一届人民代表大会代表。

1955 年 12 月北京成立中国中医研究院，父亲奉调北上。当时从重庆到北京的铁路还没有全程通车，全家人根据不同情况几年中分批到达，父亲、伯妈、三哥第一批赶到北京报到，只带上几箱衣物、书籍就上路了。小时候经常听伯妈讲述，一路上坐火车，换汽车，寒风中寻找并夜宿客店，路上有时吃不上饭，几经周折才到达北京。全国来了 30 位著名老中医，父亲年仅 47 岁。当时在重庆，父亲每天患者近百人，每月收入逾千余元，生活十分优裕，但是为了响应党的号召，振兴中医事业，他不顾每月工资仅原收入的不足三分之一，毅然北上。

1957 年，苏联主管原子能生产的部长会议副主席患急性白血病，苏联政府紧急邀请我国政府派中医专家前往参加抢救，父亲与秦伯未大夫一同前往莫斯科，开创了我国派中医专家出国治病之先河。

1958 年，前也门国王艾哈迈德患严重全身风湿症，也门王太子巴德尔访华时请求中国政府派中医前往治疗。父亲与其他几位中国医生到达也门首都萨那，经集体研究后确定以针灸开路，中医为主，西医护航的治疗方针。父亲是治疗组中唯一的一位中医，经过三个多月的针灸和中药治疗，国王的多年顽疾霍然解除，他兴奋得举起盛满黑稠中药汤的瓷碗，一饮而尽，对着王宫内的满堂宾客，称赞父亲是"东方神医"。当地和国内报刊以此为题作了专门报道。在回国前，艾哈迈德国王单独召见父亲，用重金请他留下当御医，父亲对祖国无限热爱，婉言谢辞，国王只能惋惜长叹，于是在瑞士订造特制纯金表一只，表面上印有国王头像和也门地图，国王亲手赠送给父亲，父亲一直珍爱地带着它，它代表中医向世界传达的友情，是父亲为人的历史见证。

在 20 世纪 60 年代，越南战火纷飞，父亲多次到河内为胡志明主席、范文同总理、武元甲国防部长及政治局委员黎德寿、黄文欢等治病。越南政府为表彰他的功绩，由范文同总理亲自授予他金质"友谊勋章"一枚，并举行了隆重的授勋仪式（此勋章现存成都中医药大学医史博物馆）。

父亲经常出国，在国内也是每天忙碌。父亲把工作看作是国事、大事，家中的事则是小事。二哥 1962 年筹备婚礼，他是长子，结婚日期临近，而此时邓子恢副总理在武汉患病，请父亲前往诊治，他毫不犹豫地赶赴。这种认真负责、全心全意的服务精神深得中央首长的称道和信赖。

家中有一个特制的皮箱，里面一格一格分开，专门用于父亲出诊时装中药。还有一个特制的对叠针盒，里边分别装消毒针和使用后的针，以及酒精棉和消毒棉。需要定期修针和消毒，很小的时候父亲就教会了我去做。平时他在家只要一有约请马上出诊。

1965 年，父亲已年逾 57 岁，是第一批响应党的号召，参加农村巡回医疗队的全国著名医学专家之一，担任中国中医研究院巡回医疗队队长，到北京顺义县南法信公社服务。我记得他当时买了一套棉军服，带着行李，高兴地离开家，和贫下中农同吃同住，热情为社员服务，送医送药上门，医治了许多的疑难杂症，深受农民爱戴。2000 年，我在北京广播台做了一期节目，第二天一位 60 多岁的大姐，赶到医院看望我，讲到 1965 年她 20 岁刚参加工作，被派到南法信四清工作队，生病发烧，仍然坚持晚上开会，学习到很晚回到住处，烧得糊里糊涂，父亲得知后，打着手电筒，走了几里田间小路去给她看病。扎了针，吃了药，第二天烧就退了，后来才知道昨晚的医生是医学专家。后来她调回北京，再没有见到过我父亲，所以特地从南城赶来问我，父亲现在身体好吗？因为当时发烧都没有看清楚父亲的面容。我伤心地告诉她，父亲在 1969 年去世了，她失声痛哭，诊室里许多患者都一起痛哭，我的心在振颤，我在心里告诉父亲，我也要做一个受患者爱戴的医生。

父亲在农村态度和蔼，细心为广大社员诊治疾病，没有架子，深受农民的敬重和爱戴，与他们建立了深厚的友谊，像房东张大爷，一进城，一定要带些土产来家中看望父亲，走时父亲也一定要给他家人捎带物品，情如兄弟。父亲在农村生活了近一年，回家休息时常常给我们讲农村见闻，这对小哥哥影响最深，1967 年他就第一批积极要求到内蒙古插队当知青。也就在这一年，父亲向党组织提出了入党申请，小时候我写字很规整，小小的方块字一笔一画，记得他写好入党申请书特别兴奋，认真对我说："给我抄写一遍，一定不能抄错。"

这次到农村的生活对父亲的精神世界影响很大，他曾说："农民那种建设社会主义的积极性，千方百计为国家多打粮食的精神，鞭策我们更好地为他们服务，更多地向他们学习。"中央电视台对他进行了专访，并面向全国播放。父亲还在《人民日报》上发表了题为"为贫下中农服务，更好地改造自己"的文章，畅谈知识分子思想改造的体会。在当时的历史背景下，父亲真正做到医生为国，为民，为朋友，为家人，都能一视同仁。如此的尽心尽责，实在难能可贵。

父亲关注中医事业的发展，在中华人民共和国成立前就收授弟子，在北京更注重培养后继人才，先后收授学生七人，包括陈克彦主任医师、徐承秋研究员、张大荣主任医师、叶成亮主任医师、陈绍武教授、沈绍功主任医师、叶成鹄主任医师。父亲倾注心血，严格训导，诲人不倦，言传身教，学生们都成为了中医、针灸界的领军人物和中流砥柱。

父亲去世后，在八宝山开的追悼会上，康克清夫人说："我们失去了一位很好的医生。"我们子女在心中也明白："我们失去了好父亲。"愿父亲的灵魂得以安息，愿父亲这一辈人的中华医术能够得以传承。这是我们最真实和炽热的愿望。

（叶成源，叶心清先生之小女儿，现任瑞士中医学会会长）

（四）怀念伯父叶心清先生（口述：叶成炳，整理：江花）

我的伯父叶心清老先生离开我们很久了，一听说四川省中医药管理局要整理川派医家，我们都感到非常振奋，觉得这是一件惠及子孙、功德无量的事情。关于伯父叶心清先生，我曾经在蒲辅周的纪念会上发表了题为"九州神针"的讲话，系统谈了金针的手法操作，在成都市"文史资料"中亦有见存，故不赘述。

1. 心清先生的精湛医术

说到伯父叶心清先生金针之术的由来，要从他的太老师黄石屏老先生说起。我曾从吴仲新先生（魏庭兰老师的朋友，主管伯父在重庆医馆的挂号事务）那里听说了如下的故事：伯父的太老师是黄石屏先生，他是当时上海的国术高手，因其父亲是泰安县一介官员，曾因秉公办案，解决一处寺庙地产之争，被寺庙中的主持圆觉和尚视为莫逆。当其父调赴他任，临别时圆觉和尚赠言："公若有疾，我来看您。"后来其父卸任赋闲在上海当寓公，曾患大病久不愈，一日门人告知有僧人来访，乃是圆觉和尚，经他施以"绝命三针"（据说此"绝命三针"现已失传）后而得以痊愈。黄公乃请求焉："大师有活人医术，吾有六子，可否择一子以相传？"圆觉说须得其人方可传授，遂遍摸五个孩子的头与骨骼，皆云不可，不得已，最后告知还有一子如痴儿，这就是幼年的黄石屏，谁知圆觉和尚考察后说"此子正好"，就在他们家的后院里教了六七年，遂尽传其医术与武功，其中包括金针之术。当时黄石屏老先生的武术高深，其武名甚至大于其医名。据吴仲新先生回忆，中华人民共和国成立前曾有一本很出名的小说《红玫瑰》就是写的黄石屏老先生的武侠生涯。我曾在《云南中医杂志》上查见承淡安先生的儿子承乃奋发表过一篇黄石屏为袁世凯扎针治疗头痛的报道。黄石屏老先生亦苦于无合适传人，经考察当时武汉名医魏庭兰很长时间，终于将金针之术传授于他。并传说黄老先生的千金武功亦甚为了得，出嫁当日脚踏鸡蛋送茶被誉为一段佳话。

　　著名的针灸教育家承淡安先生十分强调内功修练的重要性，曾指出："以前的针灸家在修习针术时，最主要的就是练气和练指力，这几乎要占去三分之二的时间，练气称为修内功。"承老前辈亦十分推崇黄石屏的内功针法："神针黄石屏衣钵弟子魏庭兰与我神交了多年……魏君每天练拳术与气功，及以针捻泥壁，历久不断，修练相当艰苦，成效也很巨大。"练金针必须得练就一身好气功，只有练功不辍，才能将金针运用得游刃有余，所以伯父也很注重练功。

　　在重庆鱼洞巴县举行的吴棹仙诞辰 100 周年会上，我遇到了吴老的长子吴祖熙（国民党员），他讲了自己幼年曾患肺结核大咯血，后请伯父叶心清先生治愈，吴家不胜感谢。

　　伯父用的金针一般由九成纯金和一成的铜制成。金针无柄，拇、示二指在距针尖 2～3cm 处持针，另一手拇指压住穴位。进针时讲究心静、全神。手法如行云流水，针尖尖而不锐，如青果头，避开毛细血管。金针须有相当指力，平日可用黄蜡练针。

　　伯父出师后回到重庆，曾联合吴棹仙、龚志贤、张乐天等几位朋友在重庆开办了"国粹医馆"，后来又回到成都包家巷 54 号开诊所。那时候伯父的诊所分别有男客堂和女客堂，实行了男女分诊，常由我们弟兄去送茶。在中华人民共和国成立前，患者初诊大洋四块四，复诊二块二，但若患者经济有困难，少则少给，无则不给。1954 年到 1955 年，重庆的诊费一般是二块四，但伯父初诊的费用是五毛，复诊四毛，患者最高达一百多号，平均每天也有五六十号患者。

　　我记得我 1950 年患额窦炎，眉棱骨疼痛，伯父在我的眉头"攒竹"穴扎针不留针，我的额窦炎豁然而愈。以后我用此法，屡屡效验。

　　1959 年，成都一位军区司令员重病，上级就派伯父和黄宛来蓉急救。当时我正读大三，得以与伯父在成都一见。我曾经问及伯父给也门国王治病的经历。当时也门是政教合一的国家，且有美国和中国的医疗代表团，疗效好与不好，将直接影响国与国之间的政治决策。伯父 3 次针灸治好了太子全身糜烂，我问伯父当时怎样辨证的，伯父只轻轻一说："脾主四肢肌肉。"所以就在脾经上选穴进行治疗。伯父在治疗颈椎病时也常选用骨会大杼，叶氏金针的经验是选穴精而少，常选用"四关穴"，即双侧的"阳陵泉"和双侧的"外关穴"。伯父更喜欢选用八会穴。

由于我的父亲叶德明先生在伯父叶心清先生学医期间悉心照顾家里老小，兄弟手足情深，所以伯父就将金针之术毫无保留地传给了我的父亲。父亲常讲，针灸医生要用针去鼓动患者的气，只需稍稍拨动即可，不可过多选穴，扰乱患者的气血。

2. 敬重患者，尊师亲友

伯父当时在重庆和成都医界名气很大，但是他对患者相当尊敬。我记得我中学时因患结核，就休学到伯父开的医馆去调养了近一年，当时医馆里养有奇石，他十分喜爱。后来有一个患者的小孩抓来石头玩着玩着就装在兜里走了，伯父却并不加以斥责和阻止。伯父是一个话不多的人，他喜欢听别人讲，看病也仔细，他开的药都很便宜，剂量也比较轻。逢着患者有小孩儿跟随，他还会给那小孩子糖吃。

伯父叶心清先生调到北京以后，我基本再没见到他。我大三时，伯父下乡到平武，在除害灭病中表现突出，后来又随队到也门诊病，1958年《中国青年杂志》刊登的"中医出国成了东方神仙"这篇文章对此进行了报道。

中华人民共和国成立前，在成都有一位号称"百花潭主"的肖公远老师，是与柳亚子齐名的南国社诗人。伯父与我的父亲、蔡福裔老师、周子伦老师（杨氏太极拳李亚轩的学生）一道拜于肖公远老师门下攻习易学，蔡老师是大师兄，后传教于邹学熹教授，邹学熹教授后来撰写《易学九讲》，为易学在医学中的应用做出了贡献。伯父非常尊重肖老师，因为有这样的师承渊源，易学思想对伯父看病、处方、治疗产生了很大的指导作用。在重庆时，伯父让我与叶成鹄（伯父的次子）向周子伦老师学习太极拳，练推手。

伯父非常重视朋友，朋友有难，一定鼎力协助。我印象中伯父家里一直住着两位特殊的宾客，一位叫陈从之，他曾是孙中山先生驻南洋的总代表；另一位是蒙文敦，就是原四川大学中文系系主任，著名的国学大师蒙文通之兄弟。伯父一直对他们照顾有加，蒙文敦后来皈依佛门，伯父就送他至五台山修炼。还有一位女子隔几个月会来一次，她是原重庆一位银行家的家眷，中华人民共和国成立后她生活有困难时，伯父就吩咐家里人接济些钱粮。

伯父调至北京后，有人冒充是叶心清的学生，伯父偶尔来信交代："凡有人声称是我的学生者，你们一律不准去揭穿，不能端掉了人家的饭碗。"伯父心清先生就是这样一位医德、人品俱高的人。

3. 感恩伯父

1955 年，我读高中，患肺结核，大咯血，伯父把我接到重庆，给予了当时最好的治疗，他与另外一位医生黎炯拟定了这样的处方：浙母贝 15%，白及 85%，碾成粉末来服用。同时为了缓解我因服用异烟肼、链霉素等药后不想吃饭的问题，伯父让我用藕汁加蜂蜜当饮料喝。他认为藕汁有补肺清肺止血的功效。三个月，我的结核病痊愈了，我也得以在 1956 年参加了高考。

同时，伯父还引荐我到他的朋友——张乐天先生（在和平 1 号开有"和平医馆"）处去学习。张乐天老师的医术得源于藏医，其骨科著名的成药是"跳骨丹"，而其主药就是"马钱子"，具有治疗神经肌肉抽搐的作用，疗效甚佳。故伯父希望我能好好继承其术，后因种种原因，且我考取成都中医学院（即今之成都中医药大学），未能了伯父之夙愿，真乃憾事！

在得知国家将成立中医学院之后，伯父就鼓励我报考。后来我考上了成都中医学院，伯父一直很关心我的学习，有一次李斯炽院长到京开会，伯父特地托李院长给我带回了《傅青主女科》《幼幼集成》，让我仔细琢磨学习。

在我毕业分配到泸州医学院工作后，伯父特地来信嘱咐我好好向泸州医学院中医科主任、四川著名中医——张君斗老师学习。

伯父除了运用金针，还经常配合中药一起治疗，使疗效更佳，患者恢复更快。比如印象当中，伯父认为蒲公英苦而不寒，在脾胃病中常喜用之。伯父曾来信与我父亲谈及有一次中央首长的私人护士长生病发热，很久都不能退下来，伯父辨证为气阴两虚证，给予六味地黄汤加西洋参、银柴胡，服药数剂后，护士长的发热就退下去了。更有一次来信谈到在广州为领导人治病，病愈后，毛主席曾写诗词相赠，伯父谓："喜得主席诗一首四十六字，已付裱矣！"

我这一辈子读书、成长、学医、行医，这所有的一切均得益于伯父的安排与培养，我感恩伯父，怀念伯父。

伯父一直到最后都感激党，让我们要好好听党的话，往事历历在目。1984 年，在八宝山为心清先生开追悼会时，大家说："我们损失了一位好医生。"伯父的大女儿叶成渝大姐说："我们损失了一位好父亲！"于我而言，我失去了一位爱我如子的好伯父！

（叶成炳：叶心清侄子，叶德明之子，原成都中医学院首届中医本科毕业生，泸州医学院原中医系主任，主要从事仲景学说的研究）

（五）纪念恩师叶心清大夫（口述：徐承秋，整理：江花）

我是 1955 年进的湘雅医学院，后来根据中央指示，国家开办了第一个西学中班，四川一下就调了 8 位名医进京，而叶老师是其中最年轻的一位，才 47 岁左右。另外还从全国挑选主治医师、副教授等作为学员，每个省挑了 1～2 名。我曾经进修了 3 年中医，后来经过党委研究决定，由我和张大荣老师一块儿跟着叶心清老师学习，整理他的学术思想和临床经验。就这样，我一直跟着老师学习和工作了十余年，主要从事中央和部队首长们的保健医疗工作。

叶老师学术朴实，为人颇有儒雅之风。他注重仪表，给人的第一印象就是生活严谨。老师平时话语很少，言简意赅，因为他一直认为讲话多了耗气。叶老师本人喜欢锻炼，坚持每早起来练八段锦，在国外出差时也没有改变这个习惯。越南领导人胡志明、范文同、黄文欢等人都非常敬重叶老师。老师那时虽然已经五十多岁了，但看起来很年轻，他经常走路去上班，回家也不让人派车送。平时老师饮食清淡，不抽烟，少喝酒，不熬夜，这些习惯到现在也还影响着我。

叶老师对我们的教导主要是身教，他对患者一视同仁，无论是对大元帅，还是普通老百姓，他问病、看病都很严谨。

他的性格很好，我们几乎没有见他对谁发过脾气，连大声说话也没有，声音非常柔和。他对别人介绍我们时，总说："这是我带的西学中的医生，也是很认真的同志。"平时与我们讨论时，他会说："你们怎么看？"或者"你再去看看书，第二天我们讨论。"

叶老师要求我们平时要熟读《伤寒论》《金匮要略》《内经》及李东垣的《脾胃论》。他常说书不宜读多，要读深，读透。另外要看看期刊，要写文章。他要求我们有闻必录，他说："别光听，要记，有闻必录，先不要讲老师对不对，先留下记录来。"所以我们都记了很多本子，可惜后来遗落了。他常问我看了什么书，有什么体会，若我说的是对的，他还会在肯定之后予以补充，对我的提高特别有帮助。

在我们最困难的时候，他会想办法给我们改善营养。我的儿子很淘气，是老师费心帮忙找到托儿所入托，免除了我的后顾之忧。我有个同学脖子上长了一个包，是叶大夫写了一封信介绍到同仁医院去治疗的，结果检查出来不是癌症，而是脓肿，他才放下心来。陈绍武家庭经济困难，叶老师不仅替他解决一部分困难，还当着研究院院长的面称赞他能干，后来他出国当了参赞，很有成就。

叶老虽是名中医，但他并不排斥西医，他要我们认真学习中医的同时，也很主张中西医结合。他经常把血常规等西医的化验检查数据放在抽屉里，有空时拿出来看一看，背一背。他说"中西医要互补""要互相取长补短"。

我从 1958 年开始跟着老师，整整 11 年，一方面工作，另一方面学习他的诊疗经验。他常说："领导对中医的期望和热爱，加深了我研究中医的决心。"他常说要学而不厌，书房里摆着书，他总时不时翻翻看看，说学到老活到老，温故而知新，要增加新知识。

当年也门国王患有很严重的风湿病，我国医疗队去进行治疗，叶老花了两三个月的时间，治好了国王的风湿病，震惊了国内外的西医界，对我国与也门建交做出了很大贡献。所以叶老被誉为"东方神医"，还被赠予了限量发行的手表。

叶老身体很好，目光很有神。他介绍说自己每年冬天会吃两种东西，一是用西洋参补气养津，二是用三七粉活血化瘀。他也给首长们建议合宜的食疗方法，比如找到健康胎盘，自己洗，自己做，自己煮，然后食用等。

在治疗上，老师很注重调脾肾，他认为脾胃为后天之本，肾为先天之本。老师开方很精练，现在医生动辄 30～40 味药，实可堪谓"牛饮"。事实上，抓住辨证论治的核心，处方就不会太杂乱。所以我至今保持老师的风格，开方药物在 12 味左右。

诚如老师要求的那样，我到现在每年都会写文章，对后学者也有贡献，就这样，有继承，有发扬。中医不能老是停留在原有的水平。现在有很多的新技术、新认识，要学会运用。

为医生，胆要大，心要细。比如有一次首长的一位保健护士得了肺炎，已经濒临死亡了，叶老师去会诊，治疗了两三次就好了。叶老师说"该用猛药就用猛药"，但平时叶老不主张大温、大热、大补、大泻。他认为首先要保胃气，所以用药平和。

我现在仿照老师的方法，保持养阴清热的路子。由于现在的饮食结构，产生热量较多，再加上温室效应，地球变暖的大趋势。过往生活平稳，人与人之间的竞争小，人的体质偏阳热。现在则是阴虚内热证比较多，但不能用大寒之品去直折其热，要保胃气和肾气。

另外肝也和胃有关，现在生活节奏快，人比较急躁，要注意疏肝。要注意测量患者的血压，有高血压者，则柴胡要少用，因为柴胡有升阳的作用。

叶老喜欢用乌梅丸，在《伤寒论》中该方是用于治疗蛔厥证的，而叶老保留了方剂的寒热药的结构，改丸为汤，一方多用，异病同治，同病异治，运用很灵活。

对确有肾阳虚者，叶老用制附片 9～10g，量不大。现在医疗界似乎有走偏的形势。叶老曾说："不能太偏，9～10g 可以了。"

叶老用得最多的虫药就是蜈蚣、全蝎，用于早期中风、偏瘫等。他治疗疑难症如脊髓空洞症，不受西医影响，而是详辨病位在气在血，或在经在络，从不生搬硬套。他认为中医就按中医的病因病理、基本理论来认识辨证的核心，他对神经系统疾病的治疗，从来都不是一方一证。

以前叶老在广安门医院 201 诊室看病时，总是面朝开门的方向，患者进门时的体态、步态、面色他都会仔细观察，既往病史、饮食习惯、住的地方环境叶老都要仔细询问。

叶老取穴重视脾胃，一般平补平泻，捻转细微。留针 20～30 分钟以候气，扎针后让患者躺下。叶老一般取穴 12 个左右，一定要精练。

我是叶老的学生，我能在医学的道路上走下去，全靠叶老师的教诲和帮助。我从心底里怀念我的这位恩师！

（六）怀念老师（口述：张大荣，整理：江花）

我记得我是从 1956 年 2 月 25 日跟随叶老师学习的，我觉得叶老为人平易近人，和蔼可亲，不管是对学生还是对患者都如此。他是我们的好老师，离开我们几十年了，我们都很怀念他。他是四川的名医，针药并重。因为他医术精湛，人格高尚，疗效显著，所以老师的患者很多，在当地很有名。1955 年中国中医研究院成立，他毅然响应党的号召来到北京。

1956 年，我们在针灸研究所，普通患者为多，也有一些高干患者。1958 年调到广安门针灸研究院，患者则以高干为主，普通患者也会接触。诊治经常是以老师为主，然后他提问，我们帮忙抄方子。老师经方或者时方都用，疗效都很好，思路很开阔。老师每天上午门诊，下午还去协和医院、301医院会诊疑难患者或重症患者。老师针灸选期门穴、中脘穴比较多，非常重视调肝、调脾胃。擅长用乌梅丸，主要用于眩晕病、胆囊结石，效果挺好。

我跟着老师后才开始阅读《内经知要》的，现在的诊疗思路还是很受老师的启发。当时做了很多笔记，其中内容大部分已经反映在医案里了，可惜后来因为种种变故遗失了，很可惜！五六十年前的病案都是纸质的，针灸研究馆几乎无案可查了，广安门医院的病案也散失很多，不好找。我们整理的《叶心清医案选》中的每一个病案都是从病案室里抄出来的，都有原始病案号的。

叶老师对我们还是很严格的，叫我们认真看《本草备要》与四大经典。他话语不多，因有一个理念，认为说话多了伤津液。平时他对患者一视同仁，无论对普通患者，还是高干，反正男女老少都一样，都是一片诚心。

叶老师为人很直爽，有什么说什么，对人也很包容，他虽然是名中医，但西医的观点他也能接受。他很重视化验单，对于客观检查他都会拿来参考，还时常跟协和医院的老专家或是向我们了解西医的知识。

他没有住在研究院的宿舍，家离上班的地方有一段距离，但他坚持每天步行上下班，锻炼身体，平时还练气功。老师的指力强劲，他用的金针不像现在的针这样尖锐，所以要指力很好才能进针。

叶老用药平和，但有时他也用附片、肉桂，附片有用到9g的时候，可能与在北京有关，气候比较干燥。他常说在四川用得更多，所以用药要因时、因地、因人制宜。

（七）怀念叶大夫（口述：王大炜、王大玉，整理：江花）

叶大夫是我家的老朋友、老邻居，他和我父亲是生活和工作上的交心朋友。叶大夫曾把毛主席当时给他的题词交给我父亲拿到荣宝斋去裱糊。

我大概5岁的时候得了一次很严重的感冒，演变成了气管炎，自己去找叶大夫帮我看，他就在他家阳台上用梅花针给我叩刺，用快针迅速行针后就取针了，然后我的咳嗽就好了很多。他还给我留了处方，每次我咳嗽，父亲就会拿出那张处方去抓药。我看父亲在处方上标注了"大玉要方"几个字，可惜后来搬了几次家就找不到了，但我记得里面有川贝母，那时候川贝母很便宜，也就几分钱，叶大夫说用川贝精片替换也行。

叶大夫特别和蔼，老是乐呵呵的。他经常坐在阳台上。我们两家很近，进他们家很方便，他们白天是不关门的，我放学后，晚上就直接去他家玩或者是看病。他们家的孩子都特别懂礼貌，守规矩，坐得端端正正的。

我初中二年级，大概 13 岁的样子，患上了很严重的神经衰弱症。我怕见光，怕声音，刮风的声音也不行。隔壁家煎饼的声音、小老鼠尾巴在地上拖的声音，我都听得一清二楚。所以我每天放学后就到叶大夫家去扎针，然后休息一会儿再回家，当时叶大夫给我浅刺了双神门、双期门，还有大椎穴。1958 年时，我的病差不多治好了，父母出差到上海，我就躲在蚊帐里看我喜欢的反特小说，精神很好。叶大夫建议我将枸杞子放到鸡蛋羹里蒸着吃。后来，我又犯了一次病，叶大夫还给我开了处方，父亲拿到同仁堂做成大蜜丸，吃了段时间，我的病就好了。

叶大夫和我父亲特别要好，我父亲当时在文物局工作，就养成了爱收集的习惯，他和叶大夫常常一块儿研究药方。

叶大夫笑呵呵的，特别逗。他有时还劝我父亲说："孩子学习压力大，你不能要求她得五分，得三分就很好。"

原来还有位姓赵的孩子，因为父母近亲结婚，又有大脑炎后遗症，所以有点智障，但她只听叶伯伯的话。叶大夫还在四川给她请了家庭教师。

叶大夫家气氛特别和谐，每天吃四川口味的饭菜，有时候伯母还喝点黄酒。叶大夫有几个爱好，一个是喜欢听川剧，到了北京，他常常约陈老总去听川剧；二是喜欢打长牌；三是喜欢跳舞，家里还买了个收音机。

叶大夫曾给我们家一个处方，是用生姜、生附子、羊肉在三伏天中午熬汤来喝。用 1 斤半羊肉，现炖附子 30g，阳虚体质的父母喝汤，小孩吃肉。我的老母亲已经 92 岁了，依然耳聪目明，应该有这个养生方的功劳。

我们院子里沈钧儒伯伯的儿子沈谦，是留德的西医博士，因为患坐骨神经痛，请叶大夫扎了三次针就好了。

我们家的一位姑姥姥，50 多岁后就在我们家，特别心灵手巧，琴棋书画无所不能，因为是邻居，隔得近，所以有什么病痛都会去找叶大夫解决。

叶大夫是一位好医生，也是一个好邻居，我们都很喜爱和尊敬他。

二、《叶心清医案选》序及前言摘选

任序

癸亥之夏，余因病肺手术后就医于西苑医院，叶成亮、彭登慧夫妇持其先父叶君心清的医案稿来嘱为一言。余与叶君为三十年前旧交，在蜀时常徜徉于涂山字水之间，特别是中华人民共和国成立初期共同筹备中医学会，过从尤密。叶君固为讷于言而敏于行者，在朋辈中最重然诺，不稍苟且；对待患者则竭诚救治，不计酬报，常为群众所称道。一九五六年，中央贯彻党的中医政策，首都兴办中医研究院、中医学院，巴蜀名医先后奉调来京者凡十数人，余与叶君在其列。君就中医研究院任职，余则滥竽北京中医学院。当时研究院在城南，学院在城北，路遥事冗，相晤渐稀，除参加会议偶见一面外，不复有巴山夜话之雅集矣。一九六六年六月，余与叶君相继陷狱，君竟不幸蒙冤长逝，余亦劫后余生，仅免于不死。今成亮夫妇以君之医案来请序，物在人亡，不禁感慨系之。

医案稿固非君之亲笔，然检视内容，每一病案的诊察辨证、立法处方、选穴针刺等的规矩准绳，宛如昔日余之所目睹者，议病周而审证的，处方密而针法精，君之学养深功跃然纸上，这是很可宝贵的。如腹泻四案：暴泻一，久泻二，泄泻一。暴泻案，正衰邪盛，君用独参汤急固其正气，同时亦清解其邪热，收到固正而邪不恋、驱邪而不伤正之效；久泻一案虽已成为慢性病，但君审其湿热出、邪仍在，始终不放弃清利湿热之法；第二案纯为虚象，终以温补脾肾竟其全功；许案正虽衰而邪仍在，故扶正而兼去邪，竟能救前医之失而获良效。又如同一乌梅丸，既用以治胁痛，又用以疗胃痛；同一龙肝汤，既以之治眩晕，又用以治癫痫。但其间的药味加减，分两轻重，大不相同，各具妙理。如果用思不精，辨证不准，未足以言此。愿世之读叶君医案者，应该在这些地方多加玩味，必将获益不鲜。

叶君深究大小方脉的同时，尤擅长针灸，故案中往往针药并用，其效尤捷。君于针刺手法最为考究，当其练针之初，曾锻炼手指用力针刺浅而功效宏，故乞君针刺治疗者日益众，甚至有目之为针灸医者，所以案中针灸诸法亦很值得我们学习。

余既老且病，幸能见到故人的脉案得以梓行，虽所留无多，而杏光片羽，弥足珍惜。愿与读者共宝之。一九八三年冬至日。

任应秋　时年六十有九

沈序

医案为初学临床不可缺少的参考书。如俞震纂辑的《古今医案选》，内、外、妇、幼各科具备，俞氏在案后所加按语，极为精辟。中华人民共和国成立前我在上海国医学院执教时，即以此书为医案教本。又如柳宝诒所选《四家医案》，尤为医案名著，为医林嘉许。又如王孟英《归砚录》，王氏以专精温热病著称于世，但对于疑难杂症，辨证用药，经验丰富，学者细心揣摩，获益匪浅。近代绍兴何廉臣编订《全国名医验案类编》，此书深入浅出，初学易于领悟。以上略谈医案善本，可供临床医家借鉴。

叶老心清，蜀中名医，擅长针刺，尤精于内、妇各科。1956 年初，由重庆来首都，任医疗于中医研究院第一治疗室。我与叶老同时来京，同在第一治疗室工作。每遇疑难痼疾，常请叶老指导，多有显效。今叶老门生徐君承秋，哲嗣叶君成鹄，将叶老医案汇编成轶，嘱为审阅。我细览各案，叶老辨证遣药，洞中肯綮。有时针药并施，有时病证结合，立方稳妥，无奇方险药，务使病除身强。各案大都经过随访，未有复发者。试举一例，以见叶老功底深厚、辨证用药之一斑。

冯某，女，56 岁。西医诊断为胃溃疡，中医诊断为浊阴犯胃。治则为温中化浊，和胃止痛。方用制附片、川椒、细辛、肉桂、干姜、黄柏、川黄连、党参、当归、乌梅。服药 14 剂，脘痛已止。3 个半月后因感冒，胃痛又作，仍投前方加保和丸调理而安。按乌梅丸，原治蛔厥，方中乌梅酸能制蛔，蜀椒、细辛辛能驱蛔，黄连、黄柏苦能下蛔。本方以苦辛酸驱蛔，姜、桂、附温脏祛寒，参、归养气血。寒热并用，邪正兼顾。叶老选此方治浊阴凝滞之证，颇有巧思。

今叶老医案选行将付梓，不揣浅陋，率成一序，以志庆贺。

时在农历癸亥榴月　沈仲圭谨识

徐序

中医叶心清大夫不幸病逝狱中，至今已有 12 年，这是我国医疗界的一大损失。

我是叶大夫多年的患者，先后得过肝炎、坐骨神经痛、脑震荡、血栓性静脉炎等疾病，都经过叶大夫精心治疗或和西医配合治疗而愈。

叶大夫在内科和针灸方面都有雄厚的基础，有丰富的临床经验，医术精湛。他能根据不同病情，或针灸或用内服药，也常采用两者结合医治。病者经他治疗，无不疗效显著。叶大夫在治病中注意采用中西医结合办法，他对西医无门户之见，往往参照西医的科学检查，开出中医处方。他也经常引导患者进行体育锻炼，以增强体质而防御疾病。我国领导同志有病时，也常请他会诊医治，卓有成效。1958 年，叶大夫出国为也门共和国艾哈迈德国王治病；1963 年，为柬埔寨宾努亲王治病，都受到好评，载誉归来。

叶心清大夫是一位良医，有高尚的医德。凡是患者请他治病，不管什么人，都一视同仁，态度和蔼，细心诊治，治愈许多疑难病证，受到广大群众的交口称颂。

叶大夫在传、帮、带的工作中，积极认真，热心向学生谆谆教导，传授内科与针灸知识和临床经验。

回首往事，历历在目。我为叶大夫不幸过早地去世而深感痛惜，他在几十年中努力为国内外的许多患者的健康贡献了自己的力量。叶大夫遗留给我们的许多临床经验，是极其宝贵的。现在他的学生和子女将这些经验整理成册出版，这对丰富中医药学宝库，推动祖国医学的发展，定能产生有益的作用和力量。

徐迈进　1981 年春

怀念恩师叶心清先生

我国现代著名中医学家叶心清（1908—1969），四川大邑人。他幼承庭训，弱冠悬壶，名闻巴蜀。1956 年奉调进京，应聘来卫生部中医研究院工作。惜乎天不假年，1969 年病逝于北京。享年 61 岁。

叶老从医近 50 载，学验宏富，医技精湛，擅长中医内、妇、儿、针灸各科临床。其治学严谨，不拘门户，熔古今于一炉，无论经方、时方皆能融会贯通。疗疾则针药并举，或针蓺或汤液，是乃各臻其妙，而起沉疴重疾。

叶老临证重在肝脾。他认为，肝主生发之气，贵在疏泄条达；脾司运化之职，自宜中和合度。肝木不调，脾土不健，则内妇诸疾丛生，故调肝健脾为治疗关键所在。唯小儿童稚，起病以食积内停、风寒外袭为多，用药则当健脾消食解表。

虚证乃杂病之首。叶老理虚，以肾亏阴损着眼，而宗养阴清热之旨。主张保养胃气，所谓"得胃则昌，失胃则亡"，先贤早有训示垂世者。并善用膏滋丸丹收工，巩固疗效而防止复发。层次井然，有条不紊，非杏林老手，孰能臻此！

疾病之生，或外感，或内伤，皆在于经络脏腑。叶老提倡针灸之施，首当辨识病变之所在，在经、在络、在腑有别，循经取穴，则用针少而刺熱轻。非学验俱富者，不足以言此。

胆欲大而心欲细，行欲方而智欲圆，是唐·孙思邈遗训。叶老诊治重症患者，果断明快，强调临床治病，当攻则攻，当补则补，当和则和，不可含混其事。

叶老待人诚恳，奖掖后学，我们曾得其口传心授，耳提面命。继承老师经验，弘扬中医学术，应该是我们的责任。但由于水平所限，本书尚不能系统地反映出叶老的全部学术思想，仅以部分遗存医案汇辑，付梓成册，奉献读者。如能从中有所裨益，则不负叶老一生心血。

陈绍武

三、"叶氏金针"叶德明

近日，92 岁的叶德明老人，蓉城著名针灸师，"叶氏金针"传人，怀着惜别之情离开了那间生活了 40 多年的简陋楼房，从成都回到了农村老家。

在蓉城，只要一提起"叶氏金针"，上了年纪的人几乎无人不知。"叶氏金针"起源于清末的泰山僧人圆觉，传于一代宗师"神针黄石屏"，1923 年后仅有成都大邑县的叶氏人家独得真传，迄今为国内仅有。

说起叶德明，有不少故事。1996 年 8 月下旬，一名 28 岁的北京女子由她丈夫背着敲开了叶老的家门。女子杨某，8 年前因患重症肌无力几乎不能走动，四处求医无果，夫妻俩慕名来蓉找到叶德明。令叶感慨不已的是，杨某的男友为了照顾该患者，毅然与之结为伉俪，婚后 8 年如一日，白天上班，晚上照顾妻子。叶发现杨极度消瘦，精神萎靡，脉络细若游丝。经反复研究，叶氏父女决定对杨某采用经穴并用、点线结合、透穴为重的手法，辅以叶家"曲针补泻"绝技。3

个多月后，杨奇迹般地站起来了。

2000 年 11 月上旬，28 岁的瑞典青年迈尔·欧比因患一种怪异的头痛症找到叶德明，该小伙是因失恋引起的内伤头痛、肝肾阴亏。叶氏父女采用家传的"独肾方"医好了他的病。这两件事，都上了《人民中国》杂志海外版。

针灸技艺源远流长，叶氏金针可谓一枝独秀，因黄金稀少而昂贵，购之不易，铸针更难，故至今以金针为治具的，在天府是一绝，在全国属凤毛麟角。邻居们一说起叶老的绝技就啧啧称赞，遗憾的是，老人这一手绝活儿除了他女儿会一点皮毛外，如今几乎要失传了。在他家里我们看到，老人虽年逾九旬，但目光如炬，身肢灵活，音声流畅，看上去最多只有 60 来岁。

……

90 多岁了，叶老常常觉得累。也许是待在喧嚣都市太久的缘故，从前年始，老人就萌生去意，尤其是他朝夕相伴的老伴辞世后，老人更加黯然，下决心要回老家安度晚年。然而，一种莫名的眷恋之情又让老人突然决定：临走前，他要在自己那间窄窄的屋里留给成都市民微薄的"礼物"——用叶氏金针为市民作一次义诊。让人关注的是，谈到国内一绝叶氏金针是否会失传，老人似有难言之隐，他喃喃地说："也许不会吧……"

（记者　李贵平）

四、针灸名医黄石屏

"金针"曾是古代针具的统称，盖因针具属金属一类，故以"金针"命之[1]。然而在我国医学史上，确实有不少针灸医家以黄金打造针具，以之救民疾苦。仅以我国近代针坛而言，南方苏沪一带有"金针"黄石屏，北方的京城城南有"金针"王乐亭、城北有"金针"胡荫培。这些使用金针的针灸医家们，除了针具选用黄金打造外，有的还形成了一套独特的针法，从而形成了真正意义上的"金针流派"。黄石屏便是其中杰出的代表。

黄灿（1850—1917），号石屏，祖籍清江县大桥乡程坊村。凤精针灸，是近代著名针灸医生。1916 年著《针灸诠述》一书。《针灸诠述》乃黄石屏总结临床经验所著成者。他为人治病，能推察人气血脉络变化，乎之所下，气随以行，病者毫不觉苦，而病立除，聋者聪，瞎者明，偻者直，蹇者驰，咳者止，所至南北各地，福音广被，且英人亦服其神，有神针之目。

黄氏以为针灸之善有三：性纯而入肉无毒，一善也；质软而中窍无苦，二善也；体韧而经年无折，三善也。对于药灸，他说："药灸之益亦有三；培元可助兴奋力，一益也；宣滞可助疏通力，二益也；功坚可助排泄力，三益也。""用药灸亦难，（药灸）贵用精力以透之。"其临床精于四科，即中风、咳证、痹证、霍乱，今择录其文，俾究心针灸临床者有所考索。

江苏学者刘梅先在其遗著《扬州杂咏》中有一首名为《黄石屏》的诗作，描述了黄石屏的业务状况。诗云："就医车马日盈门，争识扬州黄石屏。海市悬壶有期日，都云一指是神针。"诗后注解云："石屏习医家针灸法，每半月至上海应诊，住天津路开泰栈，就医唯恐后时。"由这首诗可以想见当时"金针"黄石屏名气之大和诊务之兴隆。

关于黄石屏的文献记载较少，医学著作中仅散见于《金针秘传》《针灸诠述》二书。然而由于黄氏精通武术的缘故，在近代武侠小说和传奇故事里也有不少关于他的生动描述，其中尤以近代小说家兼武术家平江不肖生（原名向恺然）的著作中记载最多，仅《近代侠义英雄传》一书就有 4 个章回，都以黄石屏为主线展开叙述，分别为："第六十五回 班诺威假设欢迎筵，黄石屏初试金针术；第六十六回 蓬莱僧报德收徒弟，医院长求学访名师；第六十七回 奇病症求治遇良医，恶挑夫欺人遭毒手；第六十八回 谭曼伯卖友报私嫌，黄石屏劫牢救志士。"（178 —263 页）有兴趣者可以查阅。

黄石屏父亲黄良楷是清道光元年（1821）武举人，武艺高强，在山东做官三十余年，以平剿捻军"有功"，升迁泰武临道。清端王默特贝子曾偕御医聂厚生（一说聂福生，一说聂复生）南下山东，为黄良楷庆功。聂厚生的儿子聂亮，是南北运河解饷镖师，他久闻黄良楷精通武术，就拜良楷为师。黄、聂两家因之过从甚密，结为莫逆之交。聂厚生御医精于针灸，遇有疑难病症，常一针奏效。黄良楷深为敬佩，请聂授徒。聂厚生从良楷的十四个子侄中，选中最小的一个作为自己的徒弟，这就是黄石屏。黄良楷去后，黄石屏又先后得到圆觉长老等人的指点，武功和针术都日渐纯熟，具有较深的造诣。

据石屏的侄孙黄岁松撰的《黄氏家传针灸》手稿记载，师父教练时，先"劳其筋骨"，将石屏牵于烈日或月亮之下，脱去衣服，倒提两脚乱抖，轰松全身骨节，然后摸擦周身皮肉，并用药水洗澡，以健肤体。稍长，教以内外少林气功，继而授以十八般武艺，直至"擎千斤以一指，捻砖石而成泥"，最后才学习针灸之术，六年之后，尽得其技。继而，石屏又习郭大刀等人的绝技，采各家之长而融会贯通，自成一格。黄石屏蒙先人余荫，三十岁时，在淮阳富安任盐务官十年。由于他生性恬淡豪爽，厌于官场迎送，反而乐意以金针济人。任职时，常常用针灸方便百姓，后来干脆弃官行医，在上海、扬州、南通一带以"江右金针黄石屏"挂牌治病。

黄石屏针法高超，举凡风劳臌膈、耳聋、霍乱、痹病、癫病、无嗣或绝育等等，无不应手奏效。苏、扬、沪求医者络绎不绝，有口皆碑。清末状元、实业家张謇患腿疾，经石屏一针一灸而霍然若失。

袁世凯患偏头痛多年，群医束手无策。1913年，由张謇引荐，石屏到京以金针疗之见愈，深得袁世凯赏识，题"一指回春"匾相赠。

福州谢叔元身患末疾五年，"全身牵掣，动时为难"，历经中外名医诊治，均无效果。后来，请黄石屏到福州诊治，切脉辨证，连针三次，背渐直，立渐稳，行渐易，坐卧渐定，很快恢复了健康。谢叔元倾力相谢，酬金四万元并撰《江西黄石屏先生医德序》，广为印发，大加颂扬。

留居上海的英国商人李那路患下肢瘫痪，曾在伦敦费金五千求治，"患卒如故"。后闻石屏之名，登门求台。石屏以"一针起之"，名震西欧。在福州不过十天，经石屏之手针治者四百余人，聋者聪，瞎者明，偻者直，跛者驰，咳者平，癫者立愈，无不感激涕零。

黄石屏针术高明，当时上海《申报》等许多中外报刊均有报道，而且他医德高尚，志在四方，不好逢迎权势。袁世凯称帝时，约为御医；南京督军齐燮元、上海督军卢永祥等拟聘他为医官，石屏均婉言辞谢。更为可贵的是黄石屏的爱国热忱。他几次替外国人针好痼疾，为国争光；几次拒绝外国人重金礼聘，维护国格。

德国妇女黛利丝腰部长了一个碗大的赘疣。她素来相信中国医药的昌明，便请上海中国名医诊治，但名医都认为药力难以达到，建议她请外科手术摘除。黛利丝害怕开刀，问："除开刀以外，有没有别的办法？割治有没有生命危险？"一位德国外科医生说："根除这种赘疣，是非开刀不可的。至于有没有生命危险？这是另一个问题，那需要看手术情况才能断定。"黛利丝听了，拔腿便走。后来，黛利丝经人介绍，到黄石屏诊所询问能否诊治，是不是要开刀。黄石屏仔细诊察以后说不用开刀，甚至也不需要用药。黛利丝大喜过望，立即深深施礼，恳求石屏诊治。黄石屏切脉辨穴，在脾俞、痞根、委中诸穴留针三分钟。那明光溜滑的赘疣就慢慢可以看到皱纹，开始内消了。黛利丝一边看，一边用手抚摸，也感到变柔软了。第二天复诊，赘疣消了大半，只针三次就完全好了。黛利丝感激万分。

意大利人雪罗右腹生一个赘疣，多方诊治无效，也因怕痛而没有动手术。他的丈夫本来是不相信中医的。一年之后，雪罗这赘疣逐渐长大了，她说服丈夫，向黄石屏求助。每次两针，一针左足三阴交，一针右腹天枢，仅四次，赘疣全消。雪罗的丈夫在事实面前不得不承认中国医术的高明，惊叹这是奇迹。

法国人毗亚那患右脚痿痹多年，难以治好，久闻黄石屏的名气而又不太相信，后来亲见经石屏治好的患者，才同夫人及侍从人等，从法国远涉重洋，携重金来沪相访。一针见效，二针治愈，行走自如。毗亚那打算礼聘黄石屏远赴欧洲，但石屏终是拒绝邀请，留在了国内！了解这一情况的人没有不赞佩黄石屏的爱国精神的。

那时，在上海有一家德国人开的医院，院长中氏，得知黄石屏是武林强手，善于点穴，而且甚是高明。中氏本来就怀疑这种点穴法，认为纯系欺人之谈，毫无科学根据。但他愿意亲自试试。经过多次商议以后，来黄石屏诊所要求一试点穴。黄石屏说："这是不好试验的，你我是朋友，怎么好拿你来作试验品！"中氏道："我们西洋人为研究学术而牺牲生命的事是常有的。为研究贵国的点穴道理，我是心甘情愿的，请先生不必顾虑。"中氏再三请求，石屏见他态度诚恳，只好答应轻轻地试试，但须有律师作证，依照一定的办法行事。中氏一一照办。第二天，中氏院长偕同夫人及其医院的医师、翻译人员来到诊所，副总巡和两位律师也相继到齐。凭据证书写明："被点穴之后，或伤或痛，甚至因伤病而死，完全出于本人自愿，决不使点穴人担负任何责任。"四人在证书上签名之后，中氏院长恭恭敬敬将证书递给黄石屏。黄石屏若无其事地同一干人等闲扯，却闭口不提点穴的事。中氏忍耐不住，问道："今天可以试验吗？"黄石屏说："今天怎么不能试验！"中氏问："要脱衣吗？"黄石屏摇头说："不必，我治病行针都不用脱衣，点穴为什么要脱衣！"中氏于是走近前道："请先生动手。"石屏笑道："早已点过穴了。"中氏大觉惊讶，问道："我怎么没有感觉？什么时候点的？"黄石屏说："记得刚才在桌上移动茶杯请你用茶吗？本来应该点重一些，让你有感觉，但是，考虑到你现在在外边，所以特意留了点机动时间，好让你回去。现在你体内没有特殊感觉，到下午就会感觉到不舒适，吃饭时就会不省人事了。到那时，请赶快到我这儿来解救。如果拖到第三天上午，那就没有办法可救了。"中氏院长口里唯唯称是，内心却认为不过是胡吹而已。他回家后大吃大嚼了一顿午饭，若无其事。不久，果然感到身体不舒服，但还不放在心上。第二天早餐，真的不能饮食了，这才相信真的有了变化，便对妻子说："假如我死了，不可求黄医生医治，应该设法解剖，好弄清点穴致死的原因。"挨到午后，中氏院长就不省人事了。夫人焦急万分，立即驱车到黄石屏住所求救。黄石屏伸手抚摸穴道，霎时间中氏就苏醒了。再用金针调剂，中氏院长顿时感到周身舒适，张开眼来问道："我怎么来到这里？"夫人以实情相告。中氏不禁责怪妻子和同来的两位医生没有按照自己的叮嘱办事。但是，毋庸讳言，中氏对中国点穴术的神妙却是深信不疑，对黄石屏的手法之精湛、功力之深厚已非常钦佩了。他对石屏说："过去只听人说过点穴法，现在亲身试验了一次，确是深信不疑了！贵国医学对人体的认识，是我们所不及的，佩服，佩服。"一个月之后，中氏院长再次来到黄石屏诊所，竭诚求师，要求学习点穴法。黄石屏回答说："点穴法不值得一学，没有一点益处。有道德的人学了，无益也不至于有害；没有道德的人学了，于人于己，害处很大。我国古人对于点穴决不轻易传人。如系品格高尚，学了也当无害。但你们西欧人最重实用，像这样极难学而又无用的方法，值得你学习吗？"中氏院长只好作罢走了。

　　不久，又有一位德国医生从德国来到上海，听到中氏院长的介绍，慕名而求与黄石屏相识，并要求再试一试。黄石屏答应轻试，使人有感觉就行了。只见黄石屏手指微微一动，德国医生感到浑身不适，手臂不能举动，请求解脱。黄石屏笑道："你信服了就行了，给你解开。"手指又动了几次，德国医生便恢复正常了。从此，他对黄石屏先生佩服得五体投地了。据黄岁松《黄氏家传针灸》一书介绍，石屏针法特点：其一，必须精少林拳术和内外气功，才能将全身精、气、神三宝运于二指之上，施于患者患处，而有不可思议之妙。其二，纯用金针，因金光滑而不生锈；其性软，不伤筋骨；其味甜，能祛风败毒，补羸填虚，调和气血，疏通经络，较之铁石，截然不同。黄氏用针，软细而长，最长的达一尺三寸，最短的也有四寸，非用阴劲不能入穴。其三，取穴配穴，略有不同。深浅、补泻、随迎、缓急、主客、上下、左右、腹背、脏腑、经络、辨脉等等，凡下针前必慎重。可针不可针，可灸不可灸的，则应反复审察。黄岁松回忆石屏治病时的情景说："必先临证切脉，沉吟良久，立眉目，生杀气，将左右两手握拳运力，只闻手指骨喇喇作响。然后操针在手，擦磨数次，将针缠于手指上，复将伸直者数次，衔于口内，手如握虎，势如擒龙，聚精会神，先以左手大指在患者身上按穴，右手持针在按定穴位处于点数处，将针慢慢以阴劲送入肌肉内，病者有觉痛苦，直达病所，而疾霍然。"可见石屏先生医疗态度是何等严肃认真。

黄石屏先生久居扬州，极少回乡。家乡但称为"二四老爷"，并有许多传奇色彩相当浓厚的故事流传。其中有一则是说，有一次，石屏在厅堂里闲坐吸烟，一个大盗翻墙进入，埋伏在天井上静听，见没有他人在场，就取出一支镖枪，抬手一扬，那镖紧擦石屏的头顶，直直地插在石屏背后的柱上。石屏端坐不动，待吸罢一袋水烟，一口喷熄纸媒，回手将纸媒往身后一掷，只见那纸媒不偏不倚恰恰打在那支镖上，使其"当"的一声掉在地上。强盗大惊失色，翻身下来。直伏在石屏面前谢罪。1917年，石屏先生病逝于扬州，终年六十七岁。

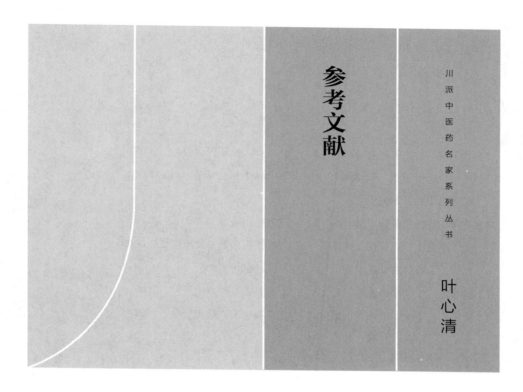

参考文献

川派中医药名家系列丛书

叶心清

［1］陈腾飞，马增斌，辛思源，等.黄石屏金针源流［J］. 中国针灸，2013，33（8）：
753-756

［2］承淡安. 承淡安针灸师承录［M］. 北京：人民军医出版社，2008

［3］沈绍功，叶成亮，叶成鹄. 中国百年百名中医临床家·叶心清［M］. 北京：中国中
医药出版社，2001

［4］刘梅先. 扬州杂咏［M］. 扬州：广陵书社出版社，2010：153

［5］平江不肖生. 近代侠义英雄传［M］. 长沙：岳麓书社出版社，2009

［6］魏稼. 黄石屏的针灸学说［J］. 中医药学通报，2006，5（2）：14-16

［7］薛清录. 中国中医古籍总目［M］. 上海：上海辞书出版社，2007：182

［8］史宇广. 中国中医人名词典［M］. 北京：中医古籍出版社，1991：558

［9］朱楚帆. 中医治疗基本知识［M］. 南昌：江西人民出版社，1957：56

［10］江西省中医药研究所. 名老中医经验汇编［M］. 南昌：江西人民出版社，1959：25，
35，295

［11］方幼安，方慎庵. 神针［M］. 上海：上海人民出版社，1991

［12］方慎庵. 金针秘传［M］. 北京：人民卫生出版社，2008

［13］方兴，方幼安. 针灸临证论文选［M］. 上海：上海翻译出版公司，1991：1-2

［14］刘屹，刘巍. 叶氏金针针刺特色介绍［J］. 针灸临床杂志，2001，26（5）：59-60

［15］魏稼. 黄石屏及其学术思想考略［J］. 中医杂志，1987（4）：56-58

［16］徐承秋，张大荣，叶成亮，等. 叶心清医案选［M］. 北京：中医古籍出版社，1991

［17］沈绍功，叶成亮，叶成鹄. 中国百年百名中医临床家·叶心清［M］. 北京：中国中
医药出版社，2001

［18］刘志顺，杨涛. 中国中医科学院广安门医院针灸名家临证治验集萃［M］. 北京：北
京科学技术出版社，2013

［19］http：//3y.uu456.com/bp-d8042d4c2e3fs727aseq6237-1.html

［20］http：//blog.sina.com.cn/s/blog_a6eb92f00101jsi9.html

勘误表

页	行	误	正
158	17	1955 年，12 月	1955 年 12 月，
	19	担当中央负责同志的保健工作	承担中央部分同志的保健工作
	23	毛主席《长征诗》	毛主席诗词《长征》
159	2	"赠叶大夫，今日……"	"今日……"
	3	多忌妒、沉冤	多忌妒，沉冤
	13	1964 年，秋应邀	1964 年秋，应邀
	23	1984 年 5 月 30，日	1984 年 5 月 30 日，
	25	中国古籍出版社	中医古籍出版社
	27	由弟子沈绍功，儿子叶成亮、叶成鹄	由弟子沈绍功及儿子叶成亮、叶成鹄